医学人文学概论

何伦 王小玲 主编

医学人文社会科学系列丛书

丛书主编 孙慕义 张慰丰

东南大学出版社

医学人文社会科学系列丛书

医学人文学概论

何　伦　王小玲　主编

东南大学出版社

图书在版编目(CIP)数据

医学人文学概论／何伦，王小玲主编．—南京：东南大学出版社，2002.8(2013.8 重印)
(医学人文社会科学系列丛书／孙慕义，张慰丰主编)
ISBN 978-7-81089-029-8

Ⅰ.医… Ⅱ.①何… ②王… Ⅲ.医学：人文科学—概论 Ⅳ.R—05

中国版本图书馆 CIP 数据核字(2002)第 060350 号

医 学 人 文 学 概 论

出版发行：东南大学出版社
社　　址：南京四牌楼 2 号　邮编：210096
出 版 人：江建中
网　　址：http://press.seu.edu.cn
电子邮件：press@seu.edu.cn
经　　销：全国各地新华书店
印　　刷：南京京新印刷厂
开　　本：700mm×1000mm　1/16
印　　张：15
字　　数：320 千字
版　　次：2002 年 9 月第 1 版
印　　次：2013 年 8 月第 8 次印刷
书　　号：ISBN 978-7-81089-029-8/C·2
印　　数：11501～12500 册
定　　价：19.80 元

本社图书若有印装质量问题，请直接与读者服务部联系。电话(传真)：025－83792328

医学人文社会科学系列丛书

总　序

没有人文学和社会科学参与的科学技术活动是没有觉悟的过程，缺乏人文学和社会科学的科学教育是没有思想的运动。20世纪的医学发展虽然令人悸动、难忘与欣喜，但它却留下了太多的遗憾，那就是它依然在生物医学模式的捆束下保持着陈旧的医学秩序和格局，依然用生物医学模式的语言叙述医学的问题。

医学依然在沉思中探索。

今天，高新医学技术的成就为人类带来了福音与希望，但它所引发的社会、伦理、心理和人性等医学人文学与医学社会科学问题，却对我们构成前所未有的威胁和压迫。医务人员与卫生事业管理者、决策人，惯于使用生物医学模式思维和医学实证主义视角去分析、评价和解决医学生活中的非医学问题；医务人员还未深切意识到通过生命科学知识及其技术，他们已经拥有了何等惊人的社会和文化权力，但面对由此形成的复杂的社会及伦理问题却由于他们人文社会科学训练的不够而惊慌失措。过去100年来，留给我们医学教育的形式和内容无法适应当代医学现实的需要，改造医学教育、加大医学人文社会科学教学和实践的比重，已成为我们的历史性责任。

此次，我们组织出版这套医学人文社会科学系列丛书，目的就是为了改革我们沉闷的医学教育模式，除对医学生的课堂教育外，还必须对广大在职医务人员、管理者、相关人员也开展一次系统的医学人文社会科学教育，以启迪其思维，改变传统医务作业方式，弄清医学的目的以及医学与人的关系，增强中国医学的人文性。我们正在开展以生命伦理学为中心的医学人文社会科学教育运动，除应进一步完善在医学院校和医疗单位的教学体系、尤其应在医学研究生中增设生命伦理学课程外，也急需在其他各类医务人员和生命科学研究人员中进行生命伦理学教育。生命伦理学既可以解决医务工作者人生观、价值观问题，又可以培育医生的病人权利意识，增强其道德责任感，使他们能够有信仰、有理想、勇于奉献，具有“判天地、析万物”的能力，理性地面对医患冲突和棘手的临床事件，遭遇困惑时能冷静地选择行动，懂得爱，在人生中体悟丰富的人生。医学法学是维护医疗和生命科学秩序的一门科学。学习医学法律技术，了解医学法律诉讼程序，学会保护自己、爱护病人、合法地行使职业权力与进行生命科学研究等，是医学法学的教学目的。将医学心理学融入医学教育是新医学教育模式的标识，用心理学视角评价和观察临床问题应成为医生和护士的一种职业习惯，医学心理学教育也是建立完整的人的医学的基础。随着医疗改革的深入，卫生工作越来越成为一项伦理经济行为，医患关系的经济形式将作为重要的方面的显形，因此，卫生经济学是一门重要课程。医学美学教育是医学中人的一种境界教育，审美价值的评价是人对世界的重要评价，美是人的最高追求。医学哲学教给医务人员思维方法，启迪其智慧，增强判断、综合与创造能力。医学人类学帮助医务人员了悟人性，深刻地理解人的需要，理解医疗政策的民族性、地域性，坚定医疗信仰和医学文化表述方式，辨别民间医疗与迷信和伪医学的界限。医学史应作为医学生的必修课，尤其是医学史的教育是医学人文教育的重要方面，不懂得医学的过去及其发展过程的医务人员是庸俗和肤浅的。

为了以上缘由，在东南大学出版社的支持下，经过近两年的策划与努力，我们集合了一批多年从事医学人文社会科学领域教学和研究的学者与骨干教师，组织编撰这套系列丛书。这一整体性行动在国内医学人文社会科学界尚属首次。写作过程中，我们力求汲取最新最前沿的研究和教学成果，不拘泥于传统学科体系，既面向实际医学生活，又不失理论上的严谨。为了把较为成熟的观点和方法教给读者，并且适应国家执业医师考试的新形势，我们对几个主要学科进行了理论醇化。我们计划三年内，把新生命伦理学、医学人文学概论（医师职业修养）、医学法学、医学心理学、医学导论、医学史、医学哲学、医学美学、医学人类学和卫生经济学等学科分辑分批出版，奉献给医学生、医务人员和广大读者。

教材的编写，向来工程慎密，特别是这类医学与人文社会科学相交的新学科，尤需反复斟酌：遵循什么样的思路？构建何种体系？如何继承和传达该学科的传统？我们既要保持经典理论框架的稳定性，又要予以新的突破；既要用医学生熟悉的文字完成理论陈述，又要用通俗的语言表现科学和哲学的理解力，同时通过每一具体学科，揭示医学模式转变的认识论基础。我们的创作动机是试图把人文文化和人的问题渗入这些学科的热烈讨论中，从而用一种欣赏和学习的态度来考略或展示我们这套丛书的功能与影响，以及表达医学的时代精神。

21世纪的生命科学是在一个超高的峰顶上继续攀升，如果没有充分的人文社会科学的理论准备，将发生一系列更大的迷惑，医生的处境将更加窘迫。新医学和新的医疗体制将给人类生活与生存提出更多更复杂的人文学难题，医学人文学将决定未来医学的根本命运。医学在其寻求发展和超越传统的过程中构成开放的科学与非科学体系，即医学的自然科学、社会科学和医学人文学的综合系统。医学理性主要是逻辑理性、价值理性。中国传统的学科分类沿袭了荀子的“凡已知，人之性，可以知，物之理”的思想，就是说，“心性”与“物性”或“科学性”与“人文性”本是一个问题的两个部分，不能由于外在世界而忽视个体人的精神世界。人文学对医学来说是否有公认的裁决价值，医学的真理性是否情愿接受人文性的判定，这在500年来，已由远离人性的医学进化轨迹予以扭曲。医学与人文距离扩大的行为必须停止。医学的人文性复归，是人们对心与物、性与理的文化传统架构的重建，更似春秋时期中华文化理性的复兴。每一个进入新世纪的医学中人都应对医学和人性的“有气、有生、有知且有义”的观念予以再认识。近代西方“基督医学”本来是将人道和技术、医生和病人、人的物质与精神、灵与肉融为一体的，为什么科学主义非要将其强行分开，这是上一世纪的沉痛教训。系统学习医学人文社会科学课程，就是为医学回复人性化，创造人文医学环境，用语言、文字和情感重新找回医学人文精神，以在21世纪中国乃至全球的卫生制度改革中真正实现医学的人道主义的目的，真正地维护作为人的权利，使我们的医疗保健行为、卫生事业管理和决策不致失去方向与灵魂。

孙慕义

2002年9月

目　录

前　言

医学人文学(the medical humanities)是医学与人文学结合的学科群,其内容包括医学伦理学、医学史、医学哲学、医学人类学、医学法学、医学美学、医学社会学、医学与文学艺术、医学与宗教等。医学人文学属于应用人文学,其之所以受到重视,主要背景正是由于生物医学的失人性化以及现代医学面临的种种道德困惑。一些有识之士,在反思现代生物医学的基础上,企图用医学人文学来“软化”业已“硬化”了的科学的医学,解决科学认识和价值体系无法解决的诸多道德难题。由此可见,医学人文学与人文医学的关系是一种内在的联系。其直接目的是使生物医学在一定的程序上具有人文医学的特性,从而弥补其自身的不足。

当代生物医学遭遇到的种种难题,给人们思考未来医学的性质和目的提供了一个重要的背景:单纯的生物医学科学知识,并不能解决当代医学所面临的问题。当波特给生命伦理学下定义时清醒地认识到了这一点,因为“生命伦理学是为了人类更好地生存开处方”。

传统的医学史、医学体质人类学等已有了一定的基础。20 世纪 70 年代以来,人们对医学人文学的关注首先是从对医学伦理学和生命伦理学的热情开始的,并由此把医学与人文学的结合引向更广阔的领域。这种结合还有一个必要的背景,这就是西方人文学传统的作用。现代西方有所谓的“应用人文学”(Applied humanities)的说法,而医学人文学便是典型的应用人文学。

人是医学的目的,生物医学本身并不能解决有关人性和人的价值的问题。如今我们对医学目的的思考,对生物医学存在弊病的反思,以及所谓对传统医学人文精神的继承等等,都将有利于建立 21 世纪新的医学模式。而医学在新的层次上弘扬人文主义精神将是 21 世纪的医学的主旋律。正像聂精葆认为的“有理由相信,21 世纪的医学将是‘人文医学的世纪’”。生物医学与人文医学融合的桥梁便是医学人文学。

本书是关于医学人文学的一本综合性的论著,主要是满足当代医学人文学教育的需要，也可供广大的医学工作者阅读。本书撰写分工是：导论，孙慕义；第一章，李天莉；第二章、第六章，何伦；第三章、第四章、第五章，何伦、邵永生；第七章，林辉；第八章、第九章、第十章，王小玲；第十一章，邵永生；第十二章，李新月。由于编写者水平有限，以及编写时间较紧，书中谬误难免，还望广大读者批评指正。

导论:重新阅读医学的人文性

一、关于医学的科学和文化背景

医学生活和医学社会在20世纪末的所有文化反思和理性超越中,表现最为活跃。医学科学史和人类对于自己生存状态的反思和省视的结果,是再次把医学作为人的文化哲学来研究。"人文化层"对医学来说,最为现实。我们今天对医学人文学的要领、内涵和学科群系统本身进行诠释,就是为加速当代医学的高境界发展与生命文化学建设,提供最后的理性基础。

生物医学已经发展到了一个相当高级和透彻的阶段。现代医疗技术可以将濒死的病人从死亡线上拖回并可能让他相对无限地活下去;医学可以使严重缺陷的新生儿存活;医学能够改变一个人的整个外观甚至实质的形态或生命表达;医学几乎可以使人的大部分器官被置换。目前,人类正在向限制和反限制的"克隆人"和"人工脑"等令人更胆战心惊的实验研究阶段进发。这些技术的进步并没有给我们足够的时间去回答由此带来的伦理等人文学压迫和社会科学难题;医生和研究人员甚至还未意识到"通过生命科学知识和技术,他们已经拥有了多么惊人的社会与文化权力"。这些和可能更复杂的人文社会科学问题是我们传统医学教育范畴之外的重要内容。从普通的医患关系、病人权利到繁复的人类基因组技术的讨论,都一再提示,医学的人文性正在复苏,医学人文学科正在形成。

中国的医学人文学形成的文化背景很特殊,有明显的儒释道思想传统影响,但又受到现当代欧美新学的干预,如上帝死亡、主体死亡和后危机时代人文学术剧变论;弗洛依德的泛性主义;胡塞尔的现象学;海德格尔的科技危险论和存在主义;利奥塔的后现代主义;本雅明的西方马克思主义的文化生产论;以及亨廷顿、萨伊德的东西方文化转换等,一起涌进来争夺由实证哲学及西方主义和基督教伦理学育成的、但早已中国化了的"西方医学"和正在形成中的中国医学人文社会科学。而且，医学人文学术研究与世界性人文思潮和哲学成果不可分割，因为其研究的核心即是有关人的哲学，我们在医学实践和生命科学技术的应用过程中所遇到的难题和谜团，主要靠哲学来解决，很多政策和思想也由哲学来提供，所以，可以讲，越是贴近医学自然学的理论越是帮不了医学的忙。医学的危机主要来自人的、人文学和人的哲学的危机。

二、关于医学的属性

有一个普遍的误识，即医学是自然科学与技术。这个从16世纪起逐渐形成的实证观念已开始明显阻碍医学和卫生事业的发展。我们曾经做过一项调查：综合医院病人医疗过程中所遭遇的难题，有27%属于伦理问题；8%与法律相关；而病人的医疗选择，受个人教育程度、经济收入、生活方式、审美偏爱、民族风俗习性、家庭道德传统和宗教信仰、流行文化产品和心理特殊癖好影响者占47.5%。正如美国芝加哥大学的坎贝尔(Dod Chambers)所指出：医学中的许多问题要靠伦理学或非医学政策来解决。医学将更直接地解决完整人的问题，医药卫生界人士也就必须对医学作为“人学”的合理性和目的进行关注。人类对疾病征服的实践活动综合了科学性、艺术性和宗教性，没有人文性的医学只可能是失败的医学、非人的医学。因此，美国著名的医学人文学家卡森批评说：“在过去50年中，美国的医学教育几乎只注重生物医学和技术，结果医学院培养的医生和研究人员在医学理论和治疗技术上出类拔萃，但他们对个人和社会的影响和意义的研究上却捉襟见肘。”

医学是研究人的健康与疾病及其相互转化规律的学科，首先必须从人的本质属性入手作为核心与出发点。人性是由生物属性、心理属性和社会属性所构成，它们互相依赖、制约、包涵、渗透、影响和转化。人的文化活动和社会运动以及由此建立的各种关系，在人性活动中占主导地位，而医学就不可脱离这种人性活动对疾病、健康问题单独存在、作用和发展。医学的人性化决定了医学的人文属性。医学即人学，人文、人道是医学的基本特征。医学的人文文化性复归是科学和社会发展的必然结果，也是医学从自然科学枷锁中的一种新的解放。医学回归人、回归社会、回归人文的思潮，是重新以哲学、人文文化为基础构建、孕育新的生命科学知识、技术体系的运动，为解决、解释和应答由于环境、人口、产业和生活方式变化所带来的疾病与大众健康文化的需求，首先必须纠正越来越多的社会伦理失准、医学非人格化、人道主义精神淡漠而引发的偏向，使医学重新寻回人文性。

三、关于医学的目的

医学的人文性复归，首先表现在对“医学为什么”的“医学的目的”的审查上。1996年11月，由英国、美国、中国、德国、智利、瑞典等国制订的“医学的目的：确定新的优先战略”的14国“宣言”敦促，“医学应从治愈和高科技转移至照料，重点放在公共卫生和预防疾病上”。医学应关注疾病的多层次来源，它有社会的、经济的、环境的、分子和遗传学的、特别是人的文化学的起源。“宣言”提出的四点目的是：预防疾病和损伤，促进和维持健康；解除由疾病引起的疼痛和疾苦；治疗和照护疾病和无法治愈的病人；避免早死但追求安详死亡。医学的失人性化是由于日益增长的不公平的医疗保健系统，以及昂贵的、精益求精的技术和“富人医疗体制”。现代的医学成功很多是以一部分人失去医疗权利作代价，医学已变得无节制、不谨慎、不公正、经济上供不起和损害人的尊严与选择。对于这个错误的医学目的的讨论也立即引起了我国卫生政策专家和医学伦理学界的高度重视。中国在描绘21世纪新医学前景和进行彻底的卫生体制改革的同时，也一直热切地关注和反复讨论医学发展中的人文价值问题，通过这场旷日持久的讨论，我们解决了很多重大的理论和政策问题。在正视医学发展的同时，我们也开始考虑和研究老龄化、生活医学化、市场与公众需求以及医学文化压力引起的治疗偏见，从而进行医学人文学领域的医学人文性普遍化教育。

四、关于医学模式

在恩格尔(E. L. Engel)1977 年于《科学》杂志中提出“一种文化上的至上命令下的生物—心理—社会医学模式”之前，已不知有多少人怀疑和质疑“医学模式到底是什么”、“医学模式应该是什么”、“医学模式有什么价值和意义”等问题。如果把医学模式定义为人们观察、处理疾病和健康问题的思维方法和行为方式，医学中的很多体系根本就没有涉及过生物医学模式。历史上，东方医学和许多民族的传统医学一直按照自已的模式存在和生长着。如中医学中从来都深含强烈的“天人合一”、“阴阳辨证”等人文精神和科学哲学理性，世界“医学模式转变”的表述方式是不准确的，甚至是一种误释，其意是特指“西方医学人文传统模式的恢复或复兴”，因此，有关医学模式的讨论，即是医学恢复人文性或人文主义传统的讨论，是医学主体性质的觉醒。医学模式首先是个文化概念，文化上的多元性和漂变性决定了医学的多元性和可分化性；医学活动本来一天也没有失去医学人文学部分，其心理、社会及哲学属性是被技术执行者——医生和医学科学家人为地抛掷一边，但它们还存在，还在发生作用，因为医学活动和过程中的社会关系、心理反映和影响，都隐没在技术操作之外，医学人文学和法律、经济、社会学问题也都游离于医学自然科学部分边缘，形似消隐，实是分散，而且由人文学者和科学哲学家、社会科学家继续研究和诠释。

医学模式是对医学主体性质的一种认识论评价，而科学的可分化性又使医学模式分化成若干部门，并且在医学自身寻求发展和恢复传统中构成变异的、分裂的、开放的、漂变的科学与非科学的综合系统。“一个完整的传统(这里指系统)，从某种意义上说，是一种模式，包括定律、理论、应用以及仪器设备在内的这些范例，为某些科学研究的一贯传统的涌现提供了模式。”伊·拉卡托斯的意思主要是对科学的定性，但不是哲学视角内的对于医学这类生命学科的定性。不仅中医，许多民族医学都充满了朴素的自然哲学理论，诸如易学、墨经、古代宇宙观、生命观、“天人合一”的自然观等；尤其是老子与道家学说、佛教和禅宗、魏晋玄学、柳宗元、朱熹、王阳明等的哲学思想是中医哲学理论建构的重要资源。医学模式又可以说是一个哲学概念，是科学认识论和对科学理性反省的一种指称。这一理性主要是逻辑理性、价值理性。中国传统的学术分类沿袭荀子的“凡已知，人之性；可以知，物之理”的思想，即“心性”与“物性”本是一个问题的两个部分，不可由于外在世界而忽视个体人的精神世界。哲学对医学来说是否有公认的裁决价值，医学的真理性是否情愿接受其判定，这在四百年来，已经脱离了元学科和元叙事，按远离人性的非人科学道路进化。理性主义曾是科学的基础，但西方医学在近代发展过程中遭遇很大的挫折，有些人由于主张将科学与宗教严格划分而过分加大科学与人性的距离。而眼前这种对于医学人性回归的思考，恰是对心与物、性与理的传统框架的重建，更似春秋时期源远流长的中国文化理性的时代，对于医学和人性“有气、有生、有知且有义”观念的再认识。科学同时需要诚实、可信与公正。19世纪，一种以赫胥黎(T. H. Haxley)为典型的新型学者进入自我意识并发展出一套自得的词汇(Vocabulary of selfcongratulatim)，同时把人文主义和道德性与一种被称为“理性”的理智德性相混淆。要想证明模式设定与学科划界的合理，我们需要有一个对人的官能与外部世界关系的形而上学的说明，这是人类与非人类之间的关键钮带，是我们走向一个“绝对实在观”的通道，是世界借以指导我们获得对它的正确描述的工具。模式的问题是科学的元问题，Engel主要受到非理性科学的创伤，其思想深处接受了卢梭的文明与自然对立和科学与人性对立的浪漫主义的人文精神。另一位以提出心灵逻辑的人文主义哲学家帕斯卡尔针对笛卡尔“对科学偏爱、对人漠视”的认识进行了有力的批判，他主要关注的是人的生命存在。这一切直至法兰克福学派的精神成就都为医学模式的重建提供了理论支持。

医学模式是一种教育观念，是医学教育方法、管理方式和医学人才教育的基础；医学模式重建是与人性需求共生的。医学模式是一个总体观念，是一种学术研究模式，有鲜明的人为化印迹；或是科学哲学模式，或是医学文化模式，或是医学教育模式，都属于这种科学认识范畴。医学模式的重建从某种意义上来说，是医学科学哲学和医学技术哲学的重建，是科学人类学和科学社会学对医学现实和历史的一次再批判。医学模式研究的价值不仅是为医学方法学提供力量，更重要的是解决医学活动中若干医学内部解决不了的难题和困境。从这个意义说来，称为“社会、心理、生物医学模式”过于狭隘和凝滞，应称为“人文、社会、生物医学模式”更好，更能反映医学的人文与社会科学属性，更具有开放性。“社会、心理、生物医学模式”并不包括哲学的观察，因此不是一个准确的称谓，这种框定过于局限和粗糙，不是一个负责任的概念。医学和人学一样，会有科学(自然科学、社会科学与技术)与非科学(人文学等)即“在”与“在者”两部分。医学是一个开放的系统，仅从方法论去理解和认识医学，或者规范其基本理论，缺乏哲学气势，无法制定表现医学本质和当代全貌的教育教学策略。模式是一种情境，是一句大辞；模式应表达一种科学精神，又应作为文化批评的成果，它一方面对于医学活动过程进行描述，另一方面又必须完成科学技术心理反应和人类历史记录。模式是一种教育思想，是形而上学范式或元范式(metaparadigm)，模式不是纯人工的(artificial)，也不是“简单的模型或观察方式”，它是一种推动历史的力量，任何人文社会科学成就，只要由科学技术来表述，就可产生这种力量！

五、关于医学人文社会科学的学科划界

人类的知识，严格区分，应分为科学与非科学两大部分。人文学当属于非科学范畴，而科学部分则包括自然科学技术与社会科学两大类。医学的开放，在于它完全包容有科学、非科学的全部内容，在于它的鲜明的人文属性。医学人文社会科学就包括人文学和社会科学两部分。而其人文学首先是哲学，而不是什么“科学”；哲学远高于科学，哲学在任何一个时代都有一个特定的真理的认识和价值体系。

关于医学人文学科的性质实际涉及两个层面的理论问题：第一，它首先有别于医学的自然科学部分或概念，又有别于医学社会科学；第二，它具有深刻的哲学思想性质和属性。医学人文学科与人文学科一样并不是一个事实的世界，而是一个人类生存价值的世界和意义的世界，这个文化的世界并不外在于自然与社会，而毋宁说只是从人类生存的终极目的出发来赋予自然和社会以意义，从人类的自由追求出发赋予自然和社会以价值。用人类自由追求的生存精神、生命和健康状态、卫生和对生死的信仰方式来使医学中的自然和社会关系“文化化”。就是说，医学人文学科在事实性的医学之上为人类自身又建立一个医学的人文世界，这个世界是一个从人的本体性的生存价值出发建立起来的意义世界，它是人为了自己的存在而由人自己建立起来的；但这个世界又是被某些学者破坏殆尽的文化世界。医学人文学科具有非科学性，因此，严格说来应为其正名为医学人文学科而非医学人文科学。人文世界所具有的生存本体性、价值性和意义性决定了它不同于医学自然科学部分和社会科学部分。医学人文学科与医学科学区别明显，但在当代与医学社会科学的界限却十分模糊。医学政策学、卫生经济学、医学法学、医学社会学与医学管理学等是以医学的社会现实、存在为对象的学科，它们有严格的科学性和事实性；而医学哲学、医学伦理学、医学美学、医史和生命神学或宗教学、医学教育学以及医学心理学、医学语言哲学等则是以本体性的人的生存价值、生存意义为对象的，它们从本性上说并不是或者说主要不是对于事实的认可和认同，而毋宁说是人类基于自身的生存自由追求所进行的价值创造和意义创造，或者说是从人类的自

由生存的终极目的出发，赋予事实性的自然和社会以人学本体论价值和目的。即医学人文学科是“在”的领域，而不是“在者”的领域。从本质上说，医学人文价值和意义的创造不是一种屈从于“在者”本身的事，不是一切都囿于“在者”，人文世界所关涉的、人文精神所赖以选定的方向也不是“在者”本身。医学人文学科既然是人文学科，就必需对“媚俗”事实性的自然和社会之“在者”都具有一种超凡的批判态度，它关注现实是为了改变它，而其改变它是出于一种永恒的人类精神，绝不是因一时的实用、功利使然。因此，当前医学人文学术研究的取度和倾向值得讨论和反思，如美容学与美学合在一起，已经蜕变成医学美容的工艺学，就不能再称作美学。当然，世界上除自然和社会并不存在第三个事实性实体领域，人文性的价值和意义需要在实体世界予以表述，在任何境况下也不否认、更不能取代自然科学和社会科学；但不能因此就践踏人文学科的尊严和纯洁，因为它着眼于人的生存和自由，它是人之为人的学问，它要营建是任何人也不可离开的精神家园。正如爱因斯坦所说：“哲学是一切其他学科的母亲，她生育和抚养了其他学科，因此，人们不应该因为哲学的赤身露体和贫困而对她进行嘲弄。而却应该希望她那唐·吉诃德式的理想会有一部分遗传给她的子孙，这样他们就不至流于庸俗了。”

六、关于医学人文精神

20 世纪 80 年代开始，国内思想界和文艺界有关“人文精神”的讨论十分热烈，再加上新闻媒体的炒作搞得很热闹。这对医学人文学界也有或多或少的影响。我们虽然并没有提供一个专门的论坛研讨“医学人文精神”，我们的一部分学者也在他们的文论和讲话中有所涉及。其实，有关“医学科学精神”、“医学文化精神”、“医学人道主义”、“复兴医学人文科学”和“医学模式转变”的争论也都是在不同的语境中对这种思潮的反应。

医学人文精神，也是医学人文学术的内在基础和依据，它的核心依然是不断地对科学真理和社会正义的追求。它的发展动力在于怀疑和批判；它通过医学所表达的深切的对人类和世界命运的终极关怀，它为一种永恒的信仰和理想去冷静地解读历史与对传统的超越，它鼓励人们克服困难并迸发出创造的伟力，以及寻找精神家园的乡愁理念，都说明医学鹤立于各学科之上，有其鲜明的个性和人文属性，这也是医学最值得我们为之献身、最值得我们钟爱的原因。

七、医学与人文对话和医学生学习医学人文社会科学的重要意义

医学与人文对话是一项人文学教育工程，对我们最后完成新医学模式的确立是十分必要的；也是重构“完整人的医学”计划的一部分。近代西方“基督医学”本来是人道和技术、医生与病人、人的物质部分和精神部分融合一体的，为什么“科学主义”硬将其强行分开？必须汲取这个历史教训。开展讨论，进行一场规模性的对

话，创造一种人文气氛，就是用语言、文字、情感找回医学人文精神，以在卫生经济制度改革过程中真正实现“医学的目的”，维护病人和医生作为人的权利，使我们的卫生管理和决策不致失去方向和灵魂。这个对话将从认识论出发，最后解决医学人文社会科学的重大理论和实践难题；规范医疗和生命科学研究中的行为；全面提高医务人员整体素质；促成中国新医学技术革命高潮；反对伪科学、伪医学，批判生命科学中的现代“造神运动”；增强全体公民的健康文化和文明水平。

文化是人的活动和生存方式，是人类对自己存在的优化，包括物质的、体质的、关系上的和精神上的（道德、审美、知识的等）以及活动技能上的。人文文化必须通过培育与教化，医学人文学科将为这个教育过程提供理论和方法，归纳和总结普遍的规律，使我们从原有的、僵固的、狭隘的生物医学圈子里走出来，以摆脱失人性化的压力。世纪之初，把教育重点转向医学人文学，是医学学校和社会教育的战略转移。医学人文学教育和研究，必须针对具体的疾病、疼痛、高新技术诊疗、手术和药物使用、为临床而进行的人体和动物实验研究；必须针对临终关怀医学、卫生资源和卫生服务产品分配、医疗改革、死亡与生殖等问题。我们必须制订一个真实的系统的医学人文学教育纲领和行动方案，以保证对已毕业的和正在学习以及准备进入医学院校的那些人进行人文学系统教育。在充分考虑尊重中华民族优秀文化传统和人文资源的基础上，依据现当代中国的实际需要、文化特征、经济发展、社会境遇、教育传承和医学教育格局，选择和创造我们自己的医学人文学教育模式和方法，这是中国医学界一项艰巨、光荣、神圣的任务。特别对于医学人文与社会科学工作者来说，更是一种历史使命。

高新医学技术的成就纵然带来了新的希望，但在生物医学模式实际上尚占统治地位的今天，我们并没有足够的时间去回答由此带来的伦理、社会、心理、人性等人文压迫和诸多棘手的社会科学难题。医生和研究人员，惯于使用生物医学模式的思维和实证主义视角，去评价和应答医学生活中的非医学问题；医务人员还未深切意识到通过生命科学知识和技术，他们已经拥有了多么惊人的“社会和文化权力”。生与死，痛苦与绝望，衰老与病残……都期盼着医学的神力；但由此而生的复杂问题却由于医生们人文社会科学知识的贫乏而无法圆满解决。20 世纪留给我们的传统医学教育内容无法满足这一现实需要，医患关系、医疗纠纷、病人权利到美容、变性手术、人工授精、人类基因组计划、安乐死以及昂贵医疗仪器购置、股份制医院、医疗保险等等问题，都不仅仅是医学问题。“低水平、广覆盖”的方针是否可由医务人员的具体行动来表达？“病人选医生”是否就可体现知情同意的原则？“红包”现象究竟说明了什么？如何治理药品回扣？医改最佳方案是什么？种种行动方案如果没有系统理论支持，就只是限于行为本身。因此，眼下应格外重视医务人员、管理者、高层决策人的人文素质培育，使他们从混乱的、无序的、盲目的事务性工作中解脱出来，把医学人文学教育放在重要位置，学会用人文学和社会科学方法或思考方式观察分析医学中的非医学问题，针对具体的疾病、疼痛、高新诊疗技术、手术与药物使用、卫生资源分配、卫生服务产品定价、医疗政策、基础免疫与预防体制、脑死亡等问题进行深入研究，逐一予以解决。尤其要克服无视病人的根本利益，单纯追求经济效益，把病家作为牟利的对象，忽视人文情感、继续扩大医学的失人性化的倾向等现象。

过去的20世纪后20年，我们曾有针对性地展开了这一领域许多专题研究与讨论，如：安乐死与脑死亡；临终关怀；无效治疗与放弃；生殖工程；艾滋病；器官移植；美容与变性；基因治疗和人类基因组计划；医学目的与医疗改革；红包问题与病人权利等等。无疑我们取得了很大的成功，它打破了医学殿堂的沉闷气氛，启迪了医生、研究者和决策人的思维。从某种意义上说，改变了他们传统的作业方式和审视医学生活的习惯，扩大了他们的人文视界，影响了舆论界并提供了诸多的焦点。就在这一过程中，提高了中国医学的整体水平，加快了其发展速率，逐渐催生了中国医学人文学的诞生，同时使我们的医学也汲取了传统文化和世界现当代人文思潮以及哲学社会科学最新研究成果，使医学和哲学实现了后现代联姻。我们曾经进行了以生命伦理学为中心的医学人文学教育运动，恢复了医学心理学在医学教育中的地位，初步确立了卫生法学在医学知识训练中的作用，也完成了医学哲学、医学史、卫生经济学、医学美学、医学人类学、医学社会学等学科的初步创构，并扩大了各自的研究领域。当然，由于我们的研究不够深入、细致，特别习惯于由权威发号施令，风头一过，终没有很大作为，许多学科难以与西方同行进行公平的学术对话，有些议论太空泛，有些又过于实证；或坐而论道，或敷衍了事。有的重要问题，甚至开一次会就转移话题；大部分作者把每一次研究成果搁置一旁，从不考虑与实践相结合，这种学风必须予以纠正。可喜的是，世纪之末，由“执业医师法”所规定的医师执业考试中，规定了医学伦理学、医学心理学和卫生法学的必考内容，这将推动这些学科的发展。

新世纪伊始，首先应加大对医学伦理学学习、研究与教育的力度，除完善医学伦理学在医学院校的教育体系外，陆续在医学研究生教育中设立生命伦理学课程；也可适当在文科和农理工科中增设生命伦理学选修课；甚至像有些国家那样，在中学教育中就开设有关这类内容的选修课，进行生与死、健康、性、高新生命科学技术以及环境伦理、医疗政策等教育。必须把广大医务人员的在职医学伦理学教育规范化、程式化、法定化；开展床边教学，进行卫生经济伦理和卫生政策的高层研讨，重视以基因伦理为核心的高生命科技的系统伦理学研究。医学伦理学既可以解决医务工作者价值观、人生观问题，又可以培养病人权利意识，增强道德责任感，有信仰，有理想，勇于奉献，理性地面对医疗冲突和棘手事件，懂得爱，体悟人生。卫生法学是维护医疗秩序的学科，学习医学法律理论，了解医学法律诉讼程序，才能更好地保护自己，合法地行使职业权力和进行医学科学研究。医学心理学融入医学教育是新医学教育模式的标识，用心理学视角评价和观察临床问题应成为医生与护士的一种习惯；医学心理学教育也是建立完整人的医学的基础。随着医疗改革的深入，医学工作越来越成为一项伦理经济行为，医患关系的经济形式将作为重要显形，因此，卫生经济学应成为一门重要课程。医学美学教育是医学中人的一种境界教育，审美价值的评价是人的重要评价。医学哲学教给医务人员以思维方法，增强判断、创造和综合能力。医学人类学帮助医务人员了悟人性，深切地理解人的需要，理解医疗政策的民族性，坚定医疗信仰和文化表述方式，辨别民间医疗与迷信和伪医学的界限。我们应在医学院校把医学史作为正式必修课，医学史论的教育是医学人文性教育的重要方面，不懂得医学的过去及其发展过程的医生是庸俗的、肤浅的。

21世纪的中国医学人文学建设，首先应注意普及与提高的关系，既要提高整体教育与研究水平，又要逐步扩大培训面，并在基层医务人员中开展系列医学人文学教育；其次，应加大资金的投入和政策的支持；第三，应把医学人文学修养作为医务人员基本素质的评价标准之一，国家考试与职称晋升应将其作为必备条件之一，医学人文学教育应规模化、规范化、模式化；第四，应健全各学科专业学会的组织，开展各种形式的学术活动，创办网上教育；第五，扩大师资队伍，全面提高其能力与水平；第六，提倡医学人文学研究中“百花齐放，百家争鸣”的学风，鼓励向权威挑战，逐步形成学派，力争在短时间内出版一批高质量的学术专著，同时能有受广大医务人员欢迎的、适合基层医务人员和实际工作者进行医学人文学学习使用的丛书与教材。

医学与人文学对话是一项跨世纪工程，我们的医学负载着导引大众健康文化语言和医务人员行为方式的重任。我们应该在这一新的课堂中，培育一种新的医学人文精神。

新世纪的曙光已经照耀到我们每个人，难道我们还犹豫或等待吗？

第一章 医学史

第一节 古代医学(原始社会—公元3世纪)

一、医学的起源

(一)原始医药发生的背景

人类大约有三百多万年的历史,在这漫长的发展过程中,随着工具的发明和改进,生产、生活经验的积累,在同疾病不断斗争的过程中,开始了医药学知识的积累。他们了解了某些植物的毒性及催吐、泻下与止痛等功能,久而久之积累了药物学方面的知识,知道了植物药、动物药、矿物药,也积累了外伤救护知识,如创伤、骨折、脱臼的治疗,草药敷贴、烧灼或压迫方法止血,按摩、扣击、烫熨等治疗和包扎手术,但所用工具大都与生产生活密切相关。

尽管实践中的医学知识在增长,但人类对医学理性化的认识仍很匮乏。生从何来?死又何去?人类只好把它归结于不可捉摸的自然力或鬼神的意志,相信灵魂不死。图腾崇拜、祖先崇拜、鬼神崇拜之风盛行。伴随着神秘的宗教仪式,巫术的作用越来越显著,为了长生不老和驱逐疾病,人类不断地探索各种各样的办法,医学思维也在这浑沌不清的状态下不断地发展变化。

(二)医学起源学说的争论

医学起源和人类起源、文化起源一样,始终浑沌难明,一是对人类最早的状况蒙昧不清,二是对医学、文化等概念尚没有公认界定。正因如此,才出现多种多样的猜测和推理。

第一种:圣源说。认为医学是由圣人或神仙创造的。如古埃及相信的医神伊姆霍泰普(Imhotep),古希腊的医神阿斯克雷庇亚(Asclepiads),中国的医学祖先黄帝、伏羲、神农等。

第二种：巫源说。认为医学起源于巫术，最早的医生就是巫师。

第三种：惟劳动说。认为医学起源于人类的生产劳动。

第四种：惟本能说。认为医学完全是在动物自我救护本能基础上发展起来的。

第五种：多因说。认为医学起源是一个极其复杂的历史现象，在这一过程中，内外因共同作用，内因是动物自我救护本能和人类探求生老病死根由的努力，外因是社会条件的变化和社会劳动的推动力。

二、古代医学状况

（一）四大文明古国的早期医学

（1）古代埃及。古埃及文化中的医学知识很有特色。首先是制作木乃伊。因为制作时需要把尸体的内脏几乎完整地清除出来，而且要在里面涂上香料，外面用蘸有防腐剂的亚麻布层层包裹，从而风化形成干尸，使他们很早就了解了解剖、防腐和外科包扎知识。其次留下了世界上最早的医学文献——纸草文。主要有康氏纸草文（Khan medical papyrus），记载有关妇科知识；史密斯氏纸草文（Edwin Smith papyrus），记载外科知识；埃伯斯氏纸草文（George Embers papyrus），记载疾病和药物学知识。最后，在对自然观察和类比的基础上，古埃及人对人体生理、病理也有所认识。他们认为，人体是由固体成分土和液体成分水组成的，脉管相当于沟渠，体温是活，呼吸是气，血液是生命的源泉，来自空气中的灵气赋予人以活力，灵气与血液保持平衡，人体就健康，一旦失衡则发生疾病。

（2）古印度医学。印度在奴隶社会曾形成专门的祭司阶层婆罗门，婆罗门教以“吠陀”为经典，在这些经典中记载有麻风病、结核、外伤、药用植物等。特别是《阿输吠陀》被译为生命经，收集了较多医学史料，总结了疾病的诊断经验，积累了相当数量的药物和治疗知识，出现了系统的医学理论，并将医学分为八科，即拔除医方、利器医方、身病医方、鬼病医方、小儿方、解毒剂论、长寿药科、强精药科。古印度的医学诊断方法较进步，已能运用视诊、触诊、打诊、听诊等方法，并注意到脉搏的节律，用尝尿味来诊断有关疾病。外科学发达是其另一特色，能够运用一百余种外科手术器械，并将外科手术操作手法分为切除、牵引、抽吸、缝合、摘除、划痕等，能做截肢术、膀胱结石摘除术、剖腹术、胎儿倒转术和眼科手术，并能用药物麻醉。外科中以整形外科见长，尤其以鼻成型术最为有名。

他们主张世界由四大元素即地、火、水、风组成，人体也由之组成。后来《阿输吠陀》又改变了顺世学派这一观点，提出气、胆、痰三原说，三元素构成人体的七种成分，即血、肉、脂、髓、骨、精和经消化的食物，三元素平衡则人体健康，其一太过或不足，疾病就会由之产生。

（3）两河流域的医学。古代两河流域最著名的就是古巴比伦和亚述帝国，特别是第六代国王汉谟拉比进一步统一了两河流域，留下了世界上最早的法典——汉谟拉比法典，充分反映了奴隶制社会的本色。古代两河流域对疾病按身体部位分类，以巫术、占卜治疗为主，特别是肝卜更为流行，但也使用植物药、动物药甚至矿物药，所用剂型有丸剂、散剂、涂敷剂和灌肠剂，经验治疗方法则有按摩、冷敷、热敷、灌肠和绷带包扎法。

他们把天文学知识应用于医学，认为人体是一个小宇宙，与大宇宙息息相连，人体的构造和天体的运行相符，星体的运行也和人的吉凶祸福、疾病健康有关，肝脏为生命之本，一切自然现象都会影响到人体。

(4)古代中国医学。中国的医药学，无论是医疗技术、认识水平，还是诊断方法和选方用药，都曾处于人类医学发展史的前列，并有自己的特点。人工取火使人类开始征服自然，中医学便有了熨法和灸法，砭石就是最早的医疗工具。伏羲制九针，神农尝百草，酒在医药学中也发挥着重要的作用。甲骨文中对疾病也进行了分类，首先按身体不同部位来分，其次按疾病好发季节来分，再次按发病人群来分。知道的药物种类也很多，既有植物药、动物药，也有矿物药。但人们对疾病的原因仍不清楚，所以巫医治病也是常有的事。

史书记载的第一位名医是扁鹊，他生于公元前五世纪，姓秦名越人，由于医术高明又行医于民间，所以百姓十分爱戴他。扁鹊精通内、外、妇、儿各科，擅长望、闻、问、切，尤以切脉著称。他在医学伦理学史上也有着不可磨灭的地位，提出了医学六不治的观念，即：骄恣不论于理，一不治也；轻身重财，二不治也；衣食不能适，三不治也；阴阳并，藏气不定，四不治也；形羸不能服药，五不治也；信巫不信医，六不治也。特别是信巫不信医不可治论，可谓是第一批真正医生的庄严宣言书。

起初的中国人也相信神鬼致病的迷信学说，但随着哲学的进步，便盛行阴、阳、风、雨、雷、电的六气致病说，后来《素问》把它概括为抽象的风、寒、暑、湿、燥、火，用以解释疾病的原因。

总之，通过对古代医学状况的回顾，我们可以发现早期医学的共同之处，一是巫医难分，巫术和医术错综复杂地交织在一起。二是医学中的朴素唯物主义观念很盛行，开始渐渐摆脱唯心主义的束缚。三是其中蕴涵着辩证法的因子，把宇宙的诸因素联系起来综合分析。正是这些合理的因子，为以后的发展奠定了基础。

(二)中西医学理论的萌芽和发展

在古代医学铺垫的基础上，医学理论开始了缓慢的发展。西方出现了希波克拉底(Hippocrates，BC460—BC377)和盖伦(Galenus，129—200)为代表的医学先哲，中国则出现了以《黄帝内经》和《伤寒杂病论》为代表的医学名著。

(1)西方医学之父——希波克拉底。提到西方医学则言必称希腊，古希腊的医学学派很多，但在历史上最具影响力的是希波克拉底。他出生于医生世家，曾巡游各地行医，讲述医学知识，足迹遍布小亚细亚的各个都市，他对医学的各个方面都曾发生着重要的影响。

第一，在医学史上，他首先确立了医生的地位。在巫医遍地的年代，他大声疾呼，医生是科学家而不是巫师，医生的荣誉是由病人、疾病、技艺三部分组成的，要求医生离开庙堂，走进实践医学领域。

第二，提出医学的整体观和预防思想。认为人体、自然是一个统一体，气候、土壤、水质、空气、居住条件以及其他环境因素都会对健康产生影响。人体自身各部分也是相互联系的统一体，各种疾病都会引起全身性反应。基于此，要求医生诊病必须全面观察，推崇全身健壮疗法。医生对疾病的预防负有重要责任，应了解与防治疾病有关的一切知识，并注重个人卫生和增强体力在预防疾病中的作用。

第三，提出医生的培养方法。认为无论任何人，要想得到完全的医学知识，必须具备以下特点：天赋的性格，有教养，适于学习研究的环境，而且要勤勉，其中最重要的就是天资。若有上进的天资，则医学的教导就不难取得良好的效果。有志于医学的学生，必须在医学教育的适当之处，自觉开始学习，经常思考，以适应医学教育的本质之道。为使他日能获得完美的结果，必须养成勤勉、忍耐的性格。

第四，有关医学道德的论述。《希波克拉底文集》在很多篇章中都论述了医生要有高尚的道德。医师道德的基本规范有：客观、体谅、谦逊、端庄、关心、仁慈、整洁、果断、聪敏、有判断力、知识渊博、厌恶一切邪恶行为、决不迷信和骄傲。

第五，有关生理、病理的学说。他认为人体生命活动取决于四种体液，即血液、黏液、黄胆汁、黑胆汁，而四种元素（火、水、风、土）的不同配合是四种体液的基础，每一种体液又与一定的气质相关，气质决定于人体哪种体液占优势。其图解如下：

火（热）——血液（心）——热湿——多血质（活泼型）
水（冷）——黏液（脑）——冷湿——黏液质（镇静型）
风（干）——黄胆汁（肝）——热干——胆汁质（兴奋型）
土（湿）——黑胆汁（脾）——冷干——忧郁质（抑制型）

四种体液平衡则人体健康，反之则多病，治疗方法主要是去之有余，补之不足，利用自然力，既重视饮食疗法，又不忽视药物治疗，使人体在自然的病理变化过程中得到改善。

(2)西方医学之圣——盖伦。盖伦是古罗马帝国的一位名医，他 17 岁开始学医，曾拜众多名医为师，还到希腊的科学中心——亚历山大利亚城学习过，担任过角斗士医生，并从事护理。他一生中有着灿烂的医学贡献。

第一，在解剖学方面最有建树，被后世称为解剖学之王。尤其那个时代禁止人体解剖，他的大部分解剖知识都是通过动物解剖而得到的，他观察过骨骼，并精确地描述了大约 300 块肌肉的形态、起止点和功能，记述 7 对脑神经，知道脑是神经系统的中心。他知道了心脏有四个腔和四个孔及瓣膜，但错误地认为血液是潮动的，血液通过心室间隔中的小孔，由右心室流入左心室。

第二，生理学方面，他注重实验。通过结扎动脉否定了动脉中含气的说法。切断鸽子的喉返神经，证明喉返神经和发音的关系。并对脊髓的不同部位进行切断，观察它们引起的后果，首次证明脊髓的节段性机能。结扎输尿管，证明尿液的形成与膀胱无关。

第三，在治疗方面，他重视药物治疗，大量利用植物药配制丸剂、散剂、硬膏剂、浸剂、煎剂、酊剂、洗剂等各种剂型的制剂，直到现在药房仍用盖伦制剂，以纪念他。

第四，盖伦还特别强调心理疗法，他曾通过因势利导治愈了一位妇人的心理疾患。但他却错误地相信目的论，认为天定人命，从而在一定时期阻碍了医学进步。

(3)《黄帝内经》。《黄帝内经》是我国现存第一部比较完整的医学理论论著。托名黄帝所做，包括《素问》和《灵枢》两部分，其中阐发的天人感应思想、脏腑经络学说、治疗法则、整体观念，为中医学理论奠定了基础。作者认为人和自然、人和社会以及人本身都是一个和谐的、密不可分的统一体，任何一部分的变化都会影响到其他部分，这种变化主要是通过阴阳五行的相互转化来完成的，人体外感六气(风寒暑湿燥热)、内伤七情(喜怒忧思悲恐惊)，就会直接伤及五脏的正常生理活动，影响脏腑气机，导致疾病。所以治病主张望、闻、问、切，注重观察病人的神、色、形、态和舌像的异常变化，因时、因地、因人制宜，因势利导，分清标本缓急，最终达到标本兼治。该书特别提出治病于未病之前，确立了预防医学的显著地位和医学的深远目标。

(4)《伤寒杂病伦》。这是由东汉南郡人(今河南南阳)张仲景所著的另一部中医学奠基之作，原书 16 卷，后有散佚。当今主要有《伤寒论》和《金匮要略》。前者专论伤寒，提倡辨证治疗，后者主要讨论内科杂症，也包括妇科、外科等症，确立了审因辨证、因证立法、以法导方、遣方用药的中医辨证施治原则。两书共论述脉象 20 余种，并注意到把脉诊和临床实践结合，概括论述了临床各科常用方剂，剂型多种，后世称张仲景为医方之祖。

当然，在这一时期，中医学的其他方面也获得了很大发展，外科学领域的华佗取得了辉煌的成就，赢得了外科鼻祖的称号。王叔和著《脉经》，皇甫谧著《针灸甲乙经》，陶弘景著《本草经集注》，中医学在针灸脉学和本草学领域都取得了不少成就。

第二节　中世纪的医学(公元 3—15 世纪)

一、中世纪的欧洲医学

中世纪时期，整个西方战争频繁，教会垄断了思想文化领域，可怕的传染病肆意流行，欧洲医学成就甚微。然而在这恐怖无奈的气氛中，西欧有了医院的雏形，人们把病人集中在一起，按照宗教的方法进行护理和治疗。同时也出现了大学，开始系统地讲解医学课程，尽管仍难以摆脱宗教的束缚，但许多医学家仍致力于基础医学和药物学的研究，实践医学在顽强地挣扎着，从而为后来医学的发展保存了种子。

二、阿拉伯医学

在中世纪这一漫长的历史时期，阿拉伯医学是除中国以外的最先进的医学，在化学、药物学、制备药物方面都很有成就。尽管炼金术的目的荒诞无稽，但在无数次实验中，建立起化学的一些基本原则，发现了许多对人类有用的物质和医疗上有用的化合物，设计并改进了实验操作方法，大大丰富了药物制剂。阿拉伯有了最初的药房，成为欧亚医学的交汇点，沟通了东西方文化，并涌现出一批杰出的医学家。其中最著名的就是医学之王阿维森纳（Avicenna，980—1037），他生于中亚地区的布哈拉附近，幼年时被称为神童，16 岁学医，因治好曼苏尔王子的病而出名，从而得以阅读皇家图书馆的许多珍本书和稿本。除精通医学外，他对数学、哲学、物理、化学、天文学、植物学、地理、法律、音乐也很有研究，他的代表作被称为《医典》。

《医典》总结了希腊、罗马、阿拉伯医学的成就，并吸取了中国、印度的医学成就，全书约 100 万字，分为五卷，包括总论、本草、治疗、全身病、药学；涉及解剖学、生理学、病理学、治疗学、制药学、卫生学和营养学；阐述了天花、鼠疫等疾病，提出这些疾病是由肉眼看不见的病原体所致，这些致病物质是通过土壤、饮水传播的；记载有膀胱结石摘除术、气管切开术以及创口和外伤的治疗法；还有数百种药物。在提倡手术、药物治疗的同时，还提倡泥疗、水疗、日光疗、空气疗等辅助疗法，并记载了精神因素对健康的影响。在诊断方面，他注意切脉，将脉象分为 48 种，其中 35 种很像我国王叔和的《脉经》。总之，《医典》可以说是一部医学的百科全书，但它也有不少神秘观点，阿拉伯医学为欧洲医学复兴奠定了基础。

三、中国医学的持续发展

整个中世纪，最辉煌的医学成就当属中国医学，这里只能摘其要者进行介绍。

（一）巢元方与《诸病源候论》

巢元方，隋朝人，是一位精通医学科学的学者。他在中国医学发展史上的贡献，主要体现在他的医学论著《诸病源候论》。全书分为 67 病，每病之下，少则 3 论，多则 255 论，对内、外、妇、儿各科疾病之病因、病机、病变、症候之理论问题，按病候分类叙述。这是一部专论病因、病理和症状、体征的理论著作，并不涉及疾病的方药治疗，但在不少疾病的理论叙述后，都附录了养生方导引法。书中还记述了外科断肠吻合、坏死大网膜切除手术的急救等。它的最大特点是将我国医学的病因病理学推向了新的高峰。巢元方经过研究，提出一些传染病是由内外界的有害物质（乖戾之气）所致，发病者易多相染，故须预服药及采用正确的方法以防之，并认识到过敏性皮肤病、晕动病等与个人的体质密切相关。对不孕症，不但探索了女子的原因，同时对男子不育也进行了讨论，还对疥疮、绦虫病进行了详细描述。此书对中医产生了深远影响，到宋代以后更被指定为医学生的必读书籍。

（二）孙思邈与《千金方》

孙思邈（公元 581—682），唐京兆华原（今陕西耀县）人，从小多病，为筹汤药之资而罄尽家产，但他勤学苦练，博览群书，用毕生精力从事于医学研究，从不贪慕名利而以人民疾苦为主，走遍许多名山，采访药物，在医学上做出了巨大贡献。在公元 652 年编成《千金要方》30 卷，后 30 年又撰成《千金翼方》30 卷，集唐以前医方之大成，成为不朽的巨著，远播海内外。

《千金要方》的内容主要如下：第一，发展了传染病的诊疗技术与学说。他结合自己诊疗传染病、流行病的实践经验和理论认识，创造性地指出：凡疗伤寒不出三种，即桂枝、麻黄和青龙。第二，提高了内科杂病与外科疾病的诊疗水平。他忠告医生与病家，千万不可为糖尿病患者施行针灸，以防引起化脓而成为不治之症。第三，强调妇女、儿童的特点，为妇、儿科分立奠定基础。并对胚胎发育程序、形态变化进行了正确描述，记载了哺乳婴儿的一系列护理方法。第四，总结了对病因有治疗效果的药物，如用含碘丰富的海藻、昆虫及动物甲状腺治瘿，用动物毂白皮煮水，去渣煮米粥防治脚气病。第五，丰富了针灸疗法的理论和技术，发现了著名的“阿是”穴。

《千金翼方》的卷一、二、三、四的药物纂要及本草上、中、下，列举药品并说明产地和采集季节。卷五、六、七、八及十一，比较系统地论述了妇科疾病、产科疾病及婴幼儿喂养、护理和疾病防治。卷九、十是专论伤寒的。卷十二至二十八则分别论述了杂病、疮痈、诊断、针灸等，也都保存了内容丰富的资料和许多诊治疾病的经验。最后是禁经即咒禁、祝由之类，研究时要进行辨别。

（三）世界最早的国家药典——《新修本草》

公元 657 年，唐朝政府组织苏敬等二十多人集体编修本草，并下令全国征集地道药材，公元 659 年撰成《新修本草》，又名《唐本草》，这是我国第一部由国家颁行的药典，正文 20 卷，《新修本草图》25 卷，《本草图经》7 卷，收载药物 850 种，将药物分为玉、石、草、木、禽兽、虫鱼、果、菜、米谷、有名未用 9 类，并且论述了药物的性味、产地、主治和用法，图文并茂，具有较高的学术水平和科学价值。

（四）医学理论的发展

宋元时期，医家在不同程度上表现了改新精神，因此出现了金元四家的学术争鸣。寒凉派刘完素提出火热论的病因学说，主张多用寒凉药物，但他也主张辨证施治。攻下派张从正认为疾病原因或外来或内在，皆为邪气，主张治疗以攻病治邪为首要，提出汗、吐、下攻病三法。他虽善攻下，并非无补，而是寓补于攻。补土派李杲强调脾胃对人体生理活动的重要性，提出内伤脾胃，百病由生，治病多用补益脾胃、升举中气的方法。滋阴派朱震亨，主要观点是阳常有余，阴常不足，主张避免相火妄动，节制欲望以保持阴分，临床常用滋阴降火之法，创制了滋阴降火之剂。四家争鸣活跃了当时学术气氛，丰富了中国医学的内容。

第三节　近代医学(公元 15—19 世纪)

15 世纪末叶，随着十字军东征和探险活动的发展，新思想和新技术也不断输入，从而使欧洲出现了文艺复兴运动，科学实验迅速从天文学渗透到医学领域，实验医学得以诞生。随后又出现了新的科学思想和方法。伴随机械唯物主义的产生，它对医学的影响也越来越大，西方医学开始了局部、静止的研究，成就越来越显著。到了 19 世纪，随着能量守恒和转化定律、生物进化论、细胞学说的建立，人类的时空观、运动观都发生了重大变化，医学开始突飞猛进地发展。

一、基础医学的发展

(一)解剖学的更新

近代首先对解剖学付出热心的是艺术家，特别是达·芬奇(Leonardo da vici，1452—1519)。他首先研究了人体的浅层解剖，尔后又进行内部的系统解剖，还进行了比较解剖学的研究和实验，曾绘制了 750 幅精美、准确的解剖图，至今尚存 150 幅。而人体解剖学的主要奠基者是比利时学者维萨里(Vesalius，1514—1564)，他生在布鲁塞尔一个医生家庭，从小就喜欢解剖，18 岁进入巴黎大学念书，对当时教授并不亲自持刀解剖的教学方法非常不满，于是他到墓地、刑场偷取尸体，躲到暗室里秘密解剖，观察了大量尸体，积累了丰富的解剖学经验。23 岁在意大利巴丢阿大学获博士学位并被聘为外科学和解剖学教授，勇敢地改革了过去的教学形式，亲自主刀，边讲授边解剖。1543 年他出版《人体之构造》一书，这是第一部完整的人体解剖学教科书，标志着实验医学的开始。此书内容丰富，记载了骨骼、肌肉、脉管、神经、腹、胸部内脏器官、脑、脑垂体和眼睛，最后一章说明了以动物活体解剖指导外科手术。然而他却遭到了保守势力的围攻迫害，被迫放弃研究去耶路撒冷朝圣，归途中死于孤岛。

对人体正常器官的生理解剖观察自维萨里开始，发展到 18 世纪，在解剖大量尸体的基础上，解剖学家和外科医生有机会认识到器官异常，因此病理解剖学开始出现，代表人物是意大利的摩干尼(Morgagni，1682—1771)。摩干尼曾在意大利巴丢阿大学的解剖教研室任教 56 年之久，因此他做过无数次的尸体解剖，他又是临床医生，看过许多病人。经过比较鉴别，摩干尼认为疾病的原因不是体液的变化，而是脏器上的变化。其后发表了他不朽的著作《论疾病的位置和原因》。他肯定一切疾病的发生都有一定的位置，只有脏器变化才是疾病的真正原因。这本书以书信的形式，详细地记述了病人的生活史、得病经过、预防死亡的主要事项以及解剖尸体得到的各脏器的情况。他把“病灶”和临床症状联系起来，这种思想影响至今。后来法国的比沙(Bichat,1771—1802)又把显微镜引入解剖学，把人体分为21种不同组织，因此他被认为是组织学的创始人之一。

(二)生理学的奠基

血液运动问题的研究是生理学研究的突破口，它开始于对盖伦的“血液潮动说”的怀疑。维萨里首先对盖伦的心脏中间有小孔的说法提出了置疑，不久西班牙的塞尔维特提出了肺循环的理论，很快意大利的法布里修斯又报道了静脉瓣膜的结构、位置和分布，认识到这些瓣膜防止了血液从心脏倒流回周围血管。在这些成果的基础上，哈维发现了血液循环。

哈维(Harvey,1578—1657)生于英国的福克斯顿，就读于剑桥大学，攻读医学专业。他是一位名医，虽然也做临床医生为人治病，但主要工作是基础实验研究。经过多年努力，计算出心脏每分钟搏出血液为10磅，每小时搏出600磅，这样大量的血液肝脏一小时能制造出来吗？身体也不可能消化掉，惟一合理的解释就是这些血液在体内是循环运动的，心脏以其搏动造成动作和功用，推动血液循环。1628年他完成了《心血运动论》一书。在书中，他郑重宣布：无论从实验及理论方面都已证明血液因心室的动力流经肺脏，心脏将血输送到身体各部，继之从肌肉中的小孔渗入静脉，先自小静脉汇入大静脉，最后流到心房。他的发现在当时遭到保守势力的攻击，但随着时间的推移，他获得了公认和支持。恩格斯对他的评价是：“由于哈维发现血液循环，从而把生理学确立为一门科学。”

然而在19世纪以前，对人体机能的认识只限于解剖学水平，未能深入研究。19世纪30、40年代，李比希(Liebig J. F. Von, 1803—1873)将化学知识应用到生理学，丰富了生理学内容。穆勒(Muller J, 1801—1858)曾出版《生理学》一书，他最主要的发现是刺激与感觉的关系。知道某一感觉神经接受任何方法的刺激，必有同一的特殊感觉；反之，若在不同的感觉器官上经遇同样的刺激，则感觉器官各自发生特异的感觉。穆勒用实验的方法不仅研究了人体外围感官的构造和功能，而且研究了动物神经系统的发育，淋巴、血液、乳糜的化学成分，是生理化学最早的研究成果。

另一位生理学的代表人物是法国人伯尔纳(Bernard C, 1813—1878)，他首先发现肝脏有产生和储存淀粉酶的功能。1849年，他公布通过穿刺狗的第四脑室，可以造成狗患糖尿病。在消化生理方面，自伯尔纳研究肝脏的消化功能以后，才知道胰腺可以消化脂肪，胰腺分泌物还可以分解糖。他用实验证实胃的消化功能是整个消化过程的准备阶段，主要的工作还在胰腺，它把脂肪分解成甘油和脂肪酸，以后又提出胰腺将淀粉分解为糖的作用，把胃不能分解的蛋白质加以分解，并用实验证明了毛细血管的收缩和扩张是受神经支配的。1858年，他完成了关于血管收缩神经和扩张神经的研究。

二、临床医学的发展

(一)对传染病的研究

文艺复兴时期,医学界出现了对传染病的新见解。1546 年,意大利的医师夫拉卡斯托罗(Fracastro G, 1483—1553)在他的名著《论传染和传染病》一书中,对传染病的本质提出了合理的学说,他把传染病的传播途径分为三类:第一类是单纯接触,如疥癣、麻风、肺痨。第二类为间接接触,即通过衣服、被褥等媒介物。第三类为远距离接触。他把传染源解释为一种最小粒,是我们感觉不到的东西,而且人们对这种小粒子有不同的亲和力,微小粒子从患者传给健康人,使健康人致病。他还认为这种粒子有一定的繁殖能力。他曾把当时欧洲流行的另一种传染病命名为Syphilis,即今天所说的梅毒,并对斑疹伤寒提出过独到的见解。

到了 18 世纪,由于欧洲天花流行非常严重,死亡人数众多,这时中国早就有的人痘接种方法经阿拉伯、土耳其传入英国,英国名医真纳(Jenner E, 1749—1832)致力于天花的研究,把人痘接种变为牛痘接种,经过无数次的观察和实验,1796年,他正式从一位挤牛奶女工手背上的牛痘里,吸取少量脓汁,接种在一名儿童身上。两个月后,他又给这名儿童接种天花病毒,结果这个儿童并没有发病。1798年,他发表了著名的论文《关于牛痘的原因及其结果的研究》,预言不久的将来这一疾病将从地球上消失。很快他的预言得到实现,1980 年全世界范围内消灭了天花,这是人类依靠自己力量消灭的第一种传染病。

到了 19 世纪,法国细菌学家巴斯德(Pasteur L, 1822—1895)第一个用实验证明流行病是由微生物引起并进行传播。他首先研究炭疽病,对该病致病因子进行了一百多次纯化培养实验,确认炭疽杆菌是牛羊炭疽病的致病菌,并在免疫学领域内取得令人瞩目的成就。德国的微生物学家科赫(Koch R, 1843—1910)改进了细菌学的研究手段和方法,使用了固体培养基和对细菌染色,分离、鉴别出许多传染病的病原菌,到 19 世纪末,各种致病细菌基本上都被发现了。

随着细菌学的进步,免疫学逐步发展起来,这一工作开始于巴斯德,他用毒力减弱的细菌预防鸡霍乱的传染,把毒力减弱的炭疽杆菌注射给羊,预防羊发生炭疽病,这是自动免疫的开始。1890 年贝林(Bering)和北里柴三郎完成白喉抗毒素研究,他们将成倍注射过白喉毒素的实验动物的血清注射在其他动物体内,被注射的动物因毒素中和可以被治愈或者预防白喉,这是被动免疫。俄国的梅契尼科夫(Metchnikoff E, 1845—1916)曾证明在人体的结缔组织和血液组织中有一种特殊的细胞,他称之为吞噬细胞,这种细胞具有捕捉和吞噬细菌的功能。他认为红、肿、热、痛的现象,就是这种细胞堆积的结果。1908 年他因发现白细胞的吞噬现象而获得诺贝尔奖。德国的细菌学家埃利希(Ehrlich P, 1854—1915)通过血清学研究建立起体液免疫理论。他提出侧链学说，认为抗原具有一种结合基或侧链，或称为结合簇，抗体是机体细胞受抗原刺激后产生的物质，抗体也具有侧链或结合簇，并能与抗原的结合簇作特殊的结合，不断地进入血液，进而保护机体。他创建了化学疗法，提出“无毒限量”和“致死限量”两个定量概念，从而使标准化的检验方法的建立成为可能。然而，免疫学的真正进展是在 20 世纪后半期的事了。

(二)诊断学的进步

18 世纪虽然医学知识远比以前进步，但诊断器械依然没有大的改观，直到 18 世纪后半叶，诊断学上才出现了叩诊法。叩诊法的发明人是奥地利医生奥恩布鲁格(Auenbrugger L, 1722—1809)，他从维也纳医学院毕业后，就在维也纳医院工作。由于受到器官分类和找病灶思想的影响，他对于扣击来发现病理变化很感兴趣，于是他对扣击的声音开始研究，发现扣击胸部得到不同声音，说明胸部有不同的病灶。经过多年努力，仔细比较鉴别扣击胸部的声音变化，终于在 1761 年发表了他的研究成果《由叩诊胸部而发现的不明疾病的新考察》。当时他的方法并没有引起足够的重视，直到 19 世纪初，才得以推广并应用到临床。

19 世纪法国病理学家、临床医学家雷奈克(Laennec R, 1781—1826)，从希波克拉底著作中，得到对心肺可以听诊的启示。最初他用直接听诊，后来制成听诊器，记录下由听诊发现的各种最微小现象，并进行许多尸体解剖，把解剖结果和临床现象相对照，积累了大量听诊知识，逐步改进听诊法，1819 年发表《间接听诊法》。

这一时期，许多临床辅助诊断方法开始运用，血压计、体温计及一系列光学器械相继发明和使用，同时也开始在临床上使用化学分析方法，从而使临床诊断方法得以不断改进。

(三)外科学的改进

中世纪时期，内科医生的地位很高，外科医生的地位却很低。这种情况在文艺复兴时期仍然保持着，但真正有临床经验的却常常是具有实际操作技能、进行具体观察的医生，也正是他们把外科推向前进。其中最著名的就是法国军医巴累(Pare A, 1517—1592)。他在长期的军医生涯中，总结了不少外科新经验，指出弹伤没有毒性，不必用热油治疗，创伤后的出血也不必用烧灼法，只要用结扎法即可。他还提出人造假肢和关节的设想，这在文艺复兴时期是一大改革。

巴累虽然对外科进行了改革，后来又有许多医学家对外科进行了发展，但困扰外科的疼痛和化脓问题始终没能解决。直到 18 世纪末和 19 世纪初，也还是用某些器械来压迫神经使人失去知觉。真正的麻醉法是由笑气、乙醚、氯仿这三种麻醉药在 19 世纪中叶兴起的。起初主要是全身麻醉，不久医生就开始寻找只使病变局部感觉消失的药物，从而使用可卡因注射，为外科手术患者带来了福音。

19 世纪外科的消毒法也开始出现，它的真正创始人是英国人李斯特(Lister J,

1827—1912)。当时外科的重大问题是多数患者在手术后发生败血症或类似丹毒的情形，尤其是断肢术病人有一半以上会死于这种疾病。李斯特苦苦思索其中的奥秘，恰在此时他获悉巴斯德发现发酵是由于微生物引起，由此他得到启示，猜想败血症等疾病也是微生物造成的。于是他借鉴巴斯德的消毒方法，使用过氯化锌等物质，最后终于使用石炭酸并获得成功。1865 年 8 月 12 日第一次将石炭酸应用到复杂的骨折手术中，得到满意的效果。他不但用石炭酸清洗伤口，而且用它消毒手术台、手术室，并用复杂的包扎法将伤口包扎好，大大减少了因手术感染、化脓的死亡率。后来德国人别格曼(Von Bergmann E, 1836—1907)采用高压消毒气进行外科消毒，人类才真正进入无菌外科手术时代。

(四)护理学的独立

尽管医学中护理不可缺少，但经过训练的护士是在 19 世纪中叶以后才出现的，英国人南丁格尔(Nightingale F, 1820—1910)掀开了护理史的新篇章。南丁格尔出生于意大利，对护理工作非常感兴趣。她曾对英国医院的护理工作进行过调查并写了一本书。1854 年克里米亚战争爆发，英国伤员无人护理，于是南丁格尔率领 32 名护士开赴前线救护。由于南丁格尔和她的护理人员认真完成前线的护理工作，回国后受到英国政府的重视。1860 年她募集十万英镑设立南丁格尔基金，成立护士学校正式培养护士。她认为只有那些有教养、讲道德的妇女才能胜任护理工作。她的名言就是“人生要像蜡烛一样，燃烧自己照亮别人”。南丁格尔的行动不但震动了欧洲大陆，而且还波及美洲，1873 年美国设立了第一个护士学校。

(五)细胞病理学的兴起

自从 17 世纪显微镜发明以后，对于动植物的微细构造研究逐渐细致。发展到 19 世纪，显微镜不断改进，有关单细胞知识不断增多，出现了细胞学。德国植物学家施莱登(Schleiden M. J, 1804—1881)曾阐述细胞的功能就是维持自身独立生活和多个细胞的共同生活。德国生物学家施旺(Schwann, 1810—1882) 指出，动物组织和植物组织都由细胞构成，不过动物细胞比较复杂，并证实动植物都是由细胞及其细胞产生的物质构成。

在细胞学和摩干尼病灶观念的基础上，19 世纪德国的病理学家微耳啸(Virchow R, 1821—1802)提出细胞病理学，将疾病原因归结为细胞形式和构造的变化，这是形态病理学发展史上的重大进步。他毕业于柏林大学，曾做过解剖学研究，又做过病理学教授，1858 年他的代表作《细胞病理学》出版，此书论述了他的病理学说，即：细胞来自细胞，细胞是人体生命活动的基本单位，机体是细胞的总和。机体的病理就是细胞的病理，疾病是由于机体细胞的变化引起的。神经细胞是细胞的一种，肿瘤是细胞异常增生的结果，恶性肿瘤即癌症，就是由于细胞无限度增生造成。这一学说确定了疾病的微细物质基础，开辟了形态病理学的新阶段。但这一学说片面强调了局部变化，忽视了病理现象是一个发展过程。

三、中医学的巩固

近代中医学仍然在原有的基础上稳步发展，到了后期又出现了新的特色，即中西医文化开始交汇。在这一漫长的历史时期中，中医学的成就主要体现在以下几个方面：

（一）医学理论的发展——瘟病学派形成与发展

瘟病即现在所说的热性传染病，治疗大多沿用《伤寒论》。金元四家对此产生分歧，把瘟病、瘟疫和伤寒截然分开，从病因、发病、发展过程和治疗原则等方面提出全新主张的是明代的吴有性。吴有性（1561—1661），字又可，苏州人，他深入观察，总结经验，著成《瘟疫论》一书。该书认为："瘟疫之为病，非风非寒，非暑非湿，乃天地别有一种异气所感，这种戾气，其传染途径是自口鼻而入，无论老少强弱，触之皆病。"突破了历来对瘟疫病因的认识，并认识到戾气有特异性，是一些外科感染疾患的原因。这在防治外科感染疾患时，具有非常重要的理论和实践意义。此后这一理论被医家采用，形成辨证论治的完整体系。

（二）本草学的辉煌——李时珍与《本草纲目》

李时珍的《本草纲目》是明代药物学发展的突出代表，也是中国医药学高度发展的一个主要标志，至今仍是国内外学者研究中国医学和中国药学的宝贵资料，在国内外已有多种文字的全译本和节译本。

李时珍（1518—1593），字东壁，号濒湖，湖北人。他年幼多病，受父亲影响，很早就奋发研习医药。他为深入研究药物，走出书室，亲身实践，虚心向农夫、渔夫、猎人、捕蛇人学习相关药物知识，数十年如一日，经过三十余年，终于在1578年完成《本草纲目》。全书52卷，收载药物1 892种，绘制药图1 109幅，附方11 096首，所收药物以其天然来源及属性为纲，分16部，同一部下，以相近类别分目，共分60个类目，这种分类法是在前人基础上的创造性贡献。李时珍从历代名医的临床经验、民间经验及个人的实际经验着手，总结了许多药物的真实效用，并发掘了许多有效药物。此书中，仅他自己增加的药物就有374种，而且纠正了许多过去本草学家的错误，对一些荒诞迷信的主观臆说，也给予揭露和批判。《本草纲目》的内容丰富，涉猎广泛，引述了16世纪以前的大量文献，保存了亡佚的历史资料。书中内容涉及植物学、动物学、矿物学、物理学、天文学等领域，具有多学科的学术价值。自1593年刊行以后，不仅促进了药物学的发展，而且还间接推动了动物学和植物学的研究，并在生物进化论的思想史上，做出了一定的贡献。故其问世后，不久就传到国外，18世纪陆续被摘译成日、法、德、朝、英等多种文字，在国际上产生了重大影响。

（三）中西医汇通学派

尽管1840年以前西医已传入中国，但影响微弱，随着鸦片战争的爆发，西方医学开始作为侵略工具传入中国。传教士们在华设立医院，创办医学校，出版医学刊物，对中医的影响越来越大，从而使中国形成了中西医汇通学派，其中影响较大的有张锡纯、恽铁樵等人。张锡纯(1860—1936)，河北盐山人，著《医学衷中参西录》，他将中西医的理论与临床互相印证，在治疗上中西药并用，这种从临床实践来汇通中西医的做法，对发展中医有一定意义。而恽铁樵(1878—1938)著有《群经见智录》等，针对当时尊经之风气，提出医学研究不应止于《皇帝内经》。他承认西医有先进之处，如对解剖、细菌、病源及病灶特别重视，但也有其缺点，如违背自然及不懂四时五行等环境的影响，要吸收西医之长以发展中医，然后中医才能进步。中西医互有短长，可以兼收并蓄，殊途同归。

第四节　现代医学

一、现代科技在医学中的运用

自 20 世纪以来，医学科学取得的成果，比任何一个时代都多，单诺贝尔奖授予的重大成果就有一百多项。其原因之一便是现代科学技术取得的巨大进步。科学技术的许多成果不断在医学上得到应用和推广，从而导致现代医学的重大变化。

(一)电子计算机的应用

计算机的应用如今已渗透到人类生活的各个方面，在医学上其运用已渗透到医疗、科研、教学、医学情报检索、医院行政业务管理等各个方面。最初的应用开始于 1953 年，主要是病历管理，后发展到财务管理、病房监护。同时诊断仪器开始计算机化，用计算机处理心电图，并解决了计算机断层扫描技术。1969 年英国的豪斯菲尔德(G. N. Hounsfield, 1918—)成功地研制了一台 CT 扫描仪之后，超声、同位素及临床检验等方面都开始计算机化。

(二)现代电子显微技术的应用

20 世纪以前人们主要使用光学显微镜技术观察微观世界，之后电子显微镜诞生，经过无数次改进，1936 年首次用它来观察细菌。1938 年人们又用它观察到病毒，近几十年，它的发展速度明显加快，由电磁显微镜发展成高分辨透射扫描电子显微镜、彩色电子显微镜及光电子发射显微镜，使其功能更加完备，更加科学化。

(三)原子核技术开始应用于医学

由于 1895 年伦琴发现 X 射线，直接导致了放射线的发现。随着对放射性的研究，1910 年英国化学家索迪(F. Soddy, 1877—1956)提出同位素概念。早期同位素应用是把同位素作为示踪剂来使用。此后，用同位素标记生命物质，并追踪其在体内的变化途径，为人体物质代谢研究的重要手段，从而使生物化学的研究有可能从离体实验进入整体实验，从比较静止的状态进入经常变动的状态，得到的结果更符合生物体内的实际。随后人类又制成大量的人工放射性同位素，为其在疾病治疗方面的应用创造了条件。

(四)激光技术在医学中的应用

1960年美国物理学家梅曼(T. H. Maimen，1927—)制成世界上第一台红宝石激光器，第二年就有人在眼科手术中应用激光器作手术刀，其后激光器在外科手术中的应用范围不断扩大，并用激光拍摄照片、分离同位素、筛选细胞装置，使细胞学、分子生物学研究提高到一个新的水平。还可用它对人体组织进行微量元素的偏量测定以及与血红蛋白、视紫红质、生物遗传密码有密切联系的DNA的研究。

(五)超声技术在医学中的应用

超声技术在医学的应用主要体现在两大方面。一是用于治疗疾病的研究。如治疗耳聋、神经痛、美尼尔氏症。进入20世纪50年代，超声治疗范围日益扩大，70年代以后在应用剂量上做各种实验研究，并在大剂量治疗方面取得突破性进展，超声加热治癌可达深层特定部位，被认为是一种最佳治癌方法，而且超声波经过聚焦，还可以作为一种无感染无血手术刀进行手术。80年代超声波作为一种体外碎石器在结石症等方面的疗效显著。二是在诊断疾病方面的研究。超声示波诊断法、超声显像诊断法、超声光点扫描诊断法、超声频移诊断法都在临床广泛使用。

总之，随着现代科学技术在临床的广泛应用，使医学的研究领域不断扩展，在科研设备的装备以及医疗保健的现代化上都获得了重大成果。

二、现代医学的重大成果

(一)基础医学的进展

(1)病原学。19世纪最后30年是细菌学时代，绝大多数致病细菌都被发现。进入20世纪，由于显微镜的改进，使好多比细菌小的微生物也被暴露在我们面前。1905年肖丁(Shading F. R，1871—1906)和霍夫曼(Hoffmann E)在梅毒性下疳的分泌物中发现了梅毒螺旋体，日本人野口英世(1876—1892)完成了梅毒螺旋体的人工培养。同一时期病毒也被发现。1892年俄国伊凡诺夫斯基发现烟草花叶病毒，到1931年人们已经知道有三十多种疾病由病毒引起。1916年巴西学者罗沙利马提出用普氏立克次体命名流行性斑疹伤寒的病原体，以纪念为此献身的美国人立克次和捷克人普劳沃泽克，立克次体被确定为一种新的微生物。70年代以来，美国又陆续发现了新的传染病——艾滋病。通过长期的研究发现，目前传染病虽无法治愈，但可以预防。今天对传染病的认识，已不局限于研究特异性病原体的传染病，还包括各种致病菌造成的传染病，深化和提高了对疾病预防的认识。

(2)内分泌学。对内分泌紊乱引起的疾病，中外古书上都有记载，但还不知其原因。人类对激素的科学认识首先是从肠促胰液肽开始的。1902年英国生理学家贝利斯(Bayliss W. M，1860—1924)和斯塔林(Starling E. H，1866—1927)，从小肠黏膜提取液中发现促使胰腺分泌的肠促胰液肽。1915—1919 年美国生化学家肯达尔(Kendall E. C, 1886—1972)从 3 吨新鲜甲状腺中提取出 0.23 毫克结晶物质被制成甲状腺素。1927 年英国生化学家巴格尔(Barger G, 1878—1939)化学合成了甲状腺素。以后医学家们在给狗做胰腺切除手术时,发现狗出现人类糖尿病的症状,这就把胰腺和糖尿病联系起来。几经努力,终于制备出胰岛素提取液,降低了糖尿病人的血糖,从而建立起胰岛素分泌不足是糖尿病的直接原因的概念。此后,许多科学家分别在雌激素、雄激素、孕激素的提取、结晶、功能、结构、人工合成等方面做出重要贡献,奠定了生殖内分泌学的基础。1927 年以后,又分离出三十多种肾上腺皮质激素并应用于临床。1943 年提取的脑垂体分泌的促肾上腺皮质激素和下丘脑分泌的促甲状腺素释放激素,开创了神经内分泌学的新篇章。

(二)临床医学的发展

19 世纪末 20 世纪初,由于有机化学的进步,生物化学研究取得显著的成果,研究了蛋白质的化学组成,又分离出各种氨基酸,到 20 世纪人类对维生素有了认识。由于营养知识的进步,人类弄清了各种营养素缺乏的病因,便有可能采取强化食物的措施来预防营养缺乏症。

过去治病,人类大多采用植物药、动物药、矿物药,到 20 世纪上半叶出现了化学疗法并发明了抗生素。1910 年埃利希研制出对梅毒螺旋体有很强杀伤能力的“606”,1925 年德国的多马克(Domagk G, 1895—1964)发现一种红色染料,是对氨基苯磺酸的衍生物,俗称普浪多息,对葡萄球菌感染很有疗效,从此开辟了人工合成对人体无害却能高效杀死细菌的合成药物的新途径。这一时期英国病理学家弗洛里(Florey H. W, 1898—1968)和意大利生化学家钱恩(Chain E. B, 1906—1978)合作,重新研制青霉素,1943 年首次成功地将青霉素用于治疗病人。临床证实它对许多传染病有疗效。之后各种抗生素被研制成功,使治疗学获得迅猛发展。

随着新技术的发展,生理、病理等医学问题已在分子水平上进行探讨,兴起分子生物学。现代分子生物学是以揭示 DNA 为起点的,将信息结构与生物化学结合起来,经过严密逻辑推理和科学抽象,提出 DNA 双螺旋结构模型,开辟了生命科学领域的新纪元。在分子生物学基础上,遗传工程得到迅猛发展。1977 年人类首次用大肠杆菌发酵产生出生长素释放抑制激素,并能生产胰岛素、干扰素,为人类生产廉价高效的新型疫苗也带来了希望。最近一段时期,世界生物技术发展更加突飞猛进,人类基因的研究获得意想不到的进展,绘制出人类所有染色体的结构图,从而为人类通过使用人工培养的正常基因取代人体活细胞中的缺陷基因,为根治基因性疾病开辟了新的途径。

在免疫学领域中,19 世纪医学家们还在争论不休,一派坚持细胞免疫说,一派坚持体液免疫说。到了 20 世纪,人类终于明白细胞免疫和体液免疫共同构成抗体的免疫系统,二者成相辅相成的关系。60 年代腔上囊和胸腺机能的发现,细胞免疫功能的再认识，免疫球蛋白分子结构的阐明，使与免疫有关的器官、组织及免疫分子连成一体，使一个完整而独特的免疫系统得以确认。1975 年英国剑桥大学的科赫尔(Kohher)和米勒斯特(Milstein)发明了制备单克隆抗体的方法，为免疫学开辟了广阔的前景。这些成果以及从天然耐受现象的发现到细胞选择学说的提出，使免疫学从抗感染免疫的概念发展为生物机体对自己与非己的识别，阐明了免疫抗体的多样性来源于免疫细胞基因的多样性和可变性，免疫系统与神经、内分泌系统内的递质、激素、免疫因子、受体等大分子密切相关，从而对人体的整体功能达到了更深刻的认识。

(三)精神病学的建立

精神病的历史很悠久，在希波克拉底的著作中就可看到精神病的记载。至于集中精神病人的精神病院在 14 世纪也有了。但当时对待精神病人是十分残酷的，解释病因也有一些迷信的说法，或鬼或神，对待患者像对待牲畜一样。直到 19 世纪受人道主义思想的影响，这种局面才有所改变。法国的皮奈尔(Panel P，1745—1826)曾对精神病人解放做过努力，著有《精神病治疗哲学》一书。此后对精神病人稍有宽容，1845 年柏林大学教授格里辛(Griesinger W)出版《精神异常之病理及其治疗法》，详细记载精神病人的症状及精神病与病理解剖学的关系。从此以后精神病引起人们的重视。

到 20 世纪，奥地利的弗洛伊德(Freud S，1856—1939)以其精神解剖学说、本能学说、精神结构学说形成精神分析学派，认为精神作用影响潜在意识，性的本能与这种作用有重要关系。他的学说对精神病学、心身医学、心理学乃至整个西方文化都产生了重大影响。美国精神病学家梅耶(Meyer A，1866—1950)创立精神生物学派，把病人作为一个完整的人来理解和认识，认为精神病是适应习惯遭到破坏所引起的人格不适造成，治疗目的在于重建健康的适应习惯。巴甫洛夫学派对精神病提出生理学解释，成为当时盛行的行为疗法的理论基础之一。但直到目前为止，有效的精神病疗法很少，主要是胰岛素治疗和电休克疗法。

三、现代中国医学

(一)卫生方针的确立

1949 年新中国成立，中华民族进入一个崭新的历史时期。1950 年 8 月第一届全国卫生工作会议确立了“面向工农兵，预防为主，团结中西医”的指导方针。1979 年拨乱反正后又制定了新时期卫生工作的任务，一是预防为主；二是坚持中医、西医、中西医结合三种力量长期并存，都要发展的方针；三是把工作重点放在农村；四是要加强卫生工作的科学管理、经济管理和行政管理；五要采取多种形式和途径提高基层卫生工作。制定的奋斗目标是到 2000 年初步建立起具有中国特色的包括卫生服务、医疗保障、卫生执法监督的卫生体系，基本实现人人享有初级卫生保健，国家健康水平进一步提高。到2010年，在全国建立起适应社会主义市场经济体制和人民健康需求的、比较完善的卫生体系，国民健康的主要指标在经济较发达地区达到或接近世界中等发达国家水平，在欠发达地区达到发展中国家的先进水平。在此基础上我国完善了卫生行政管理体系，建立起农村三级卫生保健网，发展了医学教育和医学科研体系，使现代中国医学取得了较大进展。

（二）现代中国医学主要成就

由于建国后一直贯彻预防为主的方针，在短期内基本消灭了霍乱、天花，控制了人类鼠疫、斑疹伤寒、性病及五大寄生虫病，有效地降低了各种儿童传染病、地方病的发病率及病死率。20世纪70年代又先后开展了对脑血管病、癌症、心血管病的调查，掌握其分布情况。同时诊断治疗水平也不断提高。外科学进展很快，特别是断肢再植和大面积烧伤治疗方面处于世界领先地位。其次在休克的防治、烧伤感染与免疫、创面处理与皮肤保存、营养与代谢等方面积累了宝贵的经验，一些新技术、新药物、新疗法广泛应用于烧伤临床。妇产科又增添了计划生育、优生学、围产医学、防癌普查以及两病（子宫脱垂和尿瘘）防治等很多新内容。儿童保健增强，新生儿和婴儿的死亡率迅速下降。我国在坚持应用研究的同时，也十分重视基础医学理论的研究。1979年在上海成立大脑研究所，广泛应用各种精密仪器对中枢神经介质和内分泌素进行研究。人工器官、人工心脏瓣膜、人工血液、人工肾研究从无到有，发展至今，在临床治疗中已取得成效。

（三）中医药学与中西医结合

中医学着重探求“证”的实质。20世纪70年代对于虚症与免疫功能、微循环状态、内分泌功能、植物神经功能以及微量元素间的关系进行探讨，应用黄芪、女贞子等扶正中药后，可使T淋巴细胞功能恢复正常，为免疫功能和中医的正气观念的相互关系提供了依据。对活血化瘀这一中医学的独特治法进行研究的结果，制出对冠心病、心绞痛、急性闭塞性脑血管病有较好疗效的制剂。在研究脉象基础上制成各种脉象仪，应用红外线、激光、微波等技术制成针刺治疗仪，用中医拔罐疗法原理制成的真空治疗仪，为传统中医治疗增添了新的内容。中药从手工业生产过度到机械化、自动化方式，中成药制剂除引用西药的制剂外，又创制出冲剂、袋泡剂、口服安瓿剂、雾化剂等，制作技术也不断提高，加工机械得到了不断发展。

中西医结合也取得了新进展，在骨折治疗、急腹症治疗、针刺麻醉、肿瘤治疗等方面的研究成果显示了中西医结合的广阔前景。今后我们仍将以农村工作为重点，切实作好预防保健工作，依靠科技和教育推动医学发展，在中西医并重的基础上发展中西医，加强卫生法制建设，以保证我国卫生事业健康、顺利发展。

四、现代医学发展的特点

由于生产发展的推动和现代科学的进步，现代医学已发展为精密、定量、高度分化与综合的庞大科学知识和技术体系。医学学科之间相互促进、相互渗透的趋势增强，医学与其他学科之间的互相交叉、互相渗透、互相联系增多，出现了分化和综合的双向发展。一方面医学科学的分化越来越细；另一方面学科之间交错综合，新的交叉学科不断涌现，形成现代医学科学的整体网络化趋势。伴随医学自身的发展，医学模式也发生了转变，经历了神灵医学模式、自然哲学医学模式、生物医学模式，发展到生理—心理—社会医学模式。在这一模式影响下，医疗服务必须由偏重个体防治转向更加重视群体健康防治；由单纯治疗转向为实行防治结合；由偏重于考虑病人肉体方面的病变转向同时注重病人的心理损伤和反应；由着眼于影响健康的生物性分析转向综合性多因素分析；由只开药物处方发展为并开生活方式指导及心理卫生处方，这涉及医学观念、管理体制、医学人才智能结构等多方面的改革，对现今医学服务方式是一场变革性冲击，并将产生深远的影响。

医学观念的转变是医学时代特征的反映，过去认为没有病即健康，现在却相信无病不等于健康，健康并非仅仅无病。1948 年世界卫生组织提出全新的健康观念，即“健康是身体上、精神上和社会适应上的完好状态，而不仅是没有疾病或虚弱”，从而证明保证健康除了治疗疾病外，更重要的取决于四种因素：生活方式、环境、生物学和医疗保健。死亡在 1951 年的法律词典中是血液循环的完全停止，呼吸、脉搏的停止。可医学技术的发展对此提出了尖锐的挑战。于是，1968 年美国哈佛大学提出死亡为不可逆的昏迷状态。1984 年又提出不可逆的失去知觉和失去认识的死亡标准。尽管标准还在争论，但已开始由传统的循环—呼吸概念向脑死亡概念转变。

随着医学知识的增多，医学实践的深入，人们认识到要深入把握生命活动中某个局部的变化，势必要进一步研究它处在怎样的整体联系之中，这就使得医学研究向综合性、动态定量研究转变，由单纯重实验到更为重视理论思维，医学科学社会化的属性不断得到加强。

总之，社会科学化和科学社会化是当今世界发展的主要特征，现代医学也呈现出新的特点，整体上考察会发现是呈现网络化、社会化趋势，单学科观察又体现了学科发展的精细分科、交错综合不断深入的特征。把握这些特点，可有助于我们认识现代医学的发展水平和现状，了解其研究方向，预见其发展前景，从而更好地指导我们的工作。

第二章　道德与医学道德

医学与医学道德有着密切的关系。没有哪个职业如医学一样，与道德有着历史的和本质的联系。

第一节　道德与医学

一、道德与难题

（一）道德的含义

道德(morality)一词在我国古籍中很早便存在。“道”一般表示事物运动的规律和规则，也指事物的最高原则；“德”就是依据一定的原则去行动而有所得，即有品质、德行的意思。孔子在《论语》中说：“志于道，据于德，依于仁，游于艺。”现代使用道德一词一般有两层含义：其一，指调整人们之间的关系和行为的准则；其二，指个人的思想品质、修养境界、道德评价等。

道德是人类社会特有的现象，是物质世界或其他生物界所不具有的，譬如评价一个花瓶或一条狗的好坏，是不带道德含义的，是超道德意义的评价。美学便是典型的超道德意义的价值评价。现代人类的道德包括道德意识和道德行为。道德意识领域包括道德观念、道德认识、道德情感、道德理想、道德意志、道德信念；道德行为是人类行为的一部分，人的行为根据有无道德含义分为三种：道德(moral)、不道德(immoral)和非道德(nonmoral)的行为。道德行为指符合一定道德规范的行为；不道德行为指违犯了一定道德准则的行为；非道德行为指不具有意义的行为，如婴儿、精神分裂症发作期所做的一些违反道德的准则的事，因为他们不具有正常的人的自主意识，其行为属于非道德行为。

（二）道德难题

许多道德问题被归纳为“issue”(有争议的问题)、“concerns”(忧虑的问题)、

"questions"（要求考虑回答的问题）、"problems"（难以解决的问题）。医学科学迅速发展，无疑对促进人类健康做出了贡献。但是，在一系列巨大成就的背后却隐蔽着许多危害，虽说这些危害在目前还不足以抵消这些成就给人类带来的益处，但却是不容忽视的。

Engelhard 在其代表著作《生命伦理学的基础》一书中指出：道德推理中的这种难解的问题反映在犹太经典特枯（Teyku）观念中。该问题涉及无法解决的法律争议，因为争论双方的论证都很有道理。医学是一门在悲剧的状态中实践的专业，所有的人最终都会死并在死前罹患疾病，因而医生经常面对这样的选择：不是所有的权利都能满足，不是所有的好处都能得到，并且，一个确定的和包揽无遗的价值和好处的等级系统无法得到确立。

医学的悲剧性特征被相互冲突的价值和道德所加强。所有的人都将会死，有些人将遭受极大的痛苦，医学治疗这些人，但经常无法推迟死亡或显著地减轻痛苦。医学的特征如此，以致于人们必须经常在不同的痛苦和死亡的可能方式之间做出选择，而又不能肯定地知道将会发生什么事。

医学在其总体发展进程中就包含了两重性。如何用道德价值思考这些利弊，做出合理的选择，则是伦理学的任务。在具体医疗实践领域中，医务人员行为选择面临着进退两难的困境。我们可以从美国加利福尼亚的两位法官对一起杀人案的反应看到这一点。

一个男病人在杀害一位妇女前，曾事先透露给精神病医生。精神病医生也将病人看管起来了，但是基于医患间的保密原则，他没有将病人的企图通知那位妇女，以致对病人的管束失败后，该妇女被杀害。此案例最后送到了加利福尼亚最高法院审理。主审法官认为："当一个治疗者明了或者按照其职业水平应该明白他的病人对他人有暴力伤害危险时，他便有责任采取适当的措施保护可能受害者免受伤害，包括通知警察局，以及有可能的话预先通知受害者。"该法官的主张是：虽说一般情况下医生需遵守医疗中的保护性的保密原则，但在该案例中，这一原则必须让位于"防止暴力攻击的公共安全利益"。这位法官认为，职业伦理学准则包含重要的公共价值，而且这一价值可以被一些更重要的价值所超越。例如，保护人们免受暴力攻击。对此案另外一位法官陈述了他的不同看法，他认为，不遵守保密规则，病人的权利便会受侵犯，病人将失去对医生的信任，而且不向医生透露关键的信息，其结果是暴力攻击实际上会增加，因为精神病人将不寻求医生的帮助。

该案例可以看作是显而易见的道德难题（或许还可以作为法律难题），因为两位法官都引证充足的道德根据，支持他们完全不同的结论。那么究竟什么使该案例或者另外一些事件成为道德难题或困境？在进退两难的困境中，问题的每一方面的理由都是重要的。但是任何一方都没有绝对正确的根据。倘若一个人按照任何一方的根据行事，他的行为在一方面是合适的，但从另一方面看又是不合适的。

有人不切实际地认为人们应根据所有的理由行事，因为每一个理由从其自身来说都是无可挑剔的。当人们需要对包含了两个相对立的行为进行道德思考时，道德难题便产生了。因此，倘若冲突的一方出于道德难题，道德的理由与非道德理由的对立，会成为一个棘手问题。道德难题可以表现为以下两种形式：①一些根据表明某一行为是道德的，而另一些根据表明这一行为是不道德的，但这两方面的根据均非决定性的，例如，流产有时便因此被称作为“棘手的难题”；②根据道德理由，他或她应该或不应该做某一事情的动机是无可指责的，例如对于永久性昏迷病人有意停止维持生命的措施就是这一方面的道德难题。

二、医学与医学道德

（一）医学道德——医疗实践的产物

医学道德作为一种职业道德，它的产生是医务人员在和疾病斗争中形成的，医疗职业的内容和实践是医学道德形成的基础。人们在和疾病作斗争中，逐步认识到医疗工作关系到人的生命安危，因而就开始形成人们对医生的尊重和医生对病人的爱护和关怀。传说中的神农氏和伏羲氏是原始畜牧业和农业的创始人，他们为了认识药性而“尝百草”，“一日而遇七十毒”，目的是为了“拯夭枉”、“令民知所避就”，也就是为了拯救人们的疾苦，而不惜自身冒着生命危险作为试验对象，这是一种具有道德意义的行为。由此可见，医学道德随着医疗活动的开始便萌芽了。

医学的不断发展，社会出现医药分工以后，医学道德随着医疗实践逐渐形成，早在我国《易经》中就有“无妄之药，不可试也”的记载。战国时期的《黄帝内经》是祖国医学理论体系的经典之作，在它的“疏五过论”、“征四失论”和“师传篇”等文中对医德作了专门论述，其中“天覆地载，万物悉备，莫贵于人”，概括了当时人们对医学的道德的认识。东汉杰出的医学家张仲景，以他的巨著《伤寒杂病论》开创了我国医学辨证论治体系，这部巨著中的序言也是一篇具有很高价值的医德文献，其中对医学的性质、宗旨、医学道德、医学发展都作了精辟的论述，指出医药方术“上可疗君之疾，下可救贫贱之厄，中可保身长命”。隋唐时代的名医孙思邈所著的《千金要方》医书，就是以“人命至重，有贵千金，一方济之，德逾于此”的意义而命名的。其中的“大医习业”、“大医精诚”，全面论述了医生品德、专业学习、对病人的态度、与同道的关系等方面的医德的准则。

从西方医学悠久的历史中，也可以清楚地看到医疗实践与医学道德的联系，西方医学最早的发源地是古希腊，被称之为“医学之父”的希波克拉底是古希腊医学的代表，也是西方医学和医德的奠基人。希波克拉底在创立其医学体系的同时，也确立了其医学道德思想，他的著作《希波克拉底全集》是古希腊医学的重要典籍，其中的《原则》、《操行论》、《誓词》都是关于医德的文献，特别是《誓词》奠定了西方医德思想的基础，千古流传，经久不衰。古罗马著名的医生盖伦继承希氏的体液学说，创立了医学和生物学的知识体系，在医德方面，他认为“作为医生，不可能一方面赚钱，一方面从事伟大的艺术——医学”。阿拉伯的犹太医生迈蒙尼斯的《迈蒙尼斯祷文》也是医学道德的重要文献。祷文说：“启我爱医术，复爱世间人，愿绝名利心，尽力为病人，无分爱与憎，不问富与贫，凡诸疾病者，一视如同仁。”

综上所述，医学道德产生于医疗实践，并在医疗实践中得到发展。翻开中外医学史，诸多医家在行医实践中，均未忽视医生的道德方面，这也是医学与医学道德关系最明晰的说明。

（二）医学道德——医学的内在特征

医学的科学性决定了医学与其他科学的实践有着共同的内在的科学原则，如重视定量结果，力求精确和准确，然而隐含在医学中的与医学促进健康的目的有关的特定原则是其他科学不具备的，这个原则便是：一个医生有义务促进任何病人的健康。

医学知识同其他科学知识一样，本身并不存在道德性，但医疗实践就不一样，如果医学承认了一个人是病人，那么，他就进入了一种医疗关系中，他不言而喻地致力于以一种特殊的方式促进病人健康来追求医学的目的，为达到这一目的，医生必须努力真诚地为病人工作，这便是医生对病人的义务。医学是一门实践科学，医学活动时刻也离不开自己的对象——病人，维护病人健康是其根本的道德义务。临床医学如此，医学科研也是如此，背离这一道德原则而单纯为积累医学知识目的的医学科研是医学所不能接受的，如第二次世界大战期间，德国、日本的医生为获取人体、疾病的知识，做了许多惨无人道的人体试验，使医学成了杀人的手段，这种医学难道能被接受吗？

三、道德判断与临床医学判断

临床判断是多维的、多价值体系的判断，其内容包括临床诊断、治疗和预后三个方面。生物医学模式统帅下的临床判断是一维性的，即主要是从生物医学的角度考虑、分析、判断人体健康和疾病的发生发展及其转归的状况。而四维的临床判断则是现代生物－心理－社会－伦理医学模式的临床判断，除了要进行生物因素的判断外，还要进行心理、社会和伦理因素的判断。此外，多元化的价值观在临床判断中起作用。如“面对一个身患绝症进入濒临死亡状态的临终病人，在难以忍受病痛造成的躯体和精神痛苦的情况下，要求安乐死，医生能否满足病人的要求”，实质上是伦理学的判断；再如，采取某种医疗手段时要考虑到病人的经济承受能力。

临床判断中的医学技术判断解决的是“是什么”的问题，而伦理学的判断解决的是“应该与不应该”的问题。“应该与不应该”问题在医学日益社会化的今天表现得更为突出，更需要加以解决，为此，伦理判断在临床判断中有着极其重要的作用和地位。对此，Mark Siegler and Peter A. Singer 在《希氏内科学》的“总序言”中指出：医学实践的每一方面都牵涉到伦理方面的问题，过去20年来，有些问题已被视为是特殊的伦理“争端”或“难题”。近几年来，研究人员已经着手对临床实践中流行的伦理问题进行描述。1981年的一项研究发现，一位内科伦理学专家查房时，在对住院病人的医疗中查出伦理方面的难题为17%。这些伦理问题按发生频率由大到小依次为：停止检查和治疗，取得病人和家属的同意，告知病人实情，匮乏资源的分配。1988年的一项研究表明，在内科诊室中30%的病人存在重大的伦理问题，在这一门诊研究中，最常见的伦理学问题是医疗费用、影响病人爱好的心理因素、选择的能力、取得病人和家属的认可等。

第二节　伦理学与医学伦理学

一、伦理学概念

“伦理”一词在中国古代早期是分开使用的，“伦”主要是指人与人之间的关系，孟子曾提出了人和人之间最重要的五种关系，就是所谓的“五伦”说。“理”就是道理、规则、秩序之意。

“伦理”二字连用，在中国古代，最早见于秦汉之际所写成的《礼记·乐记篇》。其中说：“乐者，通伦理也。”这里伦理一词已经有了人与人之间道德关系的含义。西方的“伦理”一词，是从希腊文 ethos 即风俗、风尚、性格演绎而来。公元前4世纪，希腊著名哲学家亚里士多德，创立了研究道德品质的学问——伦理学。

伦理学(ethics)，亦称道德哲学，是以道德作为研究对象的人文学科，确切地说，伦理学是研究人们相互关系的道理和规则的学科，也是研究道德形成、本质及其发展规律的学科。

伦理学一般可分为两大类，即规范伦理学与非规范伦理学。非规范伦理学根据研究方法还可分为以科学描述的手段的描述性伦理学和以哲学作为工具的元伦理学。伦理学的分类如下：

- 伦理学
  - 规范伦理学——一般伦理学……哲学的方法
  - 非规范伦理学
    - 元伦理学……哲学的方法
    - 描述伦理学……科学描述方法

规范伦理学(normative ethics)，又称规定伦理学(prescriptive ethics)，研究人们的行为准则，制定规范和价值体系，从而规定人们应当行动，历史上和现代诸多的道德体系，如功利主义、义务伦理学等均是规范伦理学。因此，一般意义上的伦理学都是规范伦理学。任何一个体系的规范伦理学均包含三个重要部分，即道德理论、道德原则、道德规范。规范伦理学理论、原则在具体领域中应用称之为应用伦理学,如医学伦理学、商业伦理学、法学伦理学等。

除了规范伦理学(包括一般的和应用的),至少还有两种对道德非规范性研究的伦理学,即描述性伦理学和元伦理学。描述性伦理学和元伦理学可归为一类,因为它们均是非规范性的,即不提供行为指南的行为准则。

描述性伦理学(descriptive ethics)是对道德行为和信念的实际调查。例如人类学家、社会学家以及历史学家断定一个社会同另一个社会的道德观念的存在方式和道德信念是否有区别,人们对性关系、垂死者医疗的不同的道德信念的了解,就是采用描述性的方法。

元伦理学(meta—ethics),又称分析伦理学(analytic ethics)。元伦理学前meta是超越之意,即表明元伦理学不规定任何东西,也不研究规范体系,它超越规范和内容,着力研究道德体系的逻辑的结构和道德语言。首先,元伦理学分析道德语言,如对伦理学关键术语"善"、"义务"、"责任"的分析。其次,分析道德体系的根据,或对道德体系作逻辑论证。

二、医学伦理学含义

医学伦理学(medical ethics)属于应用伦理学,是一般伦理学理论在医疗卫生实践中的具体应用,多数学者将医学伦理学看作伦理学的分支;也有人将医学伦理学划入理论医学和医学哲学范围;还有人认为应用医学伦理学是医学与伦理学交叉的边缘学科。

(一)应用规范的医学伦理学

根据道德规范的理论体系,医学伦理学可作为应用的规范伦理学。规范伦理学包括:

- 规范伦理学
  - 普通规范伦理学
  - 应用规范伦理学
    - 医学伦理学
    - 商业伦理学
    - 法学伦理学
    - 军事伦理学
    - ……

医学伦理学离不开伦理学理论指导,如在处理稀有医疗资源分配中要用到伦理学的"公正原则",再如病人的知情同意权利,来源于伦理学的自主原则等。此外,医学伦理学研究方法也常常超出规范伦理学范围,如用历史学方法研究医学道德发展的历史;用社会学方法研究医务人员群体道德状况;用心理学方法研究医务人员道德情感的形成和培养。

医学伦理学作为伦理学的分支,是一般伦理学理论在医疗领域中的具体运用。

这一指导与被指导的关系是明确的。另一方面，伦理学在医学这一具体领域中的应用，又有其特殊性。例如"讲真话"、"诚实"是一般的社会道德原则，但在医学领域中应用此原则却有极大的灵活性。有时为了病人利益，暂时或永远隐瞒真实情况，我们并不认为医生行为是不道德的。此外，伦理学在医学这一发展迅速而又充满伦理色彩的领域中的应用，必将充实、完善自身的理论，如在生命伦理观上，生命价值原则的提出，无疑是由医学伦理学而来。这一原则的确立不仅仅在医学道德中有重要作用，而且会影响整个社会的道德观念。

（二）医学伦理学范围

医学伦理学研究范围有不断扩大的趋势，这与医学突飞猛进的发展和医疗卫生保健日益社会化有关。从传统医学伦理学到现代医学伦理学，以及近十年里出现的生命伦理学可以看出，医学伦理学研究范围发生了很大的变化，我们可以从其研究领域的扩大和研究对象增加看出这一变化。

医学伦理学伴随着医学的发展，经历了三个阶段：即医务伦理学→医学伦理学→生命伦理学。

医务伦理学（也称传统医学伦理学）它的范围局限在医疗职业内，其研究中心是医生与患者的关系、医生的行为准则、医生应该怎样对待病人等。

医学伦理学超出了医疗职业范围，扩大到整个卫生保健，它也研究医患关系道德，并为其增添了新的内容，但并不局限于医患关系。医学伦理学产生的背景是生物医学科学的发展以及医疗卫生已成为社会性事业。

美国学者波尚和查尔德仑斯所著《医学伦理学原理》一书中说："医学伦理学作为一门应用伦理学，是一般道德理论、原则、规范在医疗实践、卫生保健实施以及医学、生物医学研究中的应用。"医学伦理学所涉及的医疗实践领域由于医学科学发展出现了新问题，如医患关系淡漠、物化等；生物医学建立的基础是实验医学，人体实验道德无疑成了医学伦理学的重要课题；现代医学技术发展本身以及所带来的道德观念变化，其焦点集中在生死两端，如生殖技术、生育控制，以及残废新生儿处置和安乐死等。最后，卫生资源分配中的伦理问题也是医学伦理学研究的对象。

第三节　道德推理与医学伦理学理论

一、现代医学伦理学的规范体系

何种行为准则在道德上可以接受，以及为什么可以接受，这是一般规范伦理学所要回答的问题。一般规范伦理学由前述的道德推理层次构成。这个推理层次被称之为道德理论，它寻求系统地阐述和解释道德原则和规范体系，而这些道德原则和规范决定什么行为是道德的，什么行为是不道德的，这对任何人可能都是适用的。事实上,任何一种道德理论都包括一个完整的伦理的行为准则体系,并且都宣称具有普遍的适用性,虽然一般规范伦理学企图构建伦理理论,但是会遗留大量的伦理学问题,甚至可以说,一个十分令人满意的理论还有待于完善。

道德评价和道德证明的推理可以用等级图或层次来显示,我们称其为道德证明的层次:

道德理论
↑
原则
↑
规范
↑
判断和行为

图示的道德推理过程虽说简单,但却包含了丰富内容。我们先从概念上论述,判断是一种决断或决定,或者是某种行为的结论。规范与原则性质上并无多大区别,表现形式上却不尽相同。规范比较具体,常用应该或不应该表述,如手术、用药的伦理规范;而原则更为基本,并作为规范的基础。如"自主原则"便包括了"知情同意"、"保密"、"拒绝治疗"等病人权利内容。理论应包含着丰富的伦理思想体系,当代任何规范伦理学理论都不可能是单一的理论。单一会带来规范体系内容的贫乏,其结果一是无法面对复杂的道德现象,二是使行为选择或道德判断简单化,例如在人体实验研究中,单纯从多数人利益出发,不顾病人死伤,在道德上是通不过的;反过来一味强调病人绝对利益,那么人体实验恐怕无法开展,以人体实验作为重要基础的现代医学也就不能发展;最后,人体实验要开展,还必须有一定伦理原则为指导,如无伤、自主原则。因此,丰富的理论是建立道德规范体系的关键。

二、医学伦理学主要理论

(一)医学人道主义

(1)医学人道主义的含义。人道主义(humanism)有着十分悠久的历史。具有人道思想的学者或人为数很多,对其认识也很复杂。一般意义上说,人道主义是一种以人为中心和准则的哲学或伦理思想。医学人道主义与作为一种哲学思想的人道主义既有联系,也有区别。

伦理学理论有诸多流派,在医学伦理学领域中,与人道主义相关的医学人道主义是核心内容。

医学人道主义起源于医疗实践,医学就其目的和社会意义上来说就是一种人道事业,中外各时期医学倡导的医学道德,无不渗透着人道主义的意识和精神,医学人道主义始终是各时期医学道德的核心内容。

(2)医学人道主义传统。医学人道主义一直就是医学界坚持的最基本的道德思想。除去古代在各种医家道德思想里隐含的人道思想,近代医学道德文献中也处处可以看到"人道主义"字眼。

世界医学会 1949 年采纳的《日内瓦协议法》中指出:"我庄严地宣誓把我的一生献给人道主义的事业……决不利用我的医学知识违背人道法则。"

1953 年国际护士会议采纳的《护士伦理学国际法》中明确指出:"为人类服务是护士的首要职能,也是护士职业存在的理由。"

1975 年第 29 届世界医学大会通过的《东京宣言》中指出:"实行人道主义而行医,一视同仁地保护和恢复躯体和精神的健康,去除病人的痛苦是医师特有权利,即使在受到威胁的情况下,也对人的生命给予最大的尊重,并决不应用医学知识作相反于人道法律的事。"

1977 年第六届世界精神病学大会通过的《夏威夷宣言》就是针对"由于可能用精神病学知识、技术做出违反人道原则的事情",提出了精神科医生应遵循的 10 条道德标准。

(3)医学人道主义的内容。医学人道主义的主要内容是同情、关心、爱护病人,平等、负责对待病人,概括说就是尊重作为人的病人。尊重病人体现在三方面:

①尊重病人生命。历代医德思想家都以此为基础,建立了生命神圣的道德观,这是医学人道主义基本的或是最根本的思想。因为,首先人同其他事物相比表现出来决定性价值,其次人同动物相比表现出人类学价值,最后人的生命不可逆转,生命对于任何人来说只有一次,因此,生命是神圣的,治病救人是医生的基本职责。

②尊重病人人格。病人作为人便有人的尊严,病人的尊严理应得到尊重和维护,特别是对精神病人、麻风病人,以及残疾人的尊重更体现了人道主义的精神。历史上,精神病人和麻风病人被枪杀活埋,这类残酷的和非人道行为现在虽说已很少见,但歧视这类特殊病人现象仍存在,因此要提倡医学人道主义的精神,尊重他们作为人的人格。其次,病人作为身患疾病的人,在人际关系、医患关系中常处于劣等角色地位,对涉及自身人格的行为很敏感。医务人员更应关心、同情、爱护、体贴病人,应具有"大慈恻隐之心",设身处地,尊重病人的人格。

③尊重病人平等的医疗权利。在医学面前人人平等这是医学人道主义所追求的理想,尊重病人平等的医疗权利就要对病人一视同仁,不论病人生理上、社会地位上有何差别,都须平等对待,给予同样的医疗服务,即使对战俘或在押犯人也需给予必要的医疗照顾,这是医学人道主义的体现。

医学人道主义在医学伦理思想体系中有着不可否认的重要的地位,但医学人道主义还有待发展、补充。例如本书提出的"生命价值原则",其中包括了尊重人的生命神圣论观点,同时补充了尊重人的生命价值的观点。此外医学人道主义尽管是历代医学道德的核心内容，但作为现代生物医学伦理学，其理论重要组成部分还有结果论与非结果论。

（二）结果论与功利主义

结果论（consequentialism），顾名思义，这种道德理论关注的是行为的结果，或一种行为应达到一定的目的，故又称目的论。结果论的主要代表是边沁和穆勒的功利主义（utilitarianism）。功利主义这一名称源于"功利"一词，意思是有利的、有益的。功利主义认为，如果一个行为有助于带来合乎需要或良好的结果，那它就是道德的行为，也就是说，每一个人的行为或遵循的道德规则应该为每一个有关者带来最大的好处或幸福。这里之所以提到行为和规则两词，是因为功利主义一般有两种主要类型，即行为功利主义和规则功利主义。

（三）非结果论与义务论

非结果论（nonconsequentialism）的道德理论基础不是行为的结果，而是某种道德义务。例如，判定人的行为时，只看是否履行道德义务，不看其结果；判定人时，只看其品质、动机，不论其做事的效果。非结果论的主要理论是规则非结果论，即义务论或道义论（deontology）。其主要代表者是康德，他提出其道德体系的根本原理——绝对命令，人类社会的道德是听命于道德绝对命令，绝对命令不须证明并且具有普遍性，人们出于义务感而服从绝对的道德的规则，而且只有这样才是道德的。绝对命令有几种表述形式：

第一种形式：一个人的行为符合一切人所能奉行的规则，这一行为是道德的；反之，一个人的行为规则不能为一切人所奉行，那么这一行为就是不道德的。此种形式是以一行为规范能否普遍适用来证明其道德是非，撒谎和自杀之所以不道德，是因为它们不能成为社会人人遵守的普遍规则，如果人人都说谎，社会就不存在信任和遵守信约了；人人都因为痛苦而去自杀，人类社会就无法存在下去。

第二种形式：一个人在某一行为中不把任何人单纯看作手段，而看成是行为的目的便是道德的，反之，是不道德的。按这种形式，假若某医生在病人身上用了一种新疗法，尽管此疗法效果是肯定的，但是此医生仅仅是为了其科研的需要，而不是为了治愈病人，那么这一行为在道德上是有问题的，因这位医生的所作所为不是把病人视为目的，而仅仅当作手段。

结果论与非结果论各有其长处和缺陷，在动机与效果上均强调某一方面。康德义务论单方面强调动机，不论其结果；边沁的功利主义强调行为的结果，而否认动机作用。而在实际生活中，当动机与效果矛盾时，只强调某一方面会有失偏颇。因此，这两个理论的结合，是完善的伦理学理论应具备的。

第四节　现代医学伦理学原则

一、生命神圣与价值原则

（一）生命神圣与价值原则的含义

生命价值原则不仅是医学伦理学也是一般伦理学的一条最基本的原则。该原则包含了两层意思：尊重他人的生命和尊重生命的价值。这两层含义体现了结果论与非结果论在这条原则中的结合。

第一，尊重人的生命。这点早已被古今中外历来医学伦理思想所证明，与此含义相对应的是生命神圣论。我们所承认的尊重他人的生命，或主张生命神圣，是将人的生命与世界上其他万物相比较，人的价值是至高无上的。生的权利是人的基本权利，因此应尊重他人的生命，维护人生的权利。

第二，尊重生命的价值。生命并不是绝对神圣的，因为人类生命本身是可能用价值来衡量的。就病人来说其生命价值与社会需要、医疗需要、生命质量、治愈率、预期寿命成正比，而与维护其生命所花的代价成反比，这些构成病人生命价值的非定性公式：

$$生命价值=\frac{生命治愈率\times 预期寿命\times 医疗需要\times 社会需要}{代价}$$

生命质量是一综合标准，不仅指生命现象存在或有较好的生理功能形态，而且指能过愉快、健康、有意义生活的人的生命；医疗需要指对发展医学科学的作用；社会需要指一个人对社会过去、现在和将来现实的和潜在的贡献；代价指医疗、社会的负担等。尊重生命价值意味着对那些生命质量极低，社会为维持其生存所花代价太高的生命不应承担特殊救治的义务。例如，对严重残废新生儿的处置。

（二）生命神圣与价值原则的运用

医学伦理学面对的最为尖锐的伦理问题均与生命价值原则相关。这些问题多集中在人的生死两端。在现代医疗生活面对的极低体重新生儿处置、残废新生儿处置、急诊病人救治、安乐死、临终病人、病人自杀等问题都与生命价值原则有关。

（1）急诊病人救治。急诊病人多是病情紧急、生命受到威胁的人，对他们的医疗应该区别于一般的病人。然而在现实的医疗生活中，由于经济问题，使一些急诊病人得不到及时的治疗而丧失生命的事件屡屡发生，令人感到在医疗实践中坚持生命价值原则的重要性。在任何时候，这一原则都应该是医疗活动最基本的出发点。

（2）残废新生儿处置。残废新生儿处置是生命价值原则面对的最为棘手的问题之一。在这样的难题面前，生命价值原则内部也会发生矛盾。其出路在于对生命本体问题的讨论,即残废新生儿残废的程度多大,是否会影响他的人性素质,或者说残废程度决定了他是否可能成为一个真正意义上的人。对于无脑儿的处理,可以理解为对"非人"的处理,从而摆脱道德原则上的纠缠。

(3)安乐死。从生命价值原则来看,安乐死是合理的。对生命的尊重并不在于延长病人痛苦的时间。无望地看着苟延残喘的生命在痛苦中挣扎,并不能证明是对生命的尊重。真正的尊重生命在于接受生命,有时也接受死亡,这也是生命价值原则所表达的一种对待生命的全新的态度。

二、有利与无伤原则

(一)有利与无伤含义

有利与无伤原则的表述是一个行为的动机与结果均应对病人有利,且应避免对病人的伤害,即医务人员为病人尽义务既要有利于病人,又不能伤害病人。

(二)医疗伤害

可能的医疗伤害与医疗将给予病人的巨大健康利益纠缠在一起,成为现代生物医学的一个十分显著的特征。医疗伤害是一种职业性伤害。中国古代医学早已深刻地认识到这一点,并明确指出,医术可以救人,也可以杀人。概括医疗伤害主要有以下一些种类:

(1)技术性伤害。是由于医疗技术使用不当对病人造成的肉体或健康的伤害。

(2)行为性伤害。是由于医务人员语言、态度等行为对病人造成的精神性伤害。

(3)经济性伤害。是指由于医务人员囿于个人或集团的利益导致的"过度医疗消费",而使病人蒙受经济利益的损失。

(三)有利与无伤原则运用

从一般意义上说,临床的一切诊疗手段均是有利与有伤的综合体。有时可能伤害越大,有利性就越强。如使用放射类物质治疗癌症。

在现代医疗实践中,辅助检查借助于科学技术的发展,不断得到完善,辅助检查手段的不断增多,逐渐替代了医生的部分劳动。医生也变得越来越依赖于高技术的辅助检查手段。这种依赖性的增强,一方面说明医学科学技术的发展,另一方面也不能不看到一种潜在的危险,如果不认识辅助检查的这一局限性及相对性,不仅会因为对辅助检查手段的过分信任而导致误诊,而且会阻碍医生主观能动性的发挥,影响诊疗效果。应该清醒地认识到,再高级的科技设备,还是要靠人来操纵的,人难免出差错,同样也没有不出差错的机器。尤其主要防止的是以辅助诊断代替必要的直接检查。

三、尊重与自主原则

（一）尊重原则的含义与伦理根据

（1）尊重原则的含义和内容。尊重原则（principle of respect）是一条基本的道德原则。该原则的基本含义是对人应该尊重。通俗地说就是把人当人来对待；引申说就是人与人应该相互尊重。狭义的尊重原则主要是指对人的人格的尊重，如礼貌待人，不侮辱人，不做损害他人的人格的事等；广义的尊重原则还包括尊重人的权利，即尊重个人的自主权等。

对病人来说，受到医务人员的尊重是一个绝对的无条件的道德权利；对医务人员来说，尊重病人是一个绝对的无条件的道德义务。说它是"绝对的"，因为它是无例外的；说它是"无条件的"，因为它不受任何条件制约；说它是"道德权利"或"道德义务"，因为它是尊重人的基本道德原则所要求的，但又不能用法律来规定一个人去尊重另一个人。

（2）尊重原则的伦理根据。对人的尊重是古今中外的人道主义思想的最基本内容之一。儒家说"天地之性，人为贵"。马克思主义的经典著作中也指出："人是世界上最宝贵的东西。"

（二）自主原则的含义与伦理根据

自主（autonomy），西文是由 autos（自身）和 nomos（法则）组成，意思是拥有自己决定的权利。民主的社会规定了人身自由的权利，这是自主原则的法律来源。John Stuart Mill 认为：在任何人的行为中，关心自身的独立是完全合法的，而关心他人仅仅是对社会的义务。Justice Cardozo 认为："每个成年的、具有健全思维能力的人都有权决定其自身的行为。"

在医疗领域里，自主原则（principle of autonomy）是指在医疗活动中病人有独立的、自愿的决定权力。医疗道德的核心是医务人员应对病人尽其义务，此义务的宗旨是对病人有利和无伤，但仅有这点还不够。作为一切医疗活动目的的病人，有权利对在其自身所实施的诊断、治疗方案作选择，尤其是对一些有伤害性的诊疗措施作出选择。因为一切医疗活动的结果均要落实到病人身上，无论结果怎样，或好或坏，或利弊兼有，或不可预测，病人对是否采用这些医疗手段均有自主决定的权利。

自主原则从根本上表达了病人的选择的权利。患者的选择权是维系医生与患者间的治疗与被治疗关系的核心。一种医患关系是看不见的、摸不着的，虽然患者需要医生治疗，但在法律和伦理上，只有病人才有权决定是否建立这种关系；只有病人才可以随时随地、合法地终止这种关系。

（三）尊重与自主原则的应用

尊重与自主原则涉及大量的临床实践问题，如人体实验、医学研究、病人的隐私与保密、知情同意等。

(1)知情同意。尊重与自主原则派生的最为重要的临床道德规范就是“知情同意”。医务人员应该以尊重人、尊重病人人格为出发点,在临床工作中尊重病人的人格、病人的选择;而病人则具有自主选择的权利,应该从医务人员那里得到必要的信息,并对有关医疗措施具有最后选择的权利。

(2)保密与隐私。没有比为病人保密更反映尊重原则的重要性的原则了。医疗职业的特点决定了病人的隐私无可奈何地要提供给医生。如何对待病人的隐私,是一个最基本的医疗职业道德问题之一。

(3)“病人同意”与“亲属同意”。在中国,人们更习惯于把权利交给自己的亲属,而不是自己。“知情同意”确切地说,不仅仅是“病人同意”(patient consent),更多的情况下是“亲属同意”(relational consent)。导致这种状况的原因显然与儒家思想中的重亲情人伦关系,忽视个人的主体性有关。不深刻分析儒家思想对生命伦理学面临问题的内在影响,就不可能清楚认识这些问题的本质。

(4)自主原则与安乐死、听任死亡。在西方,赞成安乐死的一个最重要的根据是,在特定的情况下(病人不可救药、病人忍受着无法忍受的痛苦等),人有选择死亡的权利。因此,自主原则被看作安乐死的一个重要出发点或必要条件。

四、公正与公益原则

(一)公正的含义

公正(justice),这个古老的伦理学范畴,作为一个最基本的道德原则,在西方从古希腊开始,在中国从春秋战国时代开始就被写进了社会的道德法典中。对于公正概念,人道主义和功利主义有不同的解释。人道主义认为人是平等的,因此利益分配也应等同。功利主义认为由于人的地位、功绩不同,因此应不同对待。

有一种道德理论就可能有一种公正观。概括起来说主要有下面几种不同的学说:

(1)基本权利说。它要求承认人人生来平等,人们有平等地获得他们所需的一切的权利,认为不平等是一切社会弊端产生的根源,与人类的天性相抵触。只有平等才能导致社会的和谐、和睦,保证作为整体的人类的幸福。对这一学说,撇开它的现实性不谈,如果仅仅把它当作人类的愿望和理想来看待的话,它是有其自身的合理性的。然而,用现实的眼光看,它带有很浓的乌托邦色彩。

(2)契约说。这种观点认为,凡是多数人赞成的分配方式便是好的方式、公正的方式,公众意志是判断某一事物是否可行的标准。契约说是形式主义的,它回避了人们在公正观点上的冲突。如果按契约说的观点,我们某项好的卫生政策(政策本身对社会卫生事业发展有利),如果受到不合理舆论的反对和抵制,那么就应当放弃。显然,契约说存在着极大的片面性。

(3)社会效益说。认为最能增进社会福利的方式就是纯粹的正义，判断一项决策的优劣时，其着眼点不是每一个具体的个人，而是整个社会。社会效益说有两个基本点：一是它将各类分配都作为社会发展的杠杆，以差等分配鼓励人们为社会多作贡献；二是允许不平等的现象存在。这种学说也有其缺陷，一方面，如果把社会效益推向极端，在一切方面都会以机会平等代替实际上的不平等，势必造成对于个人基本权利的蔑视；另一方面，人的现实需求毕竟是多样的、多层次的，这种学说很难解决这个问题，因而由此造成的不必要的浪费是不可避免的。

我们所理解的公正是对同样需要者的同样对待，特别是在基本医疗照顾方面，应力求做到人人享有保健，并以同样的服务态度、医疗水平对待有同样医疗需要的病人，不能因为医疗以外的其他因素亲此疏彼。在稀有医疗资源分配中也应该以医疗需要为首要条件。例如，有一只尸体肾，有十个病人最需要，倘若这十个病人都有成功可能，而其中一病人在短期内不进行肾移植可能死去，那么他应该首先得到。

总之，公正原则不否认人人均有生命与健康的权利，但也不是说人人都应有平均的医疗保健和照顾。对不同需要的病人，给予平均的医疗待遇不能说是一种公正。

（二）公益原则

公益(public good)来自于公正。公正不仅是个人的美德，更是社会性事业的美德，它要求公平合理地对待每一社会成员，在社会性事业中，公正体现在利益或公益的分配上。公益论(the theory of public good)的实质便是如何使利益分配更合理，更符合大多数人的利益。现代医学是一个把掌握技术和医疗的专业组织起来的社会性事业，具有广泛性、长远性两个特征。所谓广泛性，指作为社会性事业的医学能对同一时期的许多人产生影响；所谓长远性，指现时期的医疗活动能影响未来几代人，因此，公益论成为现代医学伦理学不可缺少的部分。

传统医学伦理学的义务论是以医患关系为基础，以对病人负责为中心的。当医学成为社会性事业，这一理论对医疗实践中出现的道德难题就束手无策了。例如，病人需求同社会医疗资源有限的矛盾；满足病人某种需要与这种需要的不良社会后果的矛盾；医学科研中维护病人利益与发展医学科学的矛盾等。公益论要求医务人员将对病人的责任同对社会、他人、后代的责任统一起来。有人将医务人员对病人负责以外的另两个责任称之为广域责任和长程责任，前者主要作用就是作为卫生政策、卫生发展战略的伦理学理论根据，它要解决稀有医疗资源如何分配、医疗资源的宏观分配如何才能合理、医疗资源如何完善等问题。

首先，现代医疗保健作为社会性事业，在卫生政策制定时应以公众的利益为出发点，卫生经费分配使大多数人受益，这便是公益原则所要求的。例如，我国卫生政策中的“预防为主”的方针，可以说从根本上体现了公益原则。因为病人是人群中的少数，若政策为“治疗为主”，一方面不能有效防治疾病，另一方面卫生经费受益者为少数病人；而以预防为主，一则使疾病发生下降，有利于人们健康，二则实际上使包括病人在内的人均可受益。

其次，在具体医疗实践中，公益原则要求医务人员对病人负责的同时，也应尽社会义务，从事公共卫生、预防专业的医务人员的根本义务就是维护公众的健康，这点与公益原则是一致的。

（三）公正与公益原则的应用

在临床医疗中，公正原则涉及到如何对待每一个病人；而从更大的范围来说，公益原则代表了绝对多数人的利益。无论是公正还是公益，涉及的核心问题均是医疗资源如何分配的问题。

（1）医疗资源分配。现代生物医学的发展，越来越多贵重医疗设备的使用，使得医生的行为选择更多地涉及到医疗资源的公正分配问题。一旦与公正、公益原则联系，医生的行为就不仅仅是个人的行为，而且也涉及到社会与他人的利益。

（2）医学科学研究。从发展医学科学、维护公众健康的角度上说，医学研究是造福千秋的事业。然而从研究操作程序上说，总是要有可能选择一些病人作为科学研究的实验对象，也就是说总要有一些人成为科学成果发现的“手段”。如何看待科学所代表的大多数人的利益与病人个体的利益，这是医学研究道德的核心问题所在。

第三章 医患关系伦理学

第一节 医患关系概述

一、医患关系的概念与内容

(一)医患关系的概念

医患关系是医疗关系的重要组成部分。医疗关系主要包括医务人员与病人、医务人员之间的关系,见图示:

- 医疗关系
  - 医务人员与病人(医患关系 A)
    - 医生与病人(医患关系 B)
    - 护士与病人
    - 医技人员与病人……
  - 医务人员之间
    - 医生与医生
    - 护士与护士
    - 护士与医生……

医患关系有狭义与广义之分。狭义的医患关系,即上图中医患关系 B,是特指医生与病人关系的一个专门术语,医学社会学、医学心理学或医学行为科学一般是在这层意义上使用这一术语。广义的医患关系,即上图中的医患关系 A,其含义要广泛些,其中“医”不仅仅指医生,还包括护士、医技人员以至管理人员;“患”不仅仅是病人,还包括与病人有关联的亲属、监护人、单位组织等群体。尤其在病人失去或没有行为的判断能力时(如昏迷病人、儿童),与病人有关的人群往往代表患者,充当其监护人,由此可见,广义的医患关系是指以医生为主体的人群与以病人为中心的人群的关系。

（二）医患关系的内容

医患关系根据与诊疗实施有无关系可分为既有区别又有联系的两部分，即“医患关系的技术方面”和“医患关系的非技术方面”。

(1)医患关系的非技术方面。所谓医患关系的非技术方面，即不是关于诊疗实施本身医生与病人的相互关系，而是关于医患交往中的社会、伦理、心理方面的关系，通常说的服务态度、医疗作风等就是这方面的内容。

医患关系的非技术方面，是医患关系中最基本、最重要的方面。大多数病人对医生、医院是否满意，并不在于他们能判断医生给予的诊断和治疗处置的优劣，因为对绝大多数病人来说，对医疗技术本身的评价是超出其能力的。病人对医务人员的看法往往在于医务人员是否耐心，是否认真，是否抱着深切的同情，是否尽了最大努力去作好诊治工作。

医患关系作为社会人际关系的一部分，与社会其他人际关系在社会、心理上有着共同点或相似点。例如，人与人之间的尊重、信任和诚实，可以说是一切良好人际关系建立的基础。再如服务态度，也是医疗系统等一切服务性行业共同的问题。但医患关系非技术方面也有其特殊性，这是由于医疗职业特点所决定的，社会对于医生的角色期望，不仅要求医生有很好的医术，而且对医生的品格也有很高要求，这是因为医患关系的态度和伦理方面与医疗效果有着密切的关系。医务人员良好的形象和语言本身对患者就有很大的心理和治疗作用，它改善病人对于疾病的消极心理；它增强病人向疾病作斗争的主观能动性；它导向病人对治疗过程的完美配合。希波克拉底甚至说：“一些病人虽然意识到其病况的险恶，却仅仅由于对医生德行的满足而恢复了健康。”

医患之间是一种双向关系，医患关系的好坏，病人也是重要因素，病人的文化修养、品格素质、心理特征无不影响正常医患关系的建立，但作为医患关系的主导者医务人员方面，尤应对建立和谐的医患关系承担主要的责任。

(2)医患关系的技术方面。所谓医患关系的技术方面是指在诊疗措施的决定和执行中，医务人员和病人的相互关系。如，同病人讨论治疗方案，诊疗实施前征求病人意见取得同意，均是医患关系的技术性方面，即与医疗手段实施本身有关。

二、医患关系的模式

医患关系的上述两方面常常用医患关系模式来描述，对医患关系的技术方面作概括地描述的是萨斯/荷伦德模式，此模式是 1956 年萨斯和荷伦德在《内科学成就》发表的“医患关系的基本模式”一文中首次提出的，现已被医学界广泛接受。此模式根据医生和病人地位、作用等分为主动—被动型、指导—合作型、共同参与型，见下表：

萨斯/荷伦德医患关系模式

模　式	医生的地位	病人的地位	临床模式应用	生活原型
主动—被动	为病人做什么	被动接受	麻醉、急性创伤	父母与婴儿
指导—合作	告诉病人做什么	合作	急性感染	父母与少年或青少年
共同参与	助病人自疗	进入伙伴关系	大多数慢性疾病	成人之间

主动—被动型：这是一种具有悠久历史的医患关系类型，与其说是一种不真实的相互作用关系，不如说是完全主动的医生为完全被动接受的病人做什么，这种模式在现代医学实践中普遍存在，例如外科、麻醉、抗菌的治疗。这一模型特别适用于急诊治疗、病人严重创伤、大出血或休克昏迷。这一模型相当于生活中父母与婴儿的关系。

指导—合作型：这是一种构成现代医疗实践中医患关系基础的模型。医患间存在着相互作用，病人因某些症状而痛苦，如急性感染，于是主动地寻求医生的帮助，医生告诉病人做什么，并期望病人对指令性的治疗服从、合作。医生不喜欢病人提问题或表示异议，或不履行应该接受的医嘱。在这种关系中虽然病人有了一定的地位和主动性，但在总体上医患的权利是不平等的，这一模式相当于生活中父母与少年或青少年的关系。

共同参与型：此型的医患相互关系中医生和病人有近似相等的权力和地位，医生帮助病人自疗，几乎所有的心理治疗均属于这种模式，大多数慢性病也适用这种模式，因为慢性病治疗措施主要是由病人完成。这种模型就参与者双方而言，比上述两种模型需要更为复杂的心理的要求，因而此模型似成人与成人之间的关系。

除了萨斯/荷伦德模式对医患关系的技术性方面作了概括之外，还有一些模式对技术与非技术方面均作了概括，例如布朗斯坦教授提出了医患关系的“传统模式”和“人道模式”。传统模式指出医生是权威，做出决定，病人则听命服从，执行决定。人道模式体现尊重病人的意志，让病人主动地参与医疗过程，在做出医疗处置决定中有发言权，并承担责任；医生在很大程度上是教育者、引导者和顾问。人道的医患关系模式比传统的医患关系模式更有效，具体表现在医患关系融洽，以及更高的尊医率和疗效，因此这种模式更有优越性。

三、现代医患关系的特点

总体来说，生物医学模式以及现代社会背景下的医患关系呈现出技术化、商业化、民主化和法律化的倾向。

（一）医患关系的技术化

古代的医患关系具有直接性、稳定性、主动性等特点，这是由当时医学水平所决定的。首先,古代的医学基本上是一种经验医学,医生的诊断治疗均是直接接触;其次,当时的医学分科不细,因而任何一个医生对任何病人的疾病都是全面考虑和负责的,这样就形成医患关系某种程度上的稳定性;其三,无论是中国和西方古代医学均具有朴素的整体观,即把人的生理、心理、社会及环境看作一个有联系的整体,在这种医学观指导下,医生重视心理因素,主动地接近、关心和了解病人。随着生物医学的确立和医学科学进步,这种建立在古代医学基础上的传统医患关系不可避免地要发生转变,这种转变表现在与传统医患特点相对应的三个方面:

(1)医患关系物化的趋势。在近代医学中,由于大量地采用物理、化学等科学的诊疗设备,医生在诊断、治疗病人时对这些设备有极大的依赖性,这样在医患关系中便引进了第三者媒介,医患双方感情、思想交流少了,医生与病人之间的关系被某种程度地物化了。

(2)医患关系分解的趋势。一方面,由于分科愈来愈细,医生日益专科化,这样形成了一个医生只对某一种病或病人的某一部位(器官、系统)的病变负责,而不对整个病人负责的情况;另一方面,由于医院的出现,病人集中于医院治疗,表面上医患双方生活于同一空间,交往似乎密切了,但实际上医患关系稳定性,即一个医生与一个病人的稳定联系却大大降低了,就是说,以往那种一个医生与一个病人的稳定联系,分解为几十个甚至更多的医生与一个病人的联系,这样,医患双方的情感联系相对地淡薄了。

(3)病人与疾病分离的趋势。近代医学是以生物学为基础的,因而只是以生物学的观点来分析、研究人,况且使用的又是还原论的方法,为了深入了解某种疾病及其发病因素,为了探求某种疾病病原体,这就要求把某种疾病的致病因素从病人整体中分离出来,同时又舍去病人的社会、心理因素。这样,在医生看来,他的试管里、显微镜下,以及各种现代检测设备的影像里,就只有血液、尿液,就只有细胞、分子形态了。如此,疾病和病人被分割开来,自然的人与社会的人、生理的人与有头脑的人被割裂开来。

综上所述,作为医患关系基础的医疗实践和医学科学水平对医患关系的影响是不容置疑的。除此之外,社会因素也起着重要作用。

(二)医患关系的商业化

随着商品经济的发展,医患关系商业化的倾向是不足为奇的。医患关系的商业化有其积极的一面,也有消极的一面,总体上讲,商品经济是有利于医学科学发展,有利于病人利益的实现。在美国病人作为消费者已成为现实,1962 年美国国会通过了消费者权利法案,其中包含了保护消费者健康的一些基本原则。过去医学界认为医生推销自己的业务是不道德的,美国医疗协会的规章对大部分医疗广告是禁止的,但 1975 年联邦法院确认这种限制应当放宽。这些明显地证明医疗保健事业同样存在着销售者和消费者的关系,并且,这种关系在某种程度上可以导致医疗保健更优质、更方便、更带有“顾客第一”的服务性。消极面表现在商品经济中货币的因素所产生的副作用，难免有人唯利是图，难免有人片面地一切向钱看。对医患关系商品化究竟如何看，国内正在讨论中。

（三）医患关系的民主化

生物医学时代有一种神话医学和医生的倾向，从而使医生权力过大。随着民主社会的确立，医患关系的民主化趋势也越来越明显，反映为理性上的尊重病人，并体现在两方面：

一是希波克拉底爱护、关心病人的人道主义医学传统得到重新确认，科学的力量使医生们确立了其在人们心中的地位，但是如何使用科学，在医学领域却有个伦理学问题。有位外国医生曾经说过“医师穿上象征自然力量神圣的白大衣，往往容易滑向术士的角色”。人们在发展、应用医学科学技术的同时，理性地认识到医学伦理学的重要性。“没有医学伦理学，医师就会变成没有人性的技术员、知识的传播者、修配器官的匠人，或者是无知的暴君。”在现实中医患权利不平衡，将来也不可能完全平等。因此更需要用人的道德力量去平衡医患关系。

二是从现实上讲，病人的地位也在不断地上升，在美国，经济的发展带来了医疗事业的发展与变化，病人成为医疗的消费者，医生为了争取更多病人必须努力提高服务态度和医疗质量，十年前还很常见的专制而自大的医生现已大为减少，从理性上说，尊重病人就是尊重人，人类社会的发展趋势就是越来越尊重人。这点在医疗关系中也得到体现，如病人的地位和自主权得到确立。

（四）医患关系的法律化

传统的医患关系仅是一种单向关系，即只讲医生对病人的义务。而病人权利的提出，使这种单向关系转化为双向关系，病人从道义上有权得到治疗、保健和健康，而不仅仅是由医生出于义务给予病人。这样就从病人道德需要角度上对医生提出了更高的要求。

传统的医患关系在很大程度上是靠伦理道德规范维系的。在现代社会，单是靠伦理准则约束人的行为显得不够有力，因此法律规范逐步成为医患关系制约手段。例如对“知情同意”、“保密”，一些国家法律便制定了有关条文。

第二节　病人权利

病人权利问题是当代生物医学伦理学的最为重要的议题之一。临床医疗中存在的和不断出现的道德难题和伦理争议许多都是围绕病人权利这一主题而展开的。正确认识和看待病人的权利对每一个医务工作者都至关重要。

一、病人权利的概念

病人权利(patient's rights)是指病人在医疗卫生中应享受的权益或利益。病人权利是公民基本权利的一部分。我国宪法明确规定了:"中华人民共和国公民在年老、疾病或丧失劳动力的情况下,有从国家和社会获得物质帮助的权利。国家发展为公民享受这些权利所需的社会保险、社会救济和医疗卫生事业。"民法规定了:"公民享有生命健康权","享有名誉权,公民的人格尊严受法律保护"。这些法律规定的根本点就在于保障公民的健康权,使患有疾病的公民早日恢复健康。此外,我国的其他法律尤其是卫生部门的法律法规都对作为公民的病人的各种权利作了规定,或提供了法律依据。

病人权利不仅是一个涉及法律规范如隐私权、知情同意权、保密权等的法律概念,更是一个伦理学概念,涉及更多的是伦理意义上的内容。因为,病人权利的许多方面有赖于医务人员的道德义务和病人的义务来实现。例如,病人有对自身疾病认知的权利,但如果病人不履行在治疗中应有的很好配合治疗的义务,如果医生不向病人作必要的说明解释,病人这一权利就实现不了。

作为法律意义上的病人权利与作为伦理意义上的病人权利既相互联系,又具有各自特点,但在本质意义和作用上是一致的。

二、病人权利的历史和背景

(一)病人权利的历史

病人权利问题的提出是近代的事。最早的病人权利运动开始于法国大革命时期,并与当时简陋的医疗服务相关。那时,每张病床要睡 2 人以上,多则达 8 人,引起了病人的极大不满。在病人和公众的强烈要求下,1793 年法国国民大会规定,一张病床只能睡一个病人,两张病床之间的距离应有 3 英尺。从此,不少西方国家开始重视病人权利的研究和实践。1946 年对纳粹的审判和当时通过的《纽伦堡法典》以后,西方国家普遍接受了不取得病人或当事人在自由意志下的知情同意,就不许对他们进行任何医学试验的原则。《纽伦堡法典》对病人的知情同意规定了三项必要条件,即知情、自由意志和有能力。病人的自主权成了知情同意的核心。此后,知情同意的原则由人体试验扩大到治疗,并已包括在病人权利之中了。

1946 年美国通过了一个要求医院符合一定标准的法案,赋予州在法律上有对医院的医疗质量进行监督和保障病人权利的权力。1972 年底美国医院协会采纳了《病人权利法案》(Patient's Bill of Right),其前提是:"当医疗在一个组织机构中提供时,传统的医患关系呈现新的方面……机构本身对病人负有责任。"该病人权利法案规定了病人多方面的权益。

在当时,美国就有 16 个州以法律的形式制定有关病人权利的章程,强调医院应有效地把病人权利告诉来院治疗的病人。1980 年美国召开了第一届全美病人权利会议。1975 年 12 月欧洲议会理事会将一个有关保证病人权利的建立草案提交给它的 16 个会员国，其中列出了病人的“基本权利”，内容与《病人权利法案》内容相似。目前，病人权利问题在各国已越来越受到重视，我国的情况也是如此。

（二）病人权利提出的背景

病人权利是生物医学发展到 20 世纪商品化社会下的产物，是生物医学伦理学中所涉及的医患关系的最核心的问题。在这样一个大背景下，病人权利还有一些复杂的、具体的医疗与社会背景，比如：公众和病人对自身的健康日益重视；人们权利意识、参与意识的增强；医患医学知识的差距逐渐缩小；医患关系的淡漠；医源性疾病的增多；侵犯病人权利而造成病人身心伤害的案例增多；医院工作合理目的与病人的合理要求和利益之间的矛盾（如医院除了直接为某个病人医疗服务的目的外，还有为其他病人以至社会公众健康服务的目的，还有促进临床教学、科研、节约费用、提高医院和医务人员收入和声誉等目的，这些方面的目的往往会因主观和客观的原因而与某一病人的直接利益或要求发生矛盾）。因而，必然提出了维护病人权利的问题。

三、病人权利的基本内容

美国医院协会的病人权利法案，基本体现了病人在医疗中的权利内容。邱仁宗教授在他的《病人的权利》一书中，把病人权利概括为病人医疗权、病人自主权、知情同意权、病人隐私权、病人保密权这五个方面，有其独到之处。

适合我国国情的病人权利基本内容可归纳为以下几个方面：

（一）平等权

即任何患者在医疗活动中均应得到合理的、不受歧视的诊断、治疗、护理等权利，不因其地位、财富、性别、国别、疾病状况等的不同而得到不平等的诊治。例如，不因某人是艾滋病患者或感染者而用各种借口拒绝治疗。1995 年 12 月 1 日，WHO 把世界艾滋病日主题定为“均等权利、均等义务”，强调任何人，无论是否是艾滋病病毒携带者，都享有同等的不受传染、医疗、行动自由、就业、教育以及寻求庇护的权利，尤其是艾滋病人有权利在治疗中维持尊严、不受歧视。

（二）知情权

即患者有权从医疗机构和医务人员处得到自己病情、诊疗方法和手段、医疗风险、诊疗效果、预后等方面的权利，有权知道负责其治疗的医生的身份和专业地位，有权查阅、复印病历资料，有权得到详细的医疗费用情况等。这就要求医务人员有耐心解释和说明的义务，为患者提供作为医疗决定所必需的足够信息，提供为实现其知情权而应有的良好的医疗服务。

（三）自主权或选择权

即患者在真正认知的基础上有权对医疗诊治方案、医学实验做出理性的自主决定，这既是一种自主权也是一种选择权；另外自主权或选择权还包括对医疗单位、医务人员的选择等。我们通常所说的同意权只是自主权或选择权的一个方面。要真正贯彻自主权，首先必须使患者知情，因此，医务人员更应作好说明和解释的义务；其次还需要患者有一定的自主能力，达到一定年龄和良好的精神状态。

但病人的自主或选择如对自身、他人和社会带来严重危害，医务人员就要行使干涉的权力。

（四）参与权

患者参与医疗是医学模式转变的内在要求，是患者权利最为实质的内容之一，只有让患者参与到有关自己的医疗过程中，医患双方才能更好地沟通，医患关系才能融洽，才能使患者的疾病得以更快康复，患者的权利才能在真正意义上体现并得到保障。

（五）隐私权

任何公民都有使自己的个人生活秘密不被公开并禁止他人干涉的隐私权，特别在医疗活动中，患者的隐私权更应得到尊重和保护。因为，医疗活动的特点和患者对医务人员的信任，决定了医务人员可以了解更多病人隐私，例如查体、询问既往史、各种诊疗措施的实施等等。这就要求医务人员保守患者的个人隐私，如自身缺陷、传染病史等。

在临床工作中，医务人员对病人隐私权的保护不仅体现对患者的尊重，而且还是建立良好医患关系的重要条件。

但如果保护患者的隐私权将给患者自己、他人或社会带来的危害大于放弃这种权利带来的损失，医务人员可以超越患者这一权利要求。如患严重传染病的患者要求医生对任何人保密，医生就不能满足其要求，而应及时上报有关部门并采取预防、控制措施。

（六）求偿权

当医疗机构及其医务人员在医疗活动中，违反医疗卫生管理法律、行政法规、部门规章和诊疗护理规范、常规，其过失造成患者人身损害的医疗事故时，患者有权提出赔偿请求。

最后要强调的是：权利和义务总是相对应的，病人在行使其权利的同时，必须履行医疗中相应的义务。病人的义务应该建立在对自身健康负责、对他人和社会负责的基础之上。病人在医疗中应履行下述三方面的基本义务：保持健康和恢复健康，建立合理的生活方式，摒弃不良生活习惯，积极锻炼身体，增强机体抗病能力，减少疾病发生；积极配合医生治疗，尊重医务人员的劳动，遵守医院的规章制度；支持医学科学研究和实验，支持医院的教学活动。

第三节　医务人员的义务

一、医务人员义务的概念

义务(obligation)是伦理道德理论中的一个重要概念。所谓义务是指作为一个社会的人,在道德上应履行的职责。通俗地讲,就是对他人或社会做与自己的职责、使命、任务相宜的事。义务是由社会物质生活条件和人们在社会关系中所处地位决定的,人一旦进入一定的社会关系,就必然要担负起一定的使命和职责,对这种职责的理解和体验就是义务。义务包括对特定个人的义务,也包括对集体、社会、国家的义务等。

医务人员(也包括护士和其他医务人员)的义务就是在全部的临床医疗工作中,无条件地忠实于病人的利益,在力所能及的范围内去做每一件事来治疗病人疾病、增进病人的健康。同时,每个医务人员还必须承担对他人、社会的责任,增进公众的健康,促进社会的发展。这种双重的义务观是现代医学伦理学所十分关注的。

二、医务人员义务的内容

医务人员对病人的义务在一定程度上与病人权利是一致的。病人的基本权利就是对医务人员的义务要求。

(一)医务人员对病人的义务

医务人员对病人的义务有以下几个方面:

(1)治疗的义务。医务人员必须以其所掌握的全部医学知识和治疗手段,尽最大努力为病人服务,这是医疗职业特点所决定的,只要选择了医疗这门职业,就承担了任何理由都无法推托的为病人治病的义务。任何政治的、社会的等非医疗的理由,都不应限制或中断医务人员对病人的治疗。世界医学会1949年采纳的医学伦理学《日内瓦协议法》规定:“在我的职责和我的病人之间不允许把对宗教、国籍、种族、政党和社会党派考虑掺杂进去。”医生不能因为政治观点不同或个人恩怨拒绝或中断为病人治疗。

(2)解除痛苦的义务。病人痛苦包括躯体性的和精神性的。躯体痛苦一般可用药物等医疗手段加以控制,但心理精神痛苦则需医务人员以同情心理解病人,关心病人,做好心理疏导工作。无论是病人的躯体疾病还是心理障碍,均可由生理、心理、社会三方面因素所致,因此,对病人要全面了解。有的学者主张,医生对病人要有五知:一知病人主诉;二知病人不适;三知病人苦恼;四知病人日常生活的不便;五知病人的社会问题。只有了解病人致病的生理、心理、社会诸方面因素,才能对症下药,并做好心理疏导工作。尤其是解除病人心理精神上的痛苦和负担,是现代医生不容忽视的义务。

(3)解释说明的义务。医务人员有义务向病人说明病情、诊断、治疗、预后等有关医疗情况。这种说明不仅仅是为了争取病人的合作,接受医务人员的治疗,更重要的是尊重病人的自主权利。病人要求了解的有关自身疾病情况,医务人员应给予负责的说明,特别是在诊断措施存在或可能带来不利影响时,医务人员更应该给予解释说明。

(4)保密的义务。医务人员有为病人保密的义务。保密是医务人员的一种传统道德。早在两千年前,希波克拉底就曾说过:"凡我所见所闻无论有无业务关系,我认为应守秘密者,我愿保守秘密。"《日内瓦协议法》也规定:"凡是信托于我的秘密我均予以尊重。"

当然,在医疗中,医务人员对病人的尊重是贯穿上述义务内容各个方面的。尊重是医务人员对病人最基本、最重要的义务内容。

(二)医务人员的社会义务

在现代医学伦理学中医务人员除了对病人尽义务外,还要对社会尽义务。医务人员的社会义务具体体现在宣传教育、发展医学科学等方面。

(1)宣传、普及医学科学知识的义务。医疗卫生工作不仅限于治疗疾病,更重要的是预防疾病,预防疾病有赖于科学文化的普及,使人们了解和掌握基本医学知识,懂得自我保健,减少疾病的发生,这是医务人员应有的社会义务。

(2)发展医学科学的义务。进行医学科学研究,从事医疗卫生实践工作,都需要一种献身和求实的精神。医学科学的研究和发展,关系到整个人类的命运,是一项非常艰苦的事业。古今中外,无数医学家为此献出了毕生精力。李时珍用40年心血编写《本草纲目》,王清任不畏封建礼教,冒杀头和传染疾病的危险编写《医林改错》。作为医务工作者,应为维护人类健康,发展医学科学尽自己的义务。

三、医生权利特征及其关系

医生具有独立的、自主的权利。采用何种方法治疗,手术治疗还是非手术治疗,服用何种药物,住院治疗还是门诊治疗,为了治疗疾病指令病人或家属做些什么,等等,所有这些都是医生权利范围内的事。病人及其家属,业务行政领导部门,乃至整个社会,都应当尊重医生的这种权利。

医生权利的独立性是医疗职业特点所决定的,但在医患关系中医生的权利与其对病人的义务以及与病人的权利有密切的联系。医生行使权利的前提是为病人尽义务,医生的义务与病人权利虽具有不同指向但却属同一基本内容,因而医生权利与病人权利应该是一致的,而且医生权利应服从于病人的权利。医生的权利、医生的义务、病人的权利这三者一般来说是统一的,但是会出现分离和矛盾的情况。现将三者关系分述如下:

（一）医生权利与医生义务的关系

首先应该肯定的是医生的义务是医生行使其权利的前提，即医生行使其权利是为了尽一个医务工作者对病人和社会的义务，偏离或摆脱对病人和社会尽义务的权利使用是不符合医学道德的。例如有些医生，利用手中的诊断、处方等权利，向病人索取财物。个别医生甚至在需急诊手术情况下，向病人家属索取钱物，作为给病人开刀的条件。在这类事件中，医生所具有的特殊权利，成了向病人索取而不是为病人尽其义务的条件。因此，医生的权利离不开为病人尽义务的前提。其次，要对病人尽义务需保护医生的权利的完整性，任何医疗之外的因素都不能干扰医生独立、自主地使用其权利。

（二）医生权利与病人权利的关系

首先，医生的权利和病人医疗权利应该是一致的，而且医生的权利服从于病人的医疗权利。因为，医生的权利是维护、保证病人医疗权利的实现，是维护病人健康的权利。医生的权利超出了这个范围，就是不道德的。有些不理解这一基本关系的医生，公然对某些同自己发生了争吵的病人说什么“我有权拒绝给你治疗”，“我有权拒绝给你开药”，等等，均是极端错误的，这是医生对其权利的歪曲和滥用。倘若拒绝为病人治疗而造成不幸后果，医生要承担道德与法律的责任。其次，医生的权利与病人的权利也可能不一致，这种不一致性是由于病人权利与医生义务冲突时造成的。

（三）医生义务与病人权利的关系

医生义务与病人权利在总体上讲应该是一致的，病人的基本权利也就是医生的义务。如病人享有医疗的权利，医生有治疗的义务；病人有知情同意的权利，医生有解释与说明的义务；病人有要求为其保守秘密的权利，医生有不把病人隐私泄露给他人的义务等。但是，病人权利也常常同医生的义务发生矛盾，一般有以下两种情况：一是病人权利与医生对病人的义务的矛盾，如病人有权拒绝治疗，当这一行为后果会伤害病人自身时，便与医务人员保护病人健康的义务发生了矛盾；二是病人权利与医生对他人和社会应尽义务的矛盾，如病人有要求医生为其保密的权利，当为病人保密可能危害社会利益时，病人的权利便与医生对社会的义务发生了矛盾。解决这些矛盾，除了从道德评价的理论上判明是非外，还需从现实中确立矛盾解决的主导者——医生的特殊权利，即医生干涉权。

四、父权主义

（一）传统医学中的父权主义

父权主义（paternalism）也称家长主义，它是指为了另一个人本身的利益而不考虑或限制他的愿望和自由的行为和意志。这是一种限制自由的伦理思想。父权主义在家庭内常存在于父母与子女的关系之间。孩子在玩火，父母去加以干涉，这是为了孩子的利益,不要让孩子“引火烧身”,对孩子玩火的愿望不予考虑,这就是家庭中的父权主义。这种父权主义有两个明显的特点:仁慈的父母心中装着子女的利益,父母的所作所为都是为了孩子的利益;父母不让子女就有关他们自己的问题做出决定,而是代替子女做出决定。

医学中的父权主义思想一直占据于传统医学和医患关系之中,在临床的医疗中由医生决定病人的医疗问题,医生的权威就如父亲在家庭中的权威一样是不可动摇的。当然,作为仁慈的医生心中始终装着病人的利益,在医疗决策中会把病人利益放在首位。但医生不会或认为根本不必考虑病人的意见和愿望,不会让病人自己就有关的医疗问题做出决定,而是代替病人作决定。如有的医生认为病人做肝穿刺对弄清病情有好处,有利于病人,但没有与病人商量,没有把可能有的副作用告诉病人,怕这样会引起病人不必要的恐慌。有的病人要求了解他有关疾病的真实情况,但医生认为告诉他患癌症或心脏病的实情后会产生负面影响。这些都是医学中父权主义表现。

父权主义在医学中的应用有其根据和理由。毕竟,医生与病人在医学知识和技能的拥有上的确存在很大差距。病人不懂医学,病人不能像医生那样知道如何诊断、治疗疾病并做出预测,加上病人患病后精神紧张、情绪不稳,身心处于不利地位,这些都影响病人的决策能力而不能做出合乎理性的决定。为了病人的利益,应该由医生做出决定,医生能够成为病人的医疗决策者;尤其是在急诊急救时,病人处于昏迷状态,病情紧急,没有时间征求意见,必须立即抢救,稍有迟疑都可能对病人有生命危险。这时父权主义是完全合理的。

在现代生物医学实践中,父权主义的衰落是与病人权利的兴起相伴随的必然现象。由于社会的进步和医学科学技术的不断发展,使现代医患关系发生了变化;还由于在现代医疗中,人们的价值观念有了变化,这都使传统医学中的父权主义影响减弱。现代的病人越来越不喜欢那种一切都自己说了算的“家长式”的医生。

总之,从整体来说,父权主义对现代医学是不完全合适的。毕竟,病人不是小孩,他有自己完整的价值观念、价值取向、生活目标和理想,他有对自己的问题做出合乎理性决定的能力。生物医学伦理学不同于传统医学伦理学之一,就是取向从似乎理所当然父权主义转向尊重病人的自主权。当然,这并不否认医学中父权主义在一定情况下、一定范围内仍然适用的客观事实。

(二)病人自主选择与医生义务的矛盾

在有关生命与死亡的生物医学领域,病人是否有决定一切的权利?倘若有,那么又如何来看待医生的自主权利。

某患者,男,主述“舌异常感”,被确诊为舌癌。医生未告诉患者病名,但说服患者住了院。癌症病灶尚未转移,早期切除为最佳选择。医生将这一情况向患者家属说明:“病灶是溃疡,因为是恶性的,所以必须切除舌的三分之一。”虽经家属劝说，患者仍然坚决反对手术。为了挽救病人的生命，医生在违反患者意愿的情况下做了手术。术后，患者上告，要求医生承担责任。

该案例充分反映了病人自主选择权利与医生根据医疗经验以及对于病人义务而行使的医疗自主权利的矛盾。此类问题并不是个别现象，在临床实际工作中，诸如拒绝治疗、讲真话、保密等都会存在。

第四节　知情同意的概念和伦理意义

一、知情同意的概念

知情同意(informed consent)也称知情许诺或承诺，临床上指在病人和医生之间，当对病人做出诊断或推荐一种治疗方案时，要求医生必须向病人提供充分的病情资料，包括这种方案的益处、危险性及可能发生的其他意外情况，并以此建立诊疗方案，使病人能自主自由地做出决定，接受或不接受这种诊疗。简单地说，知情同意是指为病人提供其做出医疗决定所必需的足够信息，并在此基础上由病人做出的承诺。知情同意也广泛应用于临床中的人体实验、医学的其他研究和实验。

知情同意包含了知情和同意(不同意)两部分密切关联的、充满伦理学思想的内容。知情(informed)这一概念的内涵，主要是由医务人员尤其是医生向病人和家属提供与病人疾病有关的医疗信息和资料，并帮助他们理解这些信息，以提供他们做出决定的技能。在知情阶段，核心的问题是要让病人真正知情。围绕这一核心，医务人员有大量的认识问题要去面对，比如在向病人提供信息情况的同时如何判断病人理解能力和自主能力，如何对不同的病人(如不同病情病种、心理状态、价值观)告知有关情况，如何把握分寸，如何向病人解释信息、让病人理解这些信息并协助他们做出决定等，这些问题都需要医务人员予以重视。同意(consent)是知情同意的另一方面。英国邓肯(Duncan)教授主编的《医学伦理学词典》对同意作如下解释："在医疗实践中，同意意味着治疗、检查须获得病人准许，甚至在所有病人身上进行的医疗措施都须经病人同意。当病人年龄小于16岁时，须经病人父母同意，当病人神志不清或无意识时须经其最亲近的人同意，除非在一些急诊无法获得同意时。"这一解释较为概括。医疗中的同意同样包含有丰富、深刻的伦理内容，如何使病人做出的同意是完全、自愿和真正的同意？如何判断病人同意的有效性？病人的决定与医务人员的意向不一致时如何处理？知情同意有没有例外？如何看待家属同意？代理人或监护人同意的条件是什么？这些问题需要医务人员在临床医疗实践中一一做出回答和处理。

知情是同意的前提，同意是知情的结果。没有知情的同意，不能理解医生所提供信息的同意，不是真正的同意，也不可能是真正自愿的同意。知情同意中的自主和自愿是最为重要的。我们对知情同意的理解应该是建立在医患合作基础之上，尤其是病人自主自由基础之上的知情同意，完全是尊重个人的意愿，由病人根据自己的利益自主做出判断和选择。真正的自主自愿来自于对有关情况的真正了解与理解之后，这里就必须排除一切与自主自愿相对抗的强制因素如欺骗、暗示、权威意志、强迫等。总之，只有这种意义上的同意才是完全的、自由的、真正的同意(true consent)，因为它是建立在真正知情、完全自主而无外力基础上的，是理智而慎重选择的同意。

二、知情同意的伦理意义

临床医疗中的知情同意之所以认为非常重要，就在于知情同意不仅作为医生义务的内容，也是病人权利的重要部分。尊重病人个人的自由、为病人获取最佳利益是知情同意得到伦理学辩护的充分依据。具体地说，临床知情同意的伦理意义体现在以下三个方面：

(1)知情同意是自主原则的集中体现。知情同意的伦理学根据主要基于医学伦理学的有利原则和自主原则。当今，人们的教育水平、文明程度不断提高，观念也在更变，越来越多的人权利意识在不断增强，他们迫切要求在有关他们自己事务的处理上由他们自主来做出决定。

(2)知情同意有利于建立合作的医患关系。临床上，医生与病人之间通常需要不断交换各自掌握的情况，病人把自己的病情和感受告诉医生，医生经过分析后把与病情有关的情况告诉病人，这样就形成了相互交流的良好医患关系的基础，体现了医患双方权利、义务和职责的一致。

(3)知情同意可以减少民事和刑事法律责任。知情同意的意义还在于它不光是程序，还在于给病人提供知情同意的机会。未经病人允许而在其身上采用医疗措施，特别是有伤害的医疗手段，医生不仅要负道德责任，有时还要负法律责任。总之，无视知情同意原则一是不道德，二是会触犯法律。

三、知情同意的伦理分析

(一)知情同意的伦理特征

知情同意在临床医疗和医患关系的应用中，具有以下三方面的伦理特征：

(1)义务性。医生帮助病人了解与疾病有关的信息，病人知情后协助医生诊疗，并在医生的帮助下做出相关医疗的决定，都意味医患双方所承担的义务。

(2)意向性。病人越来越希望更多地了解与自身疾病有关的医疗信息，能有更多的机会参与治疗的决定。许多医生赞同病人的这种意向，认为这有利于医疗，有利于建立良好合作的医患关系。这种医患双方的共同意愿是现代医学所需要的。

(3)自愿性。知情是病人的自愿要求，同意是病人自主自愿做出的，而不是在某种压力下（如强迫、权威、暗示）或欺骗下做出的。这是知情同意最重要的特征。

义务性、意向性和自愿性是所有合乎伦理的医学研究中和临床诊疗中知情同意所共有的特征，这是知情同意的实践和对知情同意进行伦理分析的基本立足点。

（二）知情同意的伦理条件

知情同意的运用应具备或符合严格的伦理学条件。

"知情"的条件包括：医生动机和目的完全是为了病人利益；有自主能力的病人有知情的自愿要求；医生向病人提供让其做出决定的有关病情的足够信息；医生向病人作充分必要的说明和解释。

"同意"的条件根据《纽伦堡法典》精神归纳为：病人有自由选择的权利；病人有同意的合法权利；病人对做出明智的决定有充分的理解力；病人有做出决定的充分知识。

如前所述，知情是同意的前提和基础，病人有效的自主选择能力的发挥依赖于他们在多大程度上知道他们正在考虑的治疗的可能好处、风险以及可能的其他替代性治疗。

病人在知情后的同意应该是完全、自愿和真正的同意，这才是有效的同意。在上述同意的条件中，"自由选择的权利"指病人诊疗中的选择、决定不受他人或其他因素的干扰，如病人接受临床试验治疗不是为了得到某种报酬；病人的行为不受他人强迫、暗示、欺骗和操作控制；有整个或部分地拒绝治疗的权利；不存在以前对医生或家属所作承诺的阻碍，即可随时收回原有的承诺；在治疗中遇到有伤害的情况下，病人有权随时中断治疗等等。对医务人员而言，则强调这种有效的同意是在不使病人或把病人降低为单纯的手段的情况（如强迫、欺骗、隐瞒等）下获得的。因为，这些做法本身已废除了同意的有效性。"合法的权利"、"充分的理解力"、"充分的知识"、"自主能力"均指病人自身的条件，包括伦理条件和心智条件。例如病人作自主决定的年龄必须达 16 岁以上；对 16 岁以下的病人的同意不能认可，而必须找其监护人同意。对一些精神发育缺陷的病人，他不具充分理解力，也需其监护人同意。病人必须有能力理解和辨识想要做的行为的意义和后果。因此，在临床上，医生对病人自主能力的评估在知情同意和治疗中起关键性作用。医生对病人是否有自主能力的判断常常决定了医生是否应该采纳病人对治疗的意向，是否考虑病人的选择。医生有权怀疑，甚至拒绝没有自主能力的病人放弃治疗的要求，因为他们的责任是保护病人免遭其有自主能力时不愿接受的损害。在临床实践中，这种自主能力的判断并不容易，需要医务工作者在实践中不断地积累经验，培养和扩充相关的知识和能力，关键是要不断提高对病人自主权的尊重和对病人的责任意识。

（三）知情同意的具体问题

知情同意的应用会遇到一些具体问题，如病人拒绝知情怎么办？知情同意有没有例外？提供多少信息算知情？病人丧失能力时谁代理更合适？知情同意可采取何种形式等等。

(1)提供信息的限度。在病人表示以前，提供多少信息才算合理，才能使病人知情呢？没有人怀疑妥善的治疗可能需要医生与病人谈论病情时有所保留，如果说出全部真情就会不必要地增加病人忧虑，并可能影响到病人疾病的恢复或影响医疗的正常进行，如椎间盘突出症的病人，手术后可能会产生截瘫，医生如不告诉病人，一旦发生此并发症，病人很可能会打官司，如果把情况如实告诉病人，又会造成病人的恐惧心理。对这一问题，临床上一般要求医生贯彻因人而异原则、保护性原则和少而精原则。在向病人提供信息时，要从具体的年龄、知识、病情等情况出发，使其知情达到最佳限度，如对文化水平较低的病人，不必要作过多的、专业化的医学术语解释，即使解释也难使病人达到知情的目的。既要向病人讲清病情及各种治疗措施的利弊，又不能使病人受到巨大刺激，使知情同意成为病人心理上的负担。提供信息并不是越多越细越好，而是以能使病人了解医疗措施的主要利弊、能够加以选择为度，重要的是帮他们理解有关的信息。

(2)代理人同意。作为知情同意有例外情况，如有的病人处于昏迷状态，有的病人智力不全，有的病人在特定情况下情绪紧张或性格变态，有的病人年龄过小等。在这些情况下，病人不可能真正的知情并做出理智的判断和决定，往往需要代理人或监护人同意。在我国，选择代理人同意的顺序一般是家属—亲戚—朋友—单位领导，这一顺序往往不能颠倒。对代理人的要求一是本人要有行为能力，能够进行理智的判断；二是与病人无利益上的和感情上的冲突，即能够真正代表病人的利益。

(3)治疗特权。在急诊急救的情况下，医生一般来说可免于得到病人的同意，而具有治疗特权。这里，医生方面实际上充当了病人代理人的角色，是在一种特殊情况下的、享有治疗特权的特殊代理者。使用治疗特权在伦理学上可以得到支持和辩护。但是，治疗特权的行使需要医生的责任心作保障。

第五节　医疗保密的概念和伦理意义

一、医疗保密的概念

医疗保密(medical confidentiality)通常是指医务人员在医疗中不向他人泄露能造成医疗不良后果的有关病人疾病信息的信托行为。在这一定义中，“不向他人泄露”一般视有关信息的性质和重要性、病人委托的范围及合理性、医疗的需要等而定。一般把信息局限于知密医生本人，或局限于与病人疾病诊治护理相关的治疗小组和医务人员，而不向其他医务人员、不向病人家属、同事朋友等外界任何人泄露。“医疗不良后果”既指直接影响病人疾病诊治，加重病情的情况；也包括损害医疗职业信誉，损害病人心理、人格、尊严和声誉，造成医患关系紧张，甚至造成医疗矛盾和纠纷的情况。“有关病人疾病信息”包括两方面：一是病人根据医生诊断的需要而提供的有关个人生活、行为、生理和心理等方面的隐私；二是诊断中已了解的有关病人疾病性质、诊断、预后、治疗等方面的信息。“信托行为”是医患双方出于各自对对方的信任和尊重而对医疗信息保密要求的承诺。一般情况下由病人委托，要求医生予以保密，医生对此作保密的保证。但在很多情况下，病人虽未做过委托，对有些信息和内容的有范围、有时间的保密在长期的医疗实践中已成为医疗职业普遍的、自觉的要求。病人也会认为，对这些内容和信息，病人不要委托或说明，医务人员也会给予酌情保密的。医务人员对病人有关信息在无委托情况下，也会自觉做出保密与否的判断，对需要保密的，医务人员会很好地予以保密。这是一种事实上的信托关系。

医疗保密概念的扩大，还包括对医务人员之间有关情况的保密。

二、医疗保密的伦理意义

医疗保密是医学伦理学中最古老、最坚定不移的准则之一。这可以从医学保密历史和现实的一贯性中得到证明。

早在2000多年前，古希腊名医希波克拉底在其所著的医德文献《誓言》中就规定了：“凡我们所见所闻，无论有无业务关系，我认为应守秘密者，我愿保守秘密。”世界医学会1949年采纳的医学伦理学《日内瓦协议法》要求：“凡是信托于我的秘密，我均予尊重。”并在同年制定的《国际医学伦理准则》中规定：“由于病人的信任，一个医生必须绝对保守所知的病人的隐私。”这两个文件至今仍作为全世界医务工作者的职业伦理准则。

以相互尊重和信任为基础的医疗保密维护了病人和医生双方的权利和利益，增进了医患关系的协调和发展。

首先，医疗保密体现了对病人权利、对病人人格和尊严的尊重。

其次，医疗保密是良好医患关系维系的重要保证，是取得病人信任和主动合作的重要条件。

最后，医疗保密也是一项必要的保护性防治措施，对一些特定的病人（如性格抑郁内向、心理承受能力差、性格变态及一些特别病种）尤为重要，可以防止意外和不良后果的发生。

三、医疗保密的内容

医疗保密不仅指保守病人隐私和秘密，即为病人保密，而且也指在一些特定情况下不向病人漏露真实病情，即向病人保密。此外，还包括保守医务人员的秘密。

（1）为病人保密。医疗保密主要指这一类，包括因医疗的需要病人向医生透露的个人生活、生理、心理等方面的隐私和诊疗中已了解的有关病人疾病性质、诊治、预后等方面的信息。为了让医生全面掌握病情，病人通常会将有关个人秘密告诉医生；而医生了解病人的这些隐私其目的是为了对病情做出更正确的诊断，以便选择恰当的治疗方案，及时解除病人的痛苦，早日恢复健康。除此以外再不应有别的什么目的。在临床，有少数医务人员出于医疗以外的动机，在病史采集、询问和检查中完全脱离疾病诊疗的需要，有意探知病人的私事或把有关信息有意无意泄露给他人都是不可取的。为病人保密的具体内容包括：病人不愿向外透露的诊疗信息，如一些特殊疾病（性病、妇科病、精神病）；病人不愿向外宣泄的生理缺陷，如两性畸型病人；病人不愿向外泄露的病史，如性病史；病人不愿外界知道的与治疗无关的一切个人隐私。

（2）对病人保密。在严格意义上，对病人保密从概念本身的内涵和特定对象关系上看，已不属于我们前面所讨论的医疗保密范围，但从广义的医疗保密去理解，对病人保密仍可以作为医疗保密的一部分。给病人以希望是医务工作者的神圣职责，特别是对那些预后不良的病人、临终病人而心理素质较差者而言，在获知自己疾病的真实情况后很可能影响治疗，促进疾病的恶化或加速死亡，正是从这点出发，医学长期以来对这类病人采取隐瞒真实病情的做法。值得指出的是医学界对这种做法也存在着争议。

（3）保守医生秘密。医生本人或别的医务人员在医疗过程中的失误及医疗差错等情况一般不应当告诉病人。这并不是对病人的不真诚，而是因为这样做一是拆同行的台，有损同行的职业威信和自尊，违背最基本的同行间的信用关系；二是对诊断、治疗不利，最终影响以信任为基础的医患关系。医生的医疗差错或事故对上级和组织不可隐瞒，至于该不该同病人讲则应该由组织决定处理。

四、保密的伦理学问题

建立在信任和尊重病人隐私权基础上的医疗保密的伦理性已得到证明。这是从最一般意义上考虑的。然而，保密准则在实际的应用中往往涉及的不光是医患双边关系，而是更为复杂的多边关系，形成多重的利益或价值间的冲突。病人保密的意愿和要求并不压倒一切。医疗保密的应用涉及下列矛盾：一是与无辜第三者利益冲突；二是与社会利益发生冲突。

第六节　讲真话与保护性医疗手段

一、讲真话的伦理争议

病人与医生之间的交流应当是诚实的，这是一种美德，是医患之间真诚关系的基础。病人要对医生讲真话，如实而不隐瞒地将自己的病情告诉医生；医生说话应以事实为依据，应真实地告诉病人有关诊疗情况。但在一些特殊情况下，如对癌症的诊断、预后等，医生是否也能毫不保留地告诉病人真实情况呢？对此存在明显不同的观点：

（一）不赞成讲真话的观点

认为当不向病人说真话而又符合病人最佳利益时，说假话或隐瞒病情是必要的。支持这种观点的理由是：

(1)病人未经医学训练，医务知识有限而不能真正理解医生告诉他的病况；

(2)在病人情况不佳时适当隐瞒真情，对他们增强信心和争取病情好转都有好处，有时病人的病情会随自疗的力量加强而好转；

(3)病人需要正面的鼓励，如实告诉病人坏消息毫无意义，只会加重病人的心理负担，增加对健康的担心，甚至加重病情。

（二）赞成讲真话的观点

认为应该对病人讲真话，这是病人的权利要求。病人的权利规定了病人有对疾病认知的权利，以及获得相关医疗信息的权利。此外，赞成讲真话的理由还有：

(1)绝大多数病人都想知道自己的真实情况，即便是坏消息；

(2)当病人知情后，反而能积极配合治疗，消除疑虑和恐惧，增强治疗的信心，有利于治疗；

(3)病人如果不了解治疗的副作用或其他痛苦与不适，那么一旦发生这些情况时病人无思想准备，他会抱怨医生，甚至会拒绝治疗；

(4)告诉不治之症病人的预后，可以让病人对余下不多的时间作充分的调整和利用。

（三）折衷观点

认为讲不讲真话的关键在于是否伤害了病人。当病人想知道有关情况时，应让他们适当地有所了解。因为在通常情况下病人能对自身疾病性质、严重程度和预后有所推测。如果一再回避病人提出的问题，过分隐瞒真情，只会使病人感到痛苦不安和自尊心的伤害。所以应尊重病人，让他们决定自己想获悉什么情况，重要的是不能从心理上伤害病人。

(1)要认真倾听病人诉说，弄清其真正要求什么或想要求什么；

(2)既不要拐弯抹角地回答病人问题，又不要令病人难以忍受；

(3)不要把真情强行告诉没有心理准备的病人；

(4)不要使用医学术语来回避实际情况，对病人解释他们想要了解的情况时，要尽量用非专业性词语；

(5)解释和回答病人问题时应逐步或多次地进行，且语言要亲切，态度要温和。

上述各观点都存在一定的合理性，因而，做出医生在什么情况下一定要怎么做的明确规定是困难的。但是，在最一般意义上对讲真话做出伦理学的分析和做出趋于肯定和否定的评价则是可能的。

二、保护性医疗与讲真话

在讲真话这一敏感问题上，不少医生存有戒备心理，不敢越雷池一步，这雷池就是临床医疗中人们已经习惯了的“保护性医疗”措施。

所谓保护性医疗是在医疗过程中，医疗一方为避免医疗非技术因素可能对病人身体和心理造成的伤害，从而影响病人疾病的治疗和康复所采取的防御性手段。医疗保密、隐瞒病情、语言要求、病房布局等都是其中的内容。保护性医疗在以往的临床医疗中一直被严格规定，在实际的医疗中对不少病人起了积极保护作用。保密就是作为保护性医疗最常用的措施。在临床，由于没有注意保密而造成某些重危病人跳楼、自杀以及加重病情、增加治疗中的困难等事例的发生，都说明保密这一保护性措施在一定情况下仍是必要的。

但是，就对病人保密，即对疾病的性质、诊断、治疗和预后的信息不告诉病人的做法而言，已存在越来越多的伦理弊端，这种保密的直接形式是隐瞒实情，进而必然是说谎和欺骗，这都是与讲真话直接对立的观点和行为。医生能不能撒谎？医生应不应该讲真话？这两种观点分歧的核心仍是如何看待病人自主权或知情权的问题。

虽然，说真话和诚实是每个医生所要奉行的生活和职业准则，但作为医疗职业的特殊性以及从医疗行为动机和效果看，在某些特殊情况下，医生出于为病人健康利益考虑，采取说谎或隐瞒真情的方式，显然能为人们所接受。

但是说谎和欺骗对病人、对医生造成的损害都是不可低估的。一是失去病人的信任，当病人了解到医生对他所讲的都是假话的时候，病人会感到有一种自己被愚弄的感觉而难以再信任医生；二是剥夺了病人个人的自由，使他们不能主动地参与治疗，不能对有关自己健康的问题做出明确的判断，包括要不要就医这一首要的选择，往往延误治疗或直接影响治疗效果；三是对濒临死亡的病人而言，最会被欺骗蒙在鼓里，而不能做出临终前的种种选择，如是否要住进医院，如何处理完自己的事务而后离开人世等；四是说谎从根本上违背了医疗的诚实准则，并最终损害医生自身的信誉，伤害了同行。因为，由于病人怀疑某个医生可能的欺骗行为，许多对病人开诚布公的医生的工作和信誉也受到影响。

三、讲真话原则与艺术

诚实与讲真话不仅是整个社会的道德要求，也是医疗实践的重要伦理准则，它是尊重病人自主权思想的重要体现。虽然，由于医学的传统和特点，医生有时出于为病人考虑的动机而采用的“善意的谎言和欺骗”有其合理性理由，但在实际的效果上看并不如意。因此，在更多的情况下医务人员还是应尽可能对病人讲真话，少讲假话，这是诚实和信任的要求，是病人自主权的要求，也是大多数医务人员所希望的。至少，讲真话可以减轻医务人员为学会如何向病人隐瞒、说谎以及担心自己泄露实情而产生的心理压力。

讲真话原则的关键在于如何对病人讲真话，这就是讲真话的艺术问题。医疗的艺术就在于对什么人、在什么地方、什么时候讲真话，如何讲真话。其中让病人提前担心、帮助病人对付坏消息、帮助病人度过消极阶段是讲真话中医生所特别要予以重视的。

讲真话重要的还是围绕病人自身的因素考虑。如何讲真话还应从病人的病种、文化、心理特征等方面综合分析。

(1)患不同疾患的病人。对患一般性疾病的病人，无论是急性还是慢性病都要告诉本人，而且应该讲透，使病人充分了解他所患疾病的病因、症状、转归及预后等情况，树立战胜疾病的信心，以便更好地配合医生治疗。如急性大叶性肺炎病人，出现高热、咳嗽、呼吸困难等症状，这时病人往往有恐惧心理，医生应尽量向病人解释，消除病人这种恐惧心理状态。对于癌症早期病人一般应告诉病人，争取病人不失时机地配合治疗。对于晚期癌症病人，要根据病人的具体情况处理，一般来说应尽量让病人在最后的时刻活得愉快一些，少一些痛苦。

(2)不同文化水平和社会地位的病人。文化水平高的，特别是懂一点医学知识的病人，对疾病反应特别敏感，并且善于联想。这种病人了解到其不良预后往往情绪消沉，甚至萌生死的念头。家庭关系和睦或有一定社会地位的病人往往也不能一下子接受坏消息的刺激；而家庭关系淡漠、社会地位低下、生活经历坎坷的病人对坏消息的耐受性倒可能大些。因此，讲真话还需根据病人的文化水平和社会地位，决定该讲或不该讲、直截了当讲或含蓄婉转地讲。

(3)不同心理特征的病人。心理学上将人的心理特征称为个性或人格。包括个人的能力、性格以及气质。一般能力强的病人，对疾病的有关情况可从医务人员态度、举止、言谈中推测，或从其他途径打听出来，对这种病人不如早讲。对于性格坚定的人可以讲真话，反之对性格怯懦者则一般应少讲或不讲。对不同气质的人也要不同对待。多血质的人活泼好动，乐观敏感，有高度可塑性，这种人感受性高，耐受性也高，可以讲真话。胆汁质的人直率、热情，但急躁、容易冲动。这种人感受性高，耐受性低，不宜开门见山讲。粘液质的人安静、稳重、情绪不外露，一般可对这种病人讲明真实情况，但要仔细观察其反应。抑郁质的人喜孤僻，行动迟缓。这种人感受性高，耐受性低，对他们往往不宜讲实情。

总之，如何向病人表达情况是临床医生应掌握的艺术，需要在长期的临床实践中总结、积累和提高。

第四章 医疗科技伦理学

第一节 医疗科技伦理观

一、医疗技术的两重性

医疗技术包括医学诊断技术、临床治疗技术、疾病预防技术、临床实验技术、特种医学技术等。绝大多数医疗技术，除了其诊断治疗和预防的作用外，还会给人体内外环境带来不同程度的干扰，其正作用与副作用相伴互随难以分开，这就是医疗技术客观存在的利弊两重性。

辩证唯物主义历来承认科学技术的两重性，医学也决不例外，而且表现得更为明显。然而，在医疗的实践中，这种技术的两重性似乎未引起人们应有的重视。医疗技术的两重性包括两个方面：

医疗技术两重性的技术方面，即指医疗技术自身存在的正作用和副作用。抗生素在抗细菌感染产生正效用的同时，常常出现毒性反应、过敏反应、二重感染和细菌的耐药性；激素在有效应用临床的同时，也有破坏内环境、损坏正常人体组织和功能的不足；肿瘤的化疗、放疗虽为不少肿瘤病人治疗所必需，但也存在对人体各类正常细胞的杀伤；手术治疗也往往带来机体器官功能的损伤；最先进的诊断技术也常常出现误诊和错判。类似这些医疗技术的两重性可以说比比皆是，这种副作用是客观存在的。

医疗技术两重性的非技术方面，即在技术应用中由于社会、心理、道德等因素影响作用下而产生的两重性。对医疗技术负面作用的产生和控制，主要在于如何应用、如何正确应用医疗技术的问题，说到底是一道德问题。在现实医疗中存在的因医院一味追求利润而过度使用医疗技术，医生出自非医疗动机使用技术，不负责任的工作态度和缺乏严谨的科学作风，对医学技术缺乏了解或迷信技术、滥用技术所造成的种种众所周知的不良后果，都是此类两重性的表现。在今天，医学技术的高度发展，对人体的干扰与作用愈来愈大，如生殖技术、器官移植技术、基因技术等使得医学技术运用的风险愈来愈突出。医疗技术可能带来的负面影响不光是病人个人方面、疾病方面，而且还影响到医患关系，影响到社会以及环境、生态、人类未来的健康等。

二、医疗科技的负价值

用伦理学的眼光审视现代医学技术及其运用，不难看出其中明显存在的机械化、技术化和非人性化的倾向。先进的医疗技术给医学本身带来的不良后果至少包括：

(1)医源性疾病的增加。现在一般执行的医疗处置，无论用药、手术、麻醉、各种辅助检查都伴随某些危险因素，时常会发生意想不到的事故，加上人们对技术的依赖、不合理使用甚至滥用技术，更增加了这种危险性。因而这种现象被人们形象比喻为医疗侵袭。医源性疾病成了“医学进步的疾病”的别名。

(2)医患关系的物化趋势。现代医疗在很多方面过分定量化、精确化、机械化，原本以人—人对话为主的医疗正被人—机对话所取代，先进的医疗技术代替了以往医生在诊断、治疗中与病人直接、密切的心灵沟通，成了医患交往的物化隔离物。这种物化性，使医患的心理距离加大，情感交流减少。

(3)医疗行为客观化的趋势。物化的医疗技术往往把整体的人理解成一个个器官，而很少把病人作为一个有独特生活目的的人来理解。这种隔离人体的整体性的医学降低了人的价值和尊严，也削弱了医生不可缺少的临床思维能力。

(4)医药资源和卫生经费的浪费。医学技术对控制疾病、消除疾病、促进健康而造福于人类的主导价值是任何时候不容否认的。医疗技术本身存在的缺陷和不足，有的可随技术的不断改进而得以改正，更重要更有效的是通过正确、合理使用技术加以弥补。正是因为技术本身的不足才需要我们的医生——医疗技术的掌握者、操作者应该以社会利益、病人利益为重，以强烈的事业心和严谨的科学态度，审慎而正确地选择技术和应用技术，避免因使用医疗技术不当而对病人、社会、医患关系等方面带来的不良影响，把技术本身的不足和因技术运用中出现的负面作用降到最低的程度。这是医疗技术价值观的重要体现。

三、现代医学科技迷信

现代医学技术应用产生负面后果，其中一个很主要的原因来自现代医学迷信。

现代医学迷信就是对医学技术的盲目崇拜。人类健康需要医学技术，人类文明和发展离不开医学技术，我们因此崇尚医学、信仰医学。但是，如果让这种信仰走向极端变成盲目，那么这种原来对医学的真诚和善良愿望就会走向反面。医学就其功能和性质而言，属于生产力范围，它是通过技术的手段消除疾病、增进健康、促进和发展生产力。而影响医学技术转化为生产力的因素是方方面面的，社会的、经济的、文化的和人们心理、道德、观念的因素都作用其中。现代医学看到了医学发展的这种特征而提出生物—心理—社会—伦理医学模式，以引导人们正确看待医学，正确应用医学和技术；新的健康模式已不限于生理的健康，而把这定义扩大到了心理、社会和道德方面的完满状态，其隐含的深层意义不言而喻。

医学万能、惟医学技术论是现代医学迷信最具代表性的两种表现形式。这两种形式究其实质是一脉相承的，即往往把医学技术看成是健康的惟一保障手段；把医学仅仅理解成技术，认为一切疾病都可以通过技术得到根治，否认医学技术对某些疾病还缺乏有效方法或根本无能为力的事实。因而，在医疗实践中过分地迷信医学的技术性，忽视医学的社会性和人文性，如过分迷信仪器设备、进口药物、实验室结果，其后果是远离了医学和技术的原本意义，损害的是医学的声誉，损害的是病人和公众的健康利益。医学的物化、非人格化就是这种迷信的必然结果。

四、临床技术运用的最优化原则

正因为医疗技术存在利弊两重性，所以，我们对任何一项医疗技术的应用都应抱慎重的态度，认真选择，权衡利弊，正确评价医疗技术的各种价值。对技术的运用和选择必须遵循一定的伦理学原则，符合医疗的最优化原则。

所谓医疗的最优化原则是指在诊疗方案的选择和实施中以最小的代价获取最大效果的决策，也叫最佳方案原则。如药物配伍中首选药物的最优化、外科手术方案的最优化、晚期肿瘤病人治疗的最优化等。就临床医疗而言，最优化原则是最普通、也是最基本的诊疗原则。这一原则既有技术性的规定，也有临床思维能力方面的要求，并贯穿基本的医学伦理思想。

临床最优化原则的伦理意义和价值在于使临床诊疗中医学判断与伦理取向的协调统一，实现对病人诊疗最完美的结果。临床医学决策，医生的决定或医疗行为，本质上是医学判断（技术性）和伦理学判断（伦理性）共同作用的结果。医学判断是伦理判断的基础，伦理判断是医学判断的灵魂和指导。临床医疗中常常会遇到各种价值冲突，不仅有医生与病人价值间的冲突，也有医患各自不同需求方面价值如经济、社会、心理等方面价值之间的冲突。解决这些冲突的有效措施就是以伦理判断的合理性来保证医学判断的正确性，实现临床判断与决策的最优化。我们说某一医疗行为是道德的，一方面依靠医疗技术和病人病理、生理的变化体现医疗行为的技术合理性；另一方面则更直接地表现在医务工作者的道德观、社会观、价值观以及所反映出的态度情感、信念的参与和作用来实现医疗行为的伦理合理性。先进的医疗技术和技术高超的医疗行为具有善的伦理性的基础，同样，一个体现善的医疗行为又是充分发挥医疗技术的前提。但是,医疗技术的判断和选择又不能代替伦理学的选择。例如,目前治疗绒毛膜癌主要有化疗、手术、放疗、免疫等方法,具体在某一病人身上用哪种方法不仅是技术选择问题,也是伦理选择问题。

临床医疗最优化原则的基本要求是技术性的,更是伦理性的,具体内容包括以下几个方面:

(1)积极获取最佳疗效。疗效最佳指诊疗效果以在当时当地医学发展实际水平来看是最佳的。如对一般的疾病首选目前医学界普遍认可、适应具体病人的最有效药物、最佳手术方案等;CT 在占位性病变诊断中尽管效果好,但大部分中小医院没有,那么 B 超检查是最佳的。弃置条件允许采用或可以争取到的最佳手段不用,不负责任地随意应付的诊疗是不道德的;而一味追求高技术、高代价诊疗手段也不能认为是最佳的。疗效最佳是最优化原则首先要考虑的准则,它是其他方面内容的逻辑体现,是临床医生技术、经验、临床思维和职业道德水平的综合结果。

(2)确保诊疗的安全无害。临床诊疗做到安全无害是医生应追求的一贯目标。疗效最佳也包含了安全无害之意。我们承认任何诊疗技术存在利弊两重性,难免伴随对病人一定的伤害。为了减少这类伤害,医学伦理学有利无伤原则要求,在疗效相当的情况下,临床工作者应选择最安全、最少伤害的诊疗方法。对必须使用、但又有一定伤害或危险的治疗方法,医务工作者应以强烈的责任心,持十分审慎的态度,尽量使可能的伤害减少到最低程度,确保病人的生命安全。例如,尽可能避免过多使用 X 射线等有伤害作用的诊断检查;急性化脓性乳腺炎手术排脓时,应尽量避免切断乳腺管;截肢等大型手术,更要反复权衡利弊,为病人的劳动、就业、生活等远期后果着想。

(3)竭力减轻病人痛苦。对病人而言,痛苦客观存在,包括疾病本身的痛苦,也包括病人因诊疗中的负作用所致的痛苦。痛苦不仅是肉体上的,而且是精神上的。痛苦可以减轻,有时也可避免,这就需要医务工作者技术和责任心两方面作保证。应在确保治疗效果的前提下精心选择给病人带来痛苦最小的治疗手段,减轻病人疾病的痛苦始终是医生诊疗的责任。在特定情况下,对晚期癌症病人、临终病人,消除或减轻其痛苦往往是第一位的。有些不宜普遍使用而往往又会增加病人肉体和精神痛苦的特殊检查只能在必需的、有针对性保护措施的情况下才能使用。

(4)力求降低诊疗费用。医疗的费用无疑是影响病人医疗的重要因素。无论是对自费还是公费病人,在选择诊疗方案时,在保证诊疗的效果前提下对诊疗方案的选择,应当考虑资源的消耗,努力减轻病人和家属的经济负担。尽量避免因过高的医疗开支而增加病人精神上的痛苦,避免从经济上把病人,尤其是经济状况差的病人重新置于绝望之地。

临床医疗最优化原则的这四方面内容是相互影响、共同作用的,不能重此轻彼。

第二节　临床技术应用伦理

一、用药道德与滥用药物

（一）滥用药物的伦理分析

临床上，违背医药学原理，或不符合病人病情及生理病理状况的用药，称为不合理用药或滥用药。世界卫生组织药物依赖性委员会给滥用药物下的定义是："跟通常医疗实践不一致或长期或偶然地超量使用与疾病无关的药物。"此定义的要点，一是与治疗目的不一致的用药；二是不合常规的超量使用药物。临床上主要表现是：用药指征不明确，即没对症下药；违反禁忌用药；剂量过大或不足；疗程过长或过短；合并用药过多等。不合理用药和滥用药物的直接后果是：药源性疾病的增多；药物性依赖增多；医药资源浪费。

药源性疾病已经成为一种新的流行病，而不合理用药、滥用药是导致药源性疾病的最主要原因。

滥用药物的原因有以下三方面：

(1)医生源性。业务生疏、技术水平低、缺乏进取心、责任心不强是不合理用药、滥用药的根本原因。包括：医生忽视病人用药史及特异体质；忽视药物相互作用及配伍禁忌；误用药物，如把无明确治疗目的的药物任意引进处方；用药方法不当；剂量不当；用药种类过多。

(2)病人自身源性。病人在遭受疾病痛苦的折磨时，常常寄希望于药物。一是久病乱投药；二是迷信偏方、迷信洋药昂贵药；三是不遵医嘱而乱用药。这主要是由于大众传播用药知识缺少，病人一般医药知识甚少，对药物的性能及毒害作用了解不够所致。

(3)社会及经济源性。药政管理制度不完善；药物报道和药物广告宣传虚假失实；医药商店不需处方随意可买到药物；不合理的公费医疗制度；医院片面追求经济效益等是社会性药物滥用的原因。

滥用药物的问题无论是哪种原因引起，归根到底，并非单纯的是技术、水平问题，更为重要的是一个复杂的伦理道德问题。

（二）用药的伦理思想和伦理原则

临床用药必须以拯救和维护病人的生命、治疗疾病、解除痛苦、促进病人身心健康为基本宗旨，符合这一宗旨的用药就是符合道德的用药。这一宗旨本身就贯穿了临床用药中动机和效果、目的和手段统一的辩证伦理思想。动机总是指向一定效果，动机正确，但如果未能达到本应达到的理想用药效果而造成病人的伤害，是不合道德的；手段总是为了达到一定的目的，如果目的正确，但所采取的用药手段和方法不正确而延误病情或是加重病人痛苦，同样也是不道德的。道德的用药就是达到动机与效果、目的与手段的完整的统一。这是用药道德评价的基本立足点。

作为医生应十分注意强化用药的责任意识，临床用药应以科学和伦理学为基础，按最优化原则慎重选择用药。在用药的过程中，下面几方面是要重点考虑的：严格掌握适应证；安全有效；用药个体化；合理配制；近期疗效与远期疗效的一致性。

二、辅助检查的选择和应用

(一)辅助检查的地位与局限

现代医学技术发展最为迅速而有效的是诊断技术。新型多功能彩色B超、核磁共振、CT、电子纤维镜技术、免疫学技术、遗传学基因诊断技术等一系列新的诊断技术的不断问世，使临床辅助检查技术水平大大提高。其增强了医生的感官能力，扩大了医生的视野，丰富了医生的思维，使医生能够在更大范围和更深的层次上获得疾病过程较为精细的资料，因而改变了以往临床资料的模糊性和表面性。临床诊断需要科学的精确。机体的病变是十分复杂的，即使是最有经验的医生也不可能完全凭主观和经验进行判断。某些疾病的早期，没有明显的症状和体征，单凭医生肉眼和双手的生理感觉是无能为力的。辅助检查却提供了早期诊断方法。譬如甲种胎儿球蛋白(AFP)配合B型超声波检查，可以在临床症状出现前较早地发现肝脏是否有恶变情况以及早期发现恶变物的大小、位置等。辅助检查的临床诊断价值越来越大，它在临床诊断中的地位越来越受到充分的肯定。

辅助检查也有其自身固有的局限性。大多数的辅助检查往往只能反映疾病某一瞬间的状况，不能反映疾病的全过程；只能偏重于局部的观察，不能反映疾病的全部。由于疾病本身的复杂性、病人个体差异性、临床表现的不稳定性和多变性等，都会导致辅助检查结果的变化和偏差。对患同一种疾病的不同病人、不同病人疾病的不同阶段都可以出现不同的结果。其他的因素如标本选取的典型程度、仪器精确度、实验环境、试剂纯度、个体反应差异、操作者掌握技术水平等都可能影响结果的正确性。另外，检查的损伤性也是辅助检查局限性的重要方面，往往导致医源性疾病。常用的放射诊断中的X线透视、造影等均可能对病人身体造成不同程度损伤，如伤害生殖细胞、致畸；光学内窥镜如肠镜、支气管镜造成对管壁的机械性损伤。据报道，支气管内窥镜医源性疾病的发生率为0.8%～1.7%，死亡率达0.1%～0.24%。这不能不引起医务人员的注意。

然而，在现实的医疗实践中，不少医务人员则过分地依赖和迷信辅助检查，从而促使临床思维僵化，使用辅助检查“机械化”。其具体表现在：

(1)不恰当的常规。医生缺乏针对性地把某些辅助检查作为常规和习惯。

(2)不必要的精确。不从疾病和病人的整体出发，而是为了获取某个“精确”的数据，即使在诊断明确后医生仍让病人去做不必要的、重复的检查。

(3)虚假的客观性。客观数据的偏差和不准确是现实存在的,但不少医生往往一味迷信辅助检查的结果,其实,有时候客观数据不比主观判断更有价值。

(4)多余检查。在临床,辅助检查大包揽已成为常事。

(5)对信息选择的疏忽。当医生集中注意于技术操作和数据流量时,却疏忽了具有同样价值的信息来源——这就是病人、病人的感受和情感。

(二)辅助检查的伦理规范

(1)辅助检查必须是确实需要的。

(2)优化辅助检查项目和程序。

(3)对有害或可能对病人产生不良影响的检查应做到病人的知情同意。

(4)客观估价辅助检查在诊断中的意义。

三、手术治疗伦理选择

(一)手术治疗与医疗缺陷

手术治疗以其见效快、不易复发的优势成为根除某些病疾最常用的方法。但是,手术治疗是以一定的创伤性、破坏性为前提的,会给病人机体带来一定程度的伤害,使病人遭受一定的痛苦。如黑色素瘤的根治需要截肢,由此带来的肢体残缺而影响功能与生活的伤害是难以避免的。这一特点决定了选择手术必须遵循一定的伦理原则。手术方案要最优化,手术过程中要尽可能减少损伤,"有利无伤"原则应在手术治疗中充分体现。手术中的知情同意也是为了减少伤害,不能认为手术治疗反正是以一定伤害为前提的,而不管伤害多少、能否避免或减少这种伤害。

手术缺陷种类不同,性质也不同,因此,在进行道德评价时进行严格的区分是很有必要的。

(1)计划性缺陷。它是指在一定的医学科学和医疗技术水平条件下,对某些外科疾病还难以找到理想的治疗方法,尽管经过医生多种努力,仍然避免不了死亡、残废及某些严重并发症、劳动能力不全恢复或丧失等后果的医疗质量缺陷。

(2)意外性缺陷。它是指对某些疾病的手术治疗过程中,尽管手术医生竭尽全力,认真负责,但由于病情复杂,或由于病情急剧变化,出现了超过手术治疗计划之外的、意想不到的情况,造成了轻重程度不等的医疗缺陷。

(3)过失性缺陷。它是指由于手术医生的过失造成的医疗缺陷。其中又分两种情况:工作失职、粗枝大叶、不负责任而给病人造成痛苦或不幸;医生技术水平差,或手术操作不熟练而对病人造成痛苦和危害的医疗缺陷。

(二)手术治疗的伦理学选择

手术治疗的实施过程实际上也是伦理学的选择和判断的过程。在宋国宾所著的《医业伦理学》(1932 年)一书中就提到了手术治疗选择的三个必要的伦理条件:"手术之施行关系病人医家双方利益,非可贸然从事,必有相当之条件焉。条件为何?

即(甲)非必要时不施手术;(乙)无希望时不施手术;(丙)病人不承诺时不施手术。"这三条原则在今天仍然适用。外科医生进行手术治疗时应遵循的伦理原则包括:

(1)严格掌握适应证,手术必须是确实需要的;

(2)术式的选择必须是最佳的;

(3)手术治疗过程均需做到病人的知情同意。

第三节 人体实验的意义和伦理问题

一、人体实验地位与道德

人体实验(human subjects experimentation)是以人体作为受试对象,用科学的实验手段,有控制地对受试者进行研究和考察的医学行为和过程。在这里,人体的概念是一个由尸体、活体、个体和群体所构成的特殊系统;实验的概念则包括解剖、观察、测量、试验等几个研究层次在方法上的连续和统一。

人体实验在现代医学和医学研究中有着极其重要的地位,无论是基础的医学研究,还是临床的诊断、治疗和预防都离不开人体实验。医学的任何新理论、新方法无论是经过何种人体外试验、多少次成功的动物实验所建立的,在常规临床应用之前,都必须回到临床性人体实验之中。只有经过人体实验证明确实有益于某种疾病的诊断、治疗和方法才能推广应用。即便是已常规应用于临床的理论和方法,还必须不断地通过人体实验手段,加以修正和完善。因此,人体实验不仅是医学的起点,也是医学研究的最后阶段。从医学发展的历史看,没有人体实验便没有医学,更没有现代医学的发展。中国古时的"神农尝百草"可以说是最早的人体实验。近代西方医学的发展无一不是建立在人体实验成果基础上的,如哈维(Harrey)血液循环的发现、詹纳(Jenner)牛痘接种的发明等。现代生物医学的发展更是如此。

人体实验历来是医学道德关注的焦点。现代医学大量地使用了人体实验,并对医学发展、对人类健康做出了许多贡献。人体实验的应用已越来越朝健康正确的目标、合道德的方面发展。由于依靠成千上万受试者而得出的结果,所以像脊髓灰质炎、麻疹、心脏病和肾脏衰竭等病症已不再使许多人丧失能力。这是连人体实验反对者也不得不承认的事实。但是,人体实验客观上存在着不明确性和危险性。同时,随着医学进步的同时,不道德的和滥用人体实验的现象的确也发生了,这引起了人们对此现象越来越多的关注。

二、人体实验道德的国际宣言

人体实验的道德争论从近代实验医学产生以来从未停止过。尽管如此,人体实验毕竟冲出了人们传统认识和道德观念形成的巨大障碍,奠定了在医学中的地位。但是,人体实验发展至今也并非完美,人体实验本身存在着技术、方法的缺陷,更存在人体实验运用中的道德缺陷,包括一些医学上成功的人体实验,其采用的方法往往是不合理的,甚至是不道德的。为了规范人体实验,防止不道德的实验和滥用人体实验,1946 年在纽伦堡军事法庭对医学战犯进行审判后,诞生了人体实验的第一份正式国际性文件《纽伦堡法典》(Nuremberg Code)。其基本精神是:(1)绝对需要受试者的知情同意;(2)实验对社会有利,又是非做不可的;(3)人体实验前先经动物实验;(4)避免给受试者带来精神的和肉体的痛苦及创伤;(5)估计受试者有可能死亡或残废的,不准进行实验;(6)实验危险性不超过人道主义的重要性;(7)实验应精心安排,采取一切措施,杜绝发生伤残;(8)实验必须由受过科学训练的人来进行;(9)实验期间,受试者有权停止实验;(10)实验过程中发现受试者有可能伤残或死亡时,应立即停止试验。

《纽伦堡经典》问世后,被不少国家接受实行。1964 年第 18 届世界医学大会在芬兰的赫尔辛基召开,会上通过了"指导医务卫生工作者从事包括以人作为受试者的生物医学研究方面的建议",即《赫尔辛基宣言》(Declaration of Helsinki)。这是第一份由国际医学组织和大会制定通过的关于人体实验道德规范的代表性文件,其意义在于肯定了人体实验在医学中的必然性和地位;强调了人体实验的开展必须以普遍的科学原理和动物实验为前提;突出了为受试者利益而强调在人体实验中的自主原则、无伤原则以及知情同意原则;同时也赋予了医生从事医学的科学责任与道德使命。因此,《赫尔辛基宣言》成为现代医学人体实验研究的规范性指南。1975 年,世界医学大会第 29 届会议在东京召开,对《赫尔辛基宣言》内容作了进一步的修改、完善,但基本精神和意义仍然不变。随着医学的飞速发表,人体实验的内容和道德意义在不断更新,《赫尔辛基宣言》也表现出局限性,如未能包括人体实验的所有道德内容,尤其是未能反映新的道德内容。

1982 年,世界卫生组织(WHO)和国际医学委员会(CLOMS)联合发表了《人体生物医学研究国际指南》,主要目的是为《赫尔辛基宣言》提供一个详尽的解释,促进人体实验和研究伦理学原则的正确运用,尤其指出了知情同意方法的局限性。1993 年,WHO 和 CLOMS 在对此指南作了进一步修订的基础上联合发表了《伦理学与人体研究国际指南》和《人体研究国际伦理学指南》,其中特别肯定了人体实验研究可能成为一些缺乏有效预防治疗的疾病受益的惟一途径,强调不应剥夺严重疾病(艾滋病、恶性肿瘤)患者或危险人群可能通过参与人体实验受益的机会。这两个文件和《赫尔辛基宣言》一样已成为各个国家医学组织和个人所公认、遵循的人体实验研究的伦理学原则。

人体实验各具体领域道德规范的讨论和研究也在不断地进行当中。

三、人体实验伦理原则

(一)知情同意原则

人体实验合不合道德性的第一区分标准,就是这一人体实验是不是取得了受试者的知情同意。

(二)有利无伤原则

人体实验必须以维护病人利益作为根本的前提。人体实验的实验者在任何时候的任何情况下都应把受试者的切身利益放在优先考虑的地位,不能只顾及医学研究或借为今后其他人的利益之名而牺牲病人的根本利益。

(三)医学目的原则

毫无疑问,医学人体实验的直接指向和目的是在宏观发展医学,积累医学知识为人类的健康服务,道德的、有价值的人体实验总是能增进医学知识,促进社会文明和进步。作为医学工作者,需要不断充实医学和人体实验知识,提高发展和运用这种知识的能力,这也是一种责任。医务工作者在实验中不仅要避免不合医学目的的人体实验,还要避免不顾人体实验手段方法的正确性、道德性、科学性而进行的实验,更要禁止违背人道、有损医学、危害社会和人类进步的人体实验。

(四)实验对照原则

实验对照原则是现代人体实验的一个科学原则,也是一个道德原则。它要求实验对照应做到分组的随机化,做到对照组、实验组的齐同性、可比性和足够的样本数。

人体实验常用的实验对照方法是安慰剂和双盲法。安慰剂对照是给无副作用的中性药作为对照,使病人主观感受和心理因素均匀地分布于实验组和对照组之中。双盲法是使受试者和实验观察者都不知道使用何种药,也避免了实验观察者的主观偏向,以进一步保证实验结果的客观性。这类实验方法的道德问题是担心实验对受试者存在欺骗之嫌。事实上,这种担心是多余的。安慰剂和双盲法试验与知情同意原则不存在根本矛盾,两者都是以不能对病人受试者利益有损害为前提。现代医学的许多实验,在取得受试者的一般知情同意前提下都倾向于不向受试者(有时包括观察者)告知他们实际得到什么药物或他们将得到哪项治疗。正如恩格尔哈特(H. Engelhards)指出的:这类双盲性临床实验,并不因为使用这类欺骗而变得不道德,除非没有提前告知受试者存在这类欺骗。的确,在这类实验中,按实验设计的科学要求,把有些违背这一实验科学客观性要求的信息告知受试者恰恰是荒唐的,这会使实验变得毫无意义。但是,在随机的临床实验中,一定要提前告知受试者什么类型的信息将不会被揭示,将会用何种方式随机,为什么采取这种方式,将会提供什么信息,什么时候、什么情况下提供等,而不应欺骗受试者。重要的是,对一个实验研究所涉及的风险和好处,受试者不应受到误导。

第四节　生殖技术伦理问题

生殖技术与生育控制技术的研制和应用已经引发了大量的、令人关注的伦理和社会问题。如何提高对这些技术的社会伦理、文化观念方面的认识，如何正确地运用或控制运用这些技术是医学和医学伦理学迫切需要面对的事。

一、生殖技术概述

(一)生殖技术与生殖革命

生殖技术(reproduction technology)是指用现代生物医学知识、技术及方法代替自然的人类生殖过程的某一步骤或全部步骤的手段。人类的繁衍一直被自然生殖所垄断，男女结合后的性交、输卵管受精、植入子宫、子宫内妊娠以及之后的婴儿出生是人类自然生殖不可缺少的基本过程。自然生殖被看成是天经地义、不可取代的。今天，现代生殖技术已经打破了人类自然繁衍的连续过程，超越了这一自然的垄断方式(如下图)。

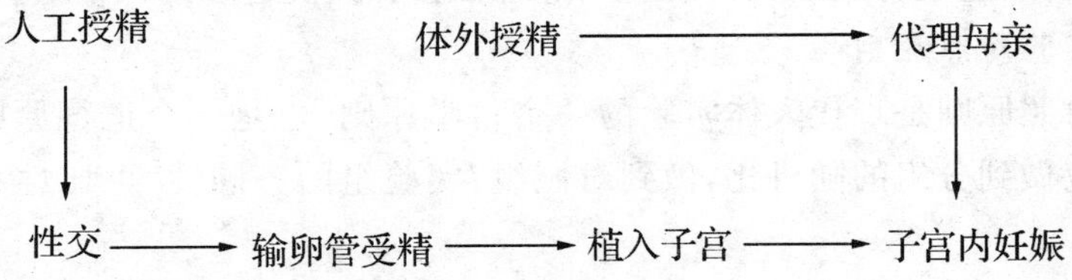

最基本的生殖技术有三种：人工授精、体外授精和无性繁殖。人工授精实际上替代了自然生殖过程的性交。体外授精代替了自然生殖过程的性交、输卵管受精和自然植入子宫三个步骤。无性繁殖则是用简单的、低等生物生殖方式来繁殖高等动物，甚至人类，这几乎完全放弃了人类自然生殖的所有形式和过程(步骤)。性别检测技术研究的进展给生殖技术不断增加新的内容。

现代生殖技术的进步，无疑是生殖医学领域的一场革命，不仅是技术上的，更是观念上的、伦理上的革命。

1890 年，美国的杜莱姆逊(Dulemson)首先将人工授精技术试用于临床。20 世纪 30 年代，人工授精在技术上已经有了一定的突破。1953 年，美国阿肯色大学医学中心的谢尔曼(Sherman)和伯奇(Burge)发表《人工冷冻精子的生育功能》一文，报告了冷冻人类精子用于人工授精获得成功，开辟了冷冻精子在人工授精方面的广阔前景。1978 年 7 月，世界上第一个试管婴儿在英国诞生，标志了体外授精技术划时代的突破和由此带来的生殖技术领域的一系列进展。

我国生殖技术研究起步较晚，但发展很快。1982 年湖南医科大学将人工授精的研究用于临床获得成功；1985 年 9 月，北京医科大学第一次进行人卵体外授精和受精卵分裂成功；1986 年 9 月，湖南医科大学用冷冻精子体外授精成功；1988 年 10 月，我国首例试管婴儿在北京医科大学附属三院诞生；1992 年 5 月，我国首例宫腔配子移植婴儿在山东省立医院诞生。自 1986 年青岛医科大学建立了我国第一个人类精子库后，湖南医科大学建立了我国第一个人类冷冻胚胎库。所有这些，都标志着我国人工生殖技术已达到了较高的水平。

医学科学技术发展的现实表明，用人工生殖技术造就自己的同类不再是昨天科学家和科幻作家的浪漫幻想，它已经以现实的精神和科学的姿态占据了“人类自然繁衍”这块神圣的领地，并始终以服务于人类、造福于社会为目的。它不仅给不育症患者带来了福音，而且可以使遗传病患者避免自己的悲剧重现于后代。从此意义上说，生殖技术是人类通过科学技术有意识地达到自己的正常愿望和理想，并使人类的生殖和繁衍更加科学和有规律，根除疾病，保证优生。生殖技术的进展无疑是生殖优生领域的一场革命。

（二）生殖技术的道德评价

生殖技术作为一种新技术在人类繁衍后代领域里的运用，无疑是对人类几百万年以来自然生殖方式的一种挑战。然而，任何科学技术的应用总是与每个国家当时的政治、经济、文化和道德的状况联系在一起的。科学技术应用的价值在于是否与这种政治、经济和文化的发展相一致。因此，值得人们重视的是，科学技术的成果包括生殖技术如果不正确地使用，没有相应有效、严格的道德原则和法律措施，不仅不会造福于社会、造福于人类，相反，会给人类社会带来痛苦或麻烦。

今天，生殖技术应用已经面临着种种伦理学难题。自然生殖过程所形成和习惯了的一整套伦理道德关系，由于人工生殖技术的介入而发生了解体，并且出现了许多与传统伦理道德观相悖的一系列新衍生的道德观，造成了两种或多种道德价值间的冲突。这些冲突主要围绕医学进步与社会进步、个人利益与社会利益、眼前利益与长远利益、传统义务观与现代价值观之间的矛盾而展开。

二、人工授精

（一）人工授精的概念

人工授精（artificial insemination）是用人工技术将精子注入母体，在输卵管受精达到受孕目的的一种方法。这一技术主要用来解决丈夫不育症以及由此而引起的生理、心理、家庭和社会等一系列的问题。据世界卫生组织（WHO）报告：全世界育龄夫妇中有 5％～15％是不育症患者。我国不育症夫妇已占育龄夫妇的 10％以上，并仍有上升趋势。不育症夫妇承受着来自社会、家庭和个人心理、生活、工作等多方面的压力。不育症已成为一种特殊类型的心身疾病。治疗和解决不育症已成为具有重要社会意义的课题。

人工授精分两类：(1)夫精人工授精(artificial insemination husband，简称AIH)。夫精人工授精适用于丈夫由于生理或心理的障碍，不能通过性交授精，或异常射精(反向射精)而导致的不育症；也适用于丈夫精子稀少症，通过把丈夫的精液收集、分离，然后用浓缩的形式授精。(2)供体人工授精(artificial insemination doner，简称AID)。供体人工授精适用于下例情况：丈夫精液无精子等男子不育症，男方患有严重遗传性疾病，如常染色体显性遗传病，或男女双方均是同一常染色体隐性杂合体，男方为Rh＋血型、女方为Rh－血型的夫妇等情况。

人工授精的技术要求并不太高，但成功率很高。到目前为止，通过人工授精所生的孩子已达百万以上。现在，商业性的精子库已在不少国家建立起来，法国就有20多个人工精子库。世界上最大的商业性精子库是美国纽约的伊丹特精子库，存有3万多个标本。美国加州的埃斯孔迪多开设了一个诺贝尔精子库，提供诺贝尔奖金获得者供给的精子。1984年《美国新闻周刊》报道了世界上第一位"诺贝尔男婴"健康成长的情况。1985年，美国亚利桑那州的一位妇女用诺贝尔精子库的精子生了第一位诺氏女孩。

人工精子库的建立，开辟了人工生殖的更大可能性，扩大了人工授精应用的范围，而且还提高了人工授精的成功率。这项技术的开展使人工授精不仅可以解决男子不育症，而且在一定范围内积极地推动了优生学的研究。其意义在于：(1)提供大量人类精子，作为人工授精或体外授精备用，以治疗不育症患者。(2)提供"生育保险"。例如，在丈夫将行绝育术、丈夫逝世前(去前方打仗，从事极危险工作等)或子女不幸夭折等特殊情况下，事先把精液保存起来，可供以后授精用。法国马赛一女子，其丈夫于1984年死于癌症，死前已把精子保存于精子库中，她要求用丈夫的精子使她受孕，因为她丈夫生前希望有个儿子，将来能成为钢琴家。(3)推动计划生育、优生优育工作。如为接触放射线人员及需要接受放射性核素治疗的未育病人提供"优生保险"。现在，国外有些男子在婚前就做了绝育手术，但在绝育前就把精子存在精子库中，直到夫妻都认为应该有孩子的时候，便从精子库中取出自己早已存入的精子，供妻受孕。因此，在某种意义上讲，精子库使避孕更加牢靠，使计划生育的计划性更强。另外，冷贮精液还可根据临床需要组织建立地区性或全国性精子银行，这样就可使供精者身材、体貌与受者要求更加符合，并可避免供者与受者后代相遇的机会，还可等到对供精者血清学测定或细菌学检查结果出来之后再使用冷贮精子，以防止艾滋病、病毒性肝炎等传播，这尤其重要。

(二)人工授精的伦理问题

(1)人工授精是否破坏了婚姻与家庭关系。有人认为人工授精把爱情的地位排除在外，势必会抑制夫妻之间的感情发展，因为它切断了生儿育女与婚姻这一为家庭所必需的联系。人工授精把生儿育女变成了配种，把夫妻之间性的结合分开，把家庭的神圣殿堂变成一个生物学的实验室，从而破坏婚姻关系，是有悖人道的。

尤其是非配偶人工授精所用的是第三者的精子，这与通奸致孕实际上没有什么不同。与上述相反观点认为，婚姻是由情爱培养的人与人关系，其中起主要作用的不是性的垄断，而是彼此间爱情和对儿女的照料。对于许多无子女的夫妇，人工授精是促进爱情的行动。如果人工授精是在夫妇双方知情同意条件下进行的，而且严格遵守规定的保密范围，那么，这种人工授精就是合伦理的，无疑会促进家庭幸福和社会的进步。

(2)人工授精会不会造成亲属关系的混乱。采用供体人工授精技术在客观上造成了所生的孩子有两个父亲：一个是养育他(她)的父亲，也称社会学父亲；一个是提供他(她)一半遗传物质的父亲，也称生物学父亲。由此，就必然提出了谁是真正的父亲，在养育父母和遗传父母中间哪一个是对孩子具有道德上和法律上权利和义务的父亲的问题。

(3)其他问题。主要有：

①未婚女子能否选择人工授精？有人赞成将一辈子不愿结婚的非婚妇女列入人工授精的适应者之列，认为这些妇女有选择独身、放弃婚姻的权利，也有要求生育的权利。反对者从正常的家庭结构和孩子成长的环境角度考虑，认为没有父亲的家庭是残缺的家庭，更重要的是，孩子在没有父亲的家庭中对其心身健康和成长是极为不利的。作为治疗不育症为主要目的的人工授精，不应满足这些妇女的要求，而是要严格限制或禁止。

②是否将人工授精的实情告诉孩子？人工授精孩子成年后有无寻找“生物学父亲”的权利？孩子知道后心理会发生什么样变化？对这一问题目前一般强调保密原则，主张对夫妇之外的一切人保密。但是，也有人认为人工授精孩子在成年后有了解自己生殖信息和身世的权利，包括寻找“生物学父亲”相关信息的权利，但他们之间并不发生法律上的权利义务关系。

③能否避免或防止后代中的血缘结婚？随着人工授精术的广泛开展，接受同一供精者精子出生的供体人工授精后代有彼此结婚并生育孩子的可能，这种情况实际上就是法律上不允许而现已限制的同父异母的近亲婚配。对这一与优生冲突而又可能出现的情况如何作科学的预测和加以避免是一个十分值得重视的问题。

④能否把精子作为商品买卖、能否给供精者报酬？是否会造成对人性的亵渎、对人权的侵犯？人工授精的商品化完全可能使供精者不关心其行为上的缺陷，如隐瞒遗传病史或性病史，或为了竞争或追求赢利而忽视精子的质量，或追求高质量而使人类基因库变得单调而缺乏多样化最终影响人类生存质量。因此，国内外大多数学者认为，把精子作为商品，给予供精者报酬是不合适的。有正常生育的健康男性自愿捐出精液用于人工授精，不仅给不育症夫妇带来福音，而且服务于优生，促进他人家庭幸福和社会进步，是一值得赞赏的人道行为，不应是以谋求金钱作为报答的。

(三)人工授精的伦理原则

人工授精的科学意义和现实意义是显而易见的。然而,由于人们对人工授精认识的不足和偏见,由于人工授精存在的种种道德难题以及在实际中的不规范应用甚至滥用而出现的大量问题,有必要从科学和伦理学的要求上,对人工授精进行严格规范,切实遵守以下道德原则:

(1)严格掌握适应证,控制适用范围。人工授精在我国目前的适用范围主要有:不可逆的男性不育,如无精症、死精症、严重少精症而治疗无效者;男方携有不良遗传基因,如严重精神分裂症及癫痫、各种严重遗传性疾病;绝育术后,因其独生子女夭折或其他原因需恢复生育力而未能成功者;夫妇间 ABO 血型或 Rh 因子不合,如男方 Rh+因子;丧夫无子女而不愿再婚的妇女。

(2)尊重受术者意愿,签署文字契约。包括两个方面:一是尊重供精者。希望有一大批身体健康的自愿供精者参与这一造福于人的事业,但必须使供精者知情同意,尤其要确认已婚捐精者确已取得其妻子的理解和同意,做出与人工授精出生儿不存在法律上父子关系的承诺,并完全是自愿的行为。坚决禁止用欺骗、强制的方法获取精液。二是尊重受精者夫妇的意愿。人工授精尤其是供体人工授精必须在夫妻双方同意下进行。医务人员应充分了解双方的感情和对采用人工授精的真实意愿、态度和自信心,帮助他们充分了解供体人工授精的有关过程、各种关系、权利和义务、技术方面可能出现的问题等信息,使他们对人工授精有一客观、全面和正确的认识。生儿育女是夫妻双方共同的愿望,也是夫妻共同的责任,是否采用人工授精应由夫妻共同商定。在做出同意的决定后应签署书面契约,并经法律公证发生法律效应。契约至少应包括:要求人工授精的理由;放弃了解供者有关情况的权利;承担对所生子女的义务和责任;解除医生对受精者怀孕期间、分娩过程的意外以及出生先天性缺陷儿的道德责任。

(3)保密与互盲原则。在人们对人工授精的道德是非认识不一致的情况下,为了维护供精者与受精者的正当权益,除了要加强道德宣传、澄清道德是非外,还必须坚持保密和互盲原则。供精者与实施医生、供精者与受精者、供精者与人工授精儿相互间应保持互盲,这对健康有序地开展人工授精、减少不必要的医疗法律纠葛、保护各当事人各方的权利是至关重要的。实施人工授精的医院和医生必须在特定时间和范围内为要求保密的受精者恪守秘密,尤其不向社会亲友透露授精事实;同时也要为后代保密。精子库医生或收集精子的医生要为供精者保守秘密,永不透露他们的姓名,包括不向实施医生透露。受精者与孩子之间在目前仍以保密为原则。这里的一个难题是如何保护成年后的人工授精儿要求了解自身生殖以及有关信息的权利。在考虑一方权利的同时必须顾及维护供精者的隐私权。供精者与后代间的主要信息应是相对长时间互盲的。至少,在目前来看,可以考虑人工授精儿成年后可以通过法律了解有限的相关信息,包括证实其母曾经接受过人工授精、供精者的身体状况、年龄等常规信息。其他信息如供精者姓名、住址概不泄露。总之,互盲与保密是人工授精所必须的,只有这样才能避免可能出现的不利于夫妻感情、不利于孩子身心健康、不利于稳固家庭的因素。

(4)确保生殖质量。人工授精的目的应该是优生优育,以提高生殖质量和人口质量。因此,除严格规范和提高人工授精的技术要求,增强责任感和服务态度,确保手术安全等基本条件外,还必须选择合适的供精者,以保证精子质量。其包括:对供精者进行详细询问和严格的检查;供精者发育正常,智力、体力条件较好,没有遗传性疾病及遗传性疾病的家族史;供精者没有不良习惯和行为;精液中精子的质量和数量正常。另外,人工授精提倡用精子库冷冻精液,防止性病、艾滋病及其他传染性、遗传性疾病的传播;严格控制供精者的供精次数,一般不超过三次,并尽量拉大地区差。对人工授精儿配备信物或永久性说明和标记,利于综合管理,防止意外血缘结婚生育的机会。人工授精的应用必须考虑到后代生命质量。

三、体外授精与代理母亲

(一)体外授精的概念

体外授精(invitro fertilization,简称 IVF)俗称试管婴儿,它是用人工的方法使精子、卵子在体外(如试管)结合形成胚泡并培养,然后植入子宫自行发育的技术。包括了诱发超排卵、人工授精与体外培养及胚胎移植三个关键性步骤。

世界上第一例"试管婴儿"路易斯·布朗于 1978 年 7 月 26 日在英国诞生,这是医学生殖技术的重大突破。布朗的父亲是汽车司机,母亲是家庭妇女,由于输卵管堵塞,婚后 12 年没生育,而采用了体外授精术。如今,布朗已 20 岁,她的试管婴儿妹妹纳塔利也已 16 岁。北京医科大学生殖研究组从 1984 年开始研究该项目,1988 年 3 月 10 日诞生了中国大陆首例"试管婴儿",1989 年 8 月诞生了首例男三胞胎以及以后的赠卵试管婴儿、冷融胚胎试管婴儿等。

体外授精的现实目的和作用是较为明确的,被公认为是治疗不孕症的最重要和最有效的手段。体外授精主要解决妇女不育问题。

体外授精技术还可以与遗传学研究和优生学研究密切联系起来。比如,对有遗传病的患者胚胎进行着床前遗传学诊断,发现遗传缺陷者则不用于胚胎移植;也可为早期胚胎进行基因治疗提供可能性;对严重少精或弱精症患者,可通过显微操作技术,选择一个健康的精子直接注射到卵中使卵受精;甚至有可能把某些优秀基因植入受精卵内。体外授精术还可以帮助那些已做输卵管结扎绝育手术的妇女当孩子不幸失去时恢复生育功能,起到了完善计划生育政策、为自觉实行绝育术的妇女提供了"生育保险"作用。

当然,体外授精也涉及大量的伦理道德问题,不少问题是人工授精的扩大,有些是人工授精没有碰到的,如代理母亲、父母身份、胚胎地位等,人类应注意提高对这些问题的认识。

（二）代理母亲的概念

代理母亲（surrogate mother）的概念和形式是体外授精技术应用和发展的产物，它是体外授精技术应用于解决妇女某些特殊不育症如无子宫而出现的。代理母亲的本来意思是指按委托协议代人妊娠分娩的妇女，这些人或用自己的卵人工授精妊娠、分娩后交别人抚养，或用她人的受精卵植入自己子宫妊娠、分娩后交人抚养。20 世纪 70 年代末开始有代理母亲，而现在，代理母亲在一些国家如美国已成普遍的现象。在我国尚未有这方面的报道，但随着体外授精技术运用于不孕症作用的扩大，在我国出现代理母亲完全是有可能的事。

对代理母亲的伦理学评价存在褒贬不一的状况。一方面，代理母亲确能给人们带来裨益而受到欢迎。首先是可以满足特定夫妇抚养一个健康孩子的愿望，尤其是抚养一个具有夫妇一方基因的孩子的愿望。有些妇女由于患常染色体显性或伴性遗传病，如血友病而不能孕育；有些由于妻子患有其他人工生殖方法不能解决的不孕症如无子宫，但夫妇迫切需要孩子，在这种情况下，代理母亲是惟一出路。这能促进家庭和睦和幸福，毕竟，希望有个孩子是合理的愿望。其次，有利于代理母亲和所生的孩子。国外大多数代理母亲都是已婚者，并有孩子，她们的动机各异，有的认为代理母亲提供了一个较好的经济来源，有的觉得想再体验怀孕和分娩，有的因她给另一对夫妇“送去了生命礼物”而感到高兴。当然，没有代理母亲就没有这一孩子。代理母亲是体外授精的一个重要组成部分。

另一方面，代理母亲的出现，确实也带来了不少新的伦理学问题。在美国等地由于代理母亲而出现的案例越来越多。美国一 42 岁的妇女阿丽特·施韦策因自己 22 岁的女儿克丽斯塔没有子宫无法怀孕，而乐意代女儿怀孕，医生把女儿的卵子取出使其同女婿的精子授精，然后把受精卵植入了施韦策夫人子宫内并如愿生下了一对双胞胎。这一行为引起了争论，主要是这种形式的代理母亲对孩子与家庭成员的关系造成了新问题，施韦策是孩子的妈妈还是外婆？但施策尔认为他们的决定是正确的。南非发生了一起母亲替女儿做代理母亲而造成的法律纠纷，孩子出生后母亲与女儿争夺孩子的亲权。轰动美国纽约“M 婴儿”案也是由于代理母亲对代孕孩子产生了感情，毁约导致了法律诉讼。1988 年，英国的世界上第一对冷冻双胞胎就是姐姐为妹妹代孕的。

代理母亲的出现使家庭关系更加复杂化，可以多至 5 个父母，由此产生监护权问题、谁是真正父母的问题。有的代孕者动机不正，不是出于利他目的，而是为从代孕中得到好处，可以赚钱，或“出租子宫”，或“租用子宫”，这毫无疑问是不符合道德的。有的单身妇女、一辈子不结婚的妇女提出作代孕母亲，由于会导致一系列道德和社会问题而在大多数国家是被禁止的。一般而言，在不孕妻子因子宫等问题不能怀孕而必须通过代孕形式的情况下，又是首先出于利他动机，那末，这种代理母亲在伦理学上是可以接受的。至于家庭关系和亲子关系可按赡养/抚养原则来处理。养育是亲子关系第一的和主要的依据。

(三)体外授精伦理问题

(1)父母的身份。供体人工授精提出了“什么是父亲”,而体外授精更扩大了一步,提出了“什么是父母”或“谁是真正父母”的问题。提供精子的供体是不是父亲?提供卵子的供体是不是母亲?代理母亲是不是母亲?提供了卵又怀胎但后来又转移给别人而没有抚养这个孩子的人是不是孩子的母亲?没有提供卵,也没有怀孕但养育这个孩子的人是不是孩子的母亲或父亲?谁是对孩子在道德上和法律上具有义务和权利的父母?虽然,体外授精的父母身份的情形复杂一些,但我们仍然不难把上述各种身份归入“生物学父母”和“社会学父母”两大类。

(2)胚胎地位。体外授精面临的另一个棘手问题是对受精卵或胚胎操纵所引起的。对授精卵和胚胎的操纵是否合适?冷冻或解冻的胚胎是否有生存的合法权利?

以一般的俗世道德看来,胎儿并不是人,不具有人的地位。人是有理性、有自我意识的在道德上和法律上具有一定义务和权利的主体或行为者。胎儿不是一个社会的人,仅仅是人的生物学产物。如何处理和利用胚胎涉及夫妻双方、道德、法律的方方面面,当事人双方有权处理胚胎,但必须建立在一方对另一方尊重、信任、承诺的基础上。

四、无性繁殖

无性繁殖即克隆繁殖(cloning),它是属于遗传工程的细胞核移植生殖技术,即用细胞融接技术把单一供体细胞核移植到去核的卵子中,从而创造出有与供体细胞遗传上完全相同的机体的生殖方式。1997 年 2 月,英国对罗斯林研究所科学家用克隆技术,通过单个绵羊乳腺细胞与一个未受精去核卵结合,成功地培育出了第一只克隆绵羊的成果首先进行了报道。紧接着,美国俄勒冈州的科学家公布了他们令人惊奇的成果:使用猴子胚胎细胞的无性繁殖成功地培育出两只猴子。这两个报道引起了世界科学界、政府和社会的极大关注。人们并不怀疑无性繁殖在动植物上应用为人类带来的极大好处。但是这一消息却使人们突然陷入了不安的关于人的复制问题的争论之中。因为,科学家相信,无性繁殖人类已没有任何难以逾越的生物技术障碍。无性繁殖技术能用于人吗?

目前对人的无性繁殖未来应用后果的利弊得失,我们还很难客观预测。有人认为,无性繁殖可以用于优生,使人类保持最佳基因,也可以用它来阻止缺陷基因在人类基因库中传播,必要时可以复制高智体健的社会各种急需的特种人才;可以用此技术解决部分不育夫妇以及一方或双方患有严重遗传缺陷病夫妇养育一个与父母基因一致的后代;用无性繁殖为一些关键性重大生物医学问题提供新的和有用的知识,如用此技术从一个侧面提示癌生物学、遗传性疾病、疑难病的本质;研究和积累人类生殖生理机制、人类衰老过程、遗传与环境的关系等等;无性繁殖技术可能是器官移植的希望之神。但更多的人对无性繁殖持否定态度,认为用这一技术在实验室繁殖人是不人道的。人们担心孟德尔遗传法则被异化、歧化,久而久之人类会失去遗传的多样性、变异性,每个人"独特基因型"的权利被人为剥夺有悖人道;担心这一技术运用的结果是生育模式的嬗变和人伦关系的混乱;更有人担心无性繁殖可能被滥用,或被像希特勒这样的独裁统治者利用如去侵略、杀人或用它制造一些智力低于人类的人作为奴隶等等。

我们对无性繁殖技术应抱理智、达观的态度。一方面,不必对无性繁殖技术用于人类而惊慌失措,因为没有一种知识是人类不应掌握的。不能忽视或否认该技术可能对人类带来的好处。另一方面,的确应对无性繁殖应用的社会后果予以足够的重视,进行充分、科学和伦理学的讨论论证。应该相信人类能够理性地有能力对自身的成果负责。巨大的力量,也意味着巨大的责任。

总之,任何生物技术的诞生、运用都会产生伦理学争议,无性繁殖也一样。但是,这种争议正是人类规范自己的行为、防止滥用的明智之举。

第五节 器官移植

一、器官移植概述

器官移植(organ transplant)是用一个具有完好功能的器官置换一个人由于疾病等原因损坏而无法医治的脏器,来抢救该病人生命的治疗方法。

人类器官移植的想法早已有之。埃及金字塔边的斯芬克司狮身人面像,传说中这个吃人怪兽,是被古希腊英雄俄狄浦斯揭开谜底之后而被移植上人头的。古希腊诗人荷马也曾描述过狮头羊身蛇尾的嵌合体。公元前300余年,相传名医扁鹊为鲁、张两人作了开胸术,互换了不适合自己而适合对方的心脏,治愈了两人的痼疾。器官移植的临床应用直到20世纪才真正成为现实。1905年,美国籍法国学者阿历克西斯·卡雷尔(A. Carrell)把一只小狗的心脏移植到了大狗颈部,作为器官移植的先驱而获1912年诺贝尔医学奖。1954年,约瑟夫·默里(Joseph Murray)在波士顿成功地做了世界上第一例人体肾移植手术。1956年美国西雅图的唐奈·托马斯(E. donnall Thomas)在成功地进行首例骨髓移植手术后,使50%白血病、80%的儿童白血病患者得以治愈。默里和托马斯的开拓性研究和革命性成就开辟了器官移植的新时代。至今,世界上采用器官移植方法挽救了40万人的生命。他们俩人令人惊叹的杰出贡献,使得他们一起获得了1990年的诺贝尔医学奖。1967年12月南非开普敦的巴纳德(C. Barnard)成功完成了世界上第一例人体心脏移植手术;1982年12月美国医生德夫里斯(W. DeVries)给一个退休的牙科医生克拉克植入了一颗永久性人工心脏。随着器官移植技术的不断提高和对抗器官移植免疫排斥反应的高效免疫抑制剂的问世，器官移植的成功率已大大增加。我国器官移植虽起步较晚，但进展较快，尤其是在20世纪80年代后，已陆续开展了肾、肝、心、肺、胰腺、胰岛、睾丸、胸膜等器官的移植及相关器官的联合移植。

二、器官来源的伦理与法律问题

中国器官移植的水平在某些方面堪与世界一流水准媲美。然而，器官移植数量与发达国家相比则要少得多。造成器官移植数量少的主要原因是供体器官来源的不足。这已成为影响和阻碍器官移植开展的最大难题，也由此引发了围绕供体器官的一系列伦理问题。而脑死亡标准以及与死亡相关的文化观念则是造成这些伦理难题的两大因素。

供体器官必须是活器官，这是器官移植的前提。但如果按照传统心肺功能丧失作为死亡的判定标准，呼吸循环停止后往往导致体内各个器官的热缺血损害。用这些器官进行心、肺和其他重要脏器的移植几乎是不可能的事。脑死亡标准的确立至少可以成为器官移植开展和供体器官来源的重要保障。因为大脑死亡后，体内重要器官还可存活一段时间，或可采用现代医学技术延缓其他器官的死亡时间而为移植所用。

要解决器官移植的供体器官来源，必须切实解决脑死亡标准和与此相关的观念、文化这两方面的问题。目前，在我国亟需制定与器官移植相关的法律和政策，如《脑死亡判定法》和《器官捐献法》，以此推动人们对器官移植意义的认识，倡导人们捐献器官。从1995年一项全国范围的我国公民对器官移植和捐献器官的态度调查显示：80%以上的人认为器官移植和捐献器官是一造福人类的事业。这说明了国人生死观念的进步。法律的规定无疑会更大地促进人们观念的转变。

在我国，符合伦理学的器官收集政策，可以采取下述两种形式：

(1)自愿捐献。这是各国都希望的人体器官最理想的收集方式。欧美器官移植广泛开展很大程度上得益于此。自愿捐献的道德合理性在于强调了鼓励自愿和充分的知情同意前提下的利他目的。

(2)推定同意。推定同意(presumed consent)是由政府授权给医生，允许他们在尸体身上收集所需的组织和器官。这里又分两种情况：一种是国家和法律给予医生以全权来摘除有用的组织或器官，不考虑死者或亲属的愿望；另一种是法律推定，即如果没有来自死者本人或家庭成员特殊声明或登记表示不愿捐献时，就被认为是愿意捐献，医生可以进行器官的摘取。西方许多国家如澳大利亚、比利时、法国、意大利、瑞典、芬兰等都实行了推定同意的政策。由于推定同意政策具有一定的法律强制性，因而可较大幅度地提高尸体器官的获取率。

三、器官移植的伦理问题

器官移植基本的伦理问题就是围绕器官移植中科学死亡标准、生死观、价值观和义利观而展开的传统观念与现代观念的冲突。这些冲突,有的可以通过对话,有的可以通过教育,有的可以通过政策与法律的影响,使之趋于统一。下述与基本伦理问题相关的几个方面是值得我们注意分析的。

(一)供体器官商业化

一种观点认为,建立器官市场,允许个人买卖器官可以增加器官供应,解决短缺。个人或委托代理人应有权使用和处置他们的身体。另外,器官市场的建立将改善移植质量,也可缓和医务人员与供体家属之间的矛盾。反对的观点认为,以盈利为目的的器官市场的必然结果是两极分化,穷人只能出卖器官而享受不到器官移植的好处;穷人在绝望条件下被迫出售器官,不可能做到真正的自愿同意。器官的市场化最终将导致器官和移植质量的下降。目前,买卖器官是被大多数国家和地区法律所禁止的。

(二)病人的选择

在目前可供器官稀少的情况下,就存在决定哪个病人能够有机会接受移植术而活下去的问题。这也是医药资源微观分配的问题。医生做出决定时必须做到公正,必须有严格的选择标准和次序。医学标准如适应证、禁忌证、组织相容性、成功把握等是首先要考虑的。医学标准是器官移植选择病人合目的性、合伦理性的客观评价标准,这一标准是不能被其他因素所替代的。当然,医学以外的其他对移植有重要影响的非医学因素,我们不能忽视,如病人的年龄、个人和社会应付能力、社会行为、病人对周围人的重要性、病人对社会的意义等。医学标准取决于医学科学的发展水平和医务人员技能、知识、经验所能达到的水平;非医学标准主要取决于在这个国家和社会通行的规范和价值。

(三)宏观控制

器官移植必须考虑代价—收益、风险—效益的分析。器官移植的发展速度和程度应与一个国家经济发展水平相一致,与卫生发展水平相一致,而能否推进公民整体健康水平的提高是首先要考虑的。当前,在我国基本的卫生保健和预防水平还不高的情况下,把大量的资金投入到器官移植上面的做法肯定是不明智的。国家在总体上对器官移植发展给予政策上扶植的同时,采取必要的宏观控制是需要的。尤其像人工脏器这样的移植,至少在我国目前不应把它放在优先发展的项目上。

(四)活体肾移植

可以明确,如果是人体的重要单器官如心、肺、脾、肝,在任何时候出于任何理由在健康活体身上摘取都是不允许的,这无论在伦理上还是法律上都是不能接受的。而成对的器官主要是活体肾的移植曾被认为是在伦理学上可取的利他行为而在器官移植的初期阶段被应用,但主要以亲属间的移植为主。但是,由于亲属供肾的代价巨大,对供肾者造成不可挽回的损伤,其伦理学的实际意义是很有限的。

第五章　生命伦理学

生命伦理学一词来源于两个希腊词 bois(生命)和 ethic(伦理学)其最初波特的定义是:“生命伦理学是利用生命科学以改善人们生命质量的事业,同时有助于我们确定目标,更好地理解人和世界的本质,因此它是生存科学,有助于人们对幸福和创造性的生命开处方。”现在人们所理解的生命伦理学已与波特提出的有所不同,莱克主编的《生命伦理学百科全书》的定义是:生命伦理学是对“生命科学和卫生保健领域中人类行为的系统研究,用道德价值和原则检验此范围内人的行为”。这两个定义均不局限于医疗职业的方面,因为生命科学含义更广泛,包括许多研究生物有机体和生命过程的分支学科,如生物学、医学、人类学、社会学、心理学等。生命伦理学是医学伦理学发展的高级阶段,在范围上包括并且超出了医学伦理学。

第一节　生命的概念与价值

一、背景:有关人的生命的争论

何谓生命(life)? 何谓人的生命(life of man)? 从古到今,这个问题争论了几千年。在今天的生物医学领域里,对稀有卫生资源的分配、人工流产、器官移植中的胎儿器官供体化、极低出生体重儿、有严重缺陷新生儿和植物人的处理等一系列问题决策都是关键性问题。那么,何谓人的生命呢?

(一)胎儿是人吗?

器官移植临床应用的成功在医学领域展示出诱人的前景,给多种难治性疾病的治疗带来了新的希望,促进医学科学的进步和发展。但是,正常胎儿能否成为器官移植的供体,引起了哲学上前所未有的困惑:胎儿是人吗? 这个问题如果不从哲学的高度去回答清楚,那么胎儿器官移植这一医学技术的进步对人类自身的发展是喜还是哀? 是乐还是悲?

(二)残废新生儿处置人道吗?

残废新生儿处置是一个十分棘手,但又十分现实和尖锐的生物医学伦理学问题。是坚守传统的生命神圣论,还是推崇生命质量与生命价值观;是奉行人道主义的准则,还是提倡功利主义的主张?生物医学伦理学必须用理性面对这些难题。

(三)流产是在践踏生命吗?

生育控制是人类自身发展的进步,但是也面临传统观念的挑战。传统的生命观主张尊重从受精卵开始的生命,那么,流产是否就等于杀人?生物医学伦理学必须对此类生命开始的时间等本体论问题给予回答。

二、生命本体论

回答什么是人的问题,实际上要从胎儿的本体论进入到人的本体论,关键在于要把 human being 和 person 区别开来,或者把人类的生物学生命(human biological life)和人类的人格生命(human personal life)区别开来,也就是把生物的人与社会的人区别开来。尽管自然的人或是理性的人,都不能对人是什么、人的生命是什么做出令人满意的回答。但是,值得注意的是,它们却分别从人的生物属性和人的社会属性对人的生命进行了颇有意义的探讨和深刻的揭示,为现代人科学地定义人的生命是什么奠定了坚实的基础。

(一)人的本质与生命特征

人的生命与动物的生命其根本的区别点在于他们以不同的生活方式与他们所生存的客观世界发生关系。动物是以被动服从的方式去顺应周围世界,人则是以主动认识、发明创造的方式去适应世界。人越来越生活在一个人性化了的自然界中。人与动物虽同时生活在同一个自然界中,但他们对待自然界的行为方式却截然不同。动物的行为活动完全是一种受生命本能的原始欲望所支配的本能活动,而人的行为活动则是受意识支配的有目的、有计划、有措施、有步骤的理性活动。人的理性活动决定了其本质表现为一种无限的创造性。

现代科学研究揭示,人的自我意识的产生必须同时具备两个条件:一是自我意识产生的生物学基础,即人的大脑结构和功能的健全;二是自我意识产生的源泉,即社会关系。

人脑是前提,社会关系是源泉,二者缺一不可。人脑功能的停止意味着人的自我意识的消失,“植物人”就是最好的说明。但是,即便有了意识和自我意识产生的前提,仍然不够,还必须有社会关系这一不可缺少的条件,只有在一定的社会生活环境和关系中才能产生意识和自我意识。一句话,失去了社会关系,人的意识就无法产生,人的生物学生命就不可能迈进人的人格生命的大门。社会关系是促使人的生物学生命向人的人格生命转化的终极源泉。正是从这个意义上讲,马克思做出了“人的本质是一切社会关系的总和”这一英明论断。自我意识和社会关系是判断人的人格生命的出现和消失的基本标准，也是人的人格生命的两大组成要素。

对人的生物学生命和人格生命有了一个基本的了解之后，我们就可以这样去理解人的生命：人的生命是人的生物学生命发展到出现了人的人格生命时期，实现了人的生物学生命和人的人格生命这两者的高度统一的有机实体。同时，我们也就可以这样去表述人的概念：人是在一定的社会关系中扮演一定社会角色的有意识或自我意识的实体。这一表述和定义，尽管在操作上存在着一定的困难，如人的自我意识何时产生的精确判断等问题，但它比只从人的生物学生命或仅从人的人格生命去定义人的生命更为科学和完善。

(二)生命开始的时间

生命本体论的一个实际的问题是：人的生命究竟从什么时候开始的？关于这一问题，历史上始终存在着争议，也成了当今医学伦理学生命问题讨论的焦点。尤其是在计划生育和提高人口质量已成为世界性的重要任务、生殖与生育控制技术高度发展的今天，人的生命从何时算起，个体人权从何时算起的问题变得十分迫切，成为具有法律意义和道德意义的问题。

关于生命开始的时间这个问题，有种种的观点和学说，主要包括：

(1)个体/生物学标准。只承认生物学存在，否认社会存在。该标准在具体时间的划分上又可分为早期说、中期说和全期说，确定以怀孕的不同时期和胚胎发育的不同阶段作为生命的开始。

(2)承认/授权标准。认为生命的开始必须以胚胎发育到可以离开母体而存活为前提。同时必须得到承认，首先是父母的承认，更重要的是社会的承认，由社会授予婴儿以权利。

(3)复合标准。着重解决片面强调生物学存在或片面强调社会学存在的生命开始标准。卡拉汉(Callahan)认为，人的生命开始要根据生物学的、生理学的和文化因素。把生物学生命与社会生命统一起来的生命开始标准有多方面的优点：为控制人口奠定基础；避免了亲属标准中杀婴的危险性；方便妇女人工流产的要求；避免生物学研究的片面性。

第二节　生命伦理观

人类的伦理思想史是一部关于人对人的思考、人对人的生命认识的历史。从古至今人们对自身生命的认识，先后经历了三个不同的伦理认识阶段，即生命神圣论的伦理观、生命质量论的伦理观和生命价值论的伦理观。

一、生命神圣论的伦理观

纵观人类道德的发展史，生命神圣论是传统医学道德，乃至社会一般道德的一条最基本的道德原则，这条原则至今仍在发挥其作用。

医学道德的发展史与医疗实践的发展史一样长久。当医学从原始的宗教和巫术中脱胎而出时，同时引发了两个颇有意义的结果：一是利用自然哲学的理论来解释人的生命和人的健康与疾病产生的真正的医学理论体系；二是把对神的敬仰转化为对人的尊重，把健康从上帝的恩赐转化到人类自身，产生内在的医学伦理。这种医学伦理的核心思想就是生命神圣论的思想，它的基本信条是“生命至重，有贵千金，一方济之，德逾于此”。它要求医家在医疗实践中，一方面，无条件维持人的生命（而且指的是人的生物学生命），生命是绝对不能侵犯的禁区，生命是神圣的，因此，我们不能结束自己和别人的生命。在任何情况下，保存生命、延长生命是医生的天职，是医学道德的根本要求。另一方面，又无条件地反对死亡，即使是那些不可避免的死亡，也要加以绝对的反对。

这种生命神圣的伦理观就其思想来源，在西方可追溯到“人是万物的尺度”的命题的提出；在中国可追溯到“人是万物之灵”的哲学思想。无论人是万物尺度，还是人是万物之灵都来自“人贵论”的思想。这种思想是人类摆脱宗教和巫术枷锁之后，对自身认识的一个崭新的思想。它认为世界万物之中以人最为可贵，作用最大。我国《黄帝内经》早就有这样的记载：“天覆地载，万物悉备，莫贵于人。”《孝经》中说到“天地之性，人为贵”。这种“人贵论”的思想绵延流长，可谓传统。汉代董仲舒也极言人的卓越，认为“超然万物之上而最为天下贵也”（《春秋繁露·天地阴阳》）。老子认为“域中有四大，而人居其一”。王充论道：“倮虫三百，人为之长，天地之性，人为贵，贵其识也。”又说：“人，物也，万中之中有智慧者也。”

生命神圣论的伦理观成为传统医学道德核心的另一个根源，是由于医学职业的性质所决定的。医学的诞生正是人类对生命的追求和渴望的结果。医学自从诞生的那天起就自始至终以维护人的生命，增强人的健康而自居；医者以保存人的性命，救治人的伤残为己任。医学的根本任务就是救人活命。“医者，生人之术也。”“医道，古称仙道，原为活人。”医学职业的这些特殊性与生命神圣伦理观一脉相通，为生命神圣伦理观在医学职业范围内的广泛运用提供了最适宜的条件，促使关心人的生命，尊重人的生命，维护人的生命，捍卫人的生命的职业行为上升为具有道德意义的行为，并以道德的形式加以固定、提倡和规范，从而形成了一系列以病人的生命利益和健康利益高于一切的医学道德规范。在西方，被称之为西方医学之父的希波克拉底就倡导医学家们“无论至于何处，遇男或女，贵人及奴婢，我之惟一目的，为病家谋幸福”。我国医德文献也类似的记载：“若有疾厄来求救者，不得问其贵贱贫富，长幼妍媸，怨亲善友，华夷愚智，普同一等。”（《大医精诚论》）。可见，平等医疗，一视同仁，不仅是西方传统医德，同时也是我国传统医德推崇的道德规范。为什么要强调、推崇、奉行“平等医疗”呢？这是因为人的生命对于任何人来说都是同等重要的，都只有一次，死而不能复生。失去了生命就失去了一切。所以，当人的生命受到威胁时，医务人员应该遵守生命神圣的道德精神给予平等的医疗。可以预言，只要人类要求生存的欲望不变，人类就不会放弃对生命的追求，生命神圣的伦理观就不会消失，尊重人的生命就将是医学道德的永恒法则。

二、生命质量论伦理观

在医学所走过的历程中，生命神圣论的伦理观在指导医务人员的医学道德实践中曾经发挥了巨大的作用。它一方面驱使着医务人员的医疗行为向着有利于增进和维护人的生命和人的健康的道德方向发展；另一方面，又保证了医学科学沿着人道主义的轨迹健康地发展。即使在今天甚至未来，它的这种道德上的积极作用仍保持着巨大的活力。为人道行医，为病人谋利益，仍是现代医务人员奉行的根本道德信条。

事实上，人们对人的生命的态度已越来越不满足于只局限在生命神圣论的范围内去考察。超越生命神圣论，用生命质量论的观念去审视人的生命、对待人的生命成为必然的趋势。生命质量论(quality of life)是在认同生命神圣的基础上，把注意力集中在对生命质量的考察上，主张医学不仅在于保存人的性命，更重要的是要努力提高、增进人的生存质量的观念。人不仅要活着，更重要的是要活得幸福、美满。这就决定了人的生活离不开一个高质量的生命。

生命质量论伦理观一个基本道德信条是：尊重人的生命，接受人的死亡。这里，尊重人的生命强调的是尊重有价值的、有质量的人的生命；同时，把接受人的死亡看成是尊重人的生命的基本内容。这是与生命神圣论的最大区别点。

如何去判断生命质量的高低呢？我国学者邱仁宗认为生命质量可分三类：

(1)主要质量。即个体的身体或智力状态，比如严重的先天性心脏畸形和无脑儿，其生命从主要质量来说已低到不应该维持下去的地步。

(2)根本质量。即生命的意义和目的，例如不可逆的昏迷的“植物人”，其生命失去了意义和目的，失去了与他人在社会和道德上的关系，对其放弃治疗应该是明智的决定。

(3)操作质量。如智商(IQ)可用来测验智能方面的质量。

三、生命价值论伦理观

人的生命价值(value of life)是人的价值的核心。价值是客体对主体需要的满足。人的生命价值就是人的生命存在对人的需要的满足。人为了自身的生存和发展，总有各种各样的、丰富多彩的生理需要和心理需要。为了满足这些需要，人就要劳动、创造，从事各种各样的实践活动。人的这些实践活动都离不开人的生命存在这个前提。显然，人的生命具有满足人的需要的属性，即人的生命具有价值的属性。

人的生命是一个渐进、持久并逐渐衰亡的过程，生命价值融于这一过程之中，因此,生命价值具有大小高低之分。

判断生命价值的高低或大小可从两方面因素考虑:

(1)生命的内在价值。它是由生命的质量所决定的,是判断生命价值的前提和基础;

(2)生命的外在价值。它是由人格生命来体现的,即某一生命对他人、对社会和人类的意义。它是对生命价值做出判断的目的和归宿。

第三节 优生学

一、优生的历史和意义

(一)优生的历史

优生学(eugenics)这一术语的使用是19世纪末叶的事情,然而优生的思想古已有之。在中国古代社会就极度鄙视父女、母子、舅甥女、叔侄女间的婚配,习惯上也不允许同胞兄弟姐妹间通婚。这可以说是我国原始"优生"意识的雏形。在国外,公元前三百多年,古希腊思想家也曾主张对婚姻应加以控制,以期生育优秀的后代,并提出应将低能及残废的儿童处死。

19世纪后半叶,生命科学(life sciences)有了划时代的成就,主要是达尔文的进化论和孟德尔的遗传学说。达尔文以无可辩驳的事实论证生物在与环境进行生存斗争中,"优胜劣汰"才能使生物得以进化和发展。达尔文的表弟、英国生物学家高尔顿在达尔文进化论和孟德尔遗传学说的启发下,在古代优生思想的基础上,于1883年在他所撰写的《对人类才能的调查研究》一书中首次创用了"优生学"一词。他给优生学下的定义是:在社会控制下,全面研究那些能够改善损害后代在体力上或智力上的种族素质的多种动因。在高尔顿的倡导和推动下,优生学很快在各国传播。1905年由德、奥、瑞典、瑞士等国有关研究人员建立了国际性优生组织——国际民族卫生学会。1910年美国在纽约冷泉港建立了优生学纪录馆。1912年在英国伦敦举行了第一次国际优生会议,成立了国际永久优生委员会。

20世纪30年代以前,出现了国际性的优生运动。在此以前,优生的措施则是社会性措施。例如禁止患有严重遗传性疾病者结婚,或强制其绝育和流产等。从40年代后由于细胞遗传学等一系列的相关学科的发展,使优生学在理论上和实践上出现了划时代的新的突破。现代优生学是运用遗传学的原理,借助社会措施、医学手段来改善人类遗传素质的一门多学科相互渗透的综合性学科。它的宗旨是将遗传学规律运用于人类生育,从而保证和提高整个人类的人口素质。

(二)优生学的历史悲剧

高尔顿自1883年创立了优生学至今仅有100多年的历史,然而,由于高尔顿及其他一些优生学者，过分地强调了智能的遗传性，宣扬民族优劣，把阶级差别、阶层差别与遗传混为一谈，为反动统治阶级提供了可乘之机，以至被种族主义、法西斯主义分子所利用，作为某一民族优于其他民族，以推进惨无人道的种族灭绝政策的理论依据。高尔顿对人类智能与遗传的关系进行了大量的研究工作，调查了某些“优秀家族”、“昌盛家族”。在研究“优秀家族”的过程中，不自觉地陷入了血统论的歧途。他认为“高贵”的家族具有健康、聪明、美丽、高尚的遗传因子。而“卑贱”的家族遗传下来的则是愚昧、病残、低能和犯罪。这些错误的观点给科学的优生学夹杂了一些非科学和伪科学的成分。这些伪科学的成分迎合了19世纪末叶和20世纪初叶流行于英国、美国和德国的种族主义者的口吻，被种族主义者无限制地放大，并成了种族主义者“在生存竞争中，凡是具有优良遗传素质的人就会胜利，成为统治者。而遗传素质恶劣的则是‘不适者’，应是被统治者”，“不同阶级和不同种族中，也存在着天然的遗传上的优越者和低劣者”，“种族混合是危险的，可能使所谓纯种变劣”等谬论的理论源泉，成了种族主义、法西斯主义推行惨无人道的种族灭绝政策的理论依据。希特勒叫嚷日耳曼民族是世界上最优秀民族，应主宰世界，占领生存空间。他打着优生的幌子，宣扬种族主义思想，屠杀了600多万犹太人、吉卜赛人和塞尔维亚人。一些人类历史上骇人听闻的法西斯暴行以及其他一些秘密或公开的大屠杀都利用了优生之名，这给优生学抹上了种族主义的色彩，使优生学、优生运动和优生政策蒙受了巨大的耻辱、误解和严重的灾难。因而，在第二次世界大战之后，不少国家对待优生学持批判的态度，视为反动的伪科学，并将其打入“冷宫”。直到20世纪50年代之后人们逐渐认清了种族主义者的谬论，清除了优生学中“鱼目混珠”的伪科学成分，使优生学从“冷宫”中逐步地摆脱出来，重见光明。我国直到1979年10月，以在长沙召开的人类与医学遗传学学术会议为标志，视为生命科学禁区的优生学才得以复苏。目前，我国的优生工作发展很快，优生咨询遍及全国大中小城市，各地形成了婚前检查、产前诊断、选择性人工流产和出生缺陷监测网络的优生系统，优生工作蓬勃发展。值得提醒的是：我们在大力发展优生工作时，要警惕防止历史上优生悲剧的重演。这就要求我们在任何时候、任何情况下都不能离开伦理学的指导和法律的监督。离开伦理学指导的优生学将是人们不能接受的优生学。

二、优生学的伦理

优生学是运用遗传学的原理来改善人群的遗传素质的科学。它包括预防性优生学和演进性优生学。前者是防止劣质人口出生，后者是促进优质人口出生。无论是前者或是后者，都是对人的生命质量进行主动控制的具体措施。其伦理价值是肯定的。然而，优生学所涉及的不是单纯的遗传学问题和单纯的医学问题，它还伴随着十分复杂和敏感的伦理问题。

预防性优生学又称消极优生学(negative eugenics),它主要致力于如何防止患有遗传病、先天缺陷等不良个体的出生,从而降低人类群体中不良基因的频率。其主要措施有婚前检查、避免近亲结婚、选择最佳生育年龄和最佳受孕时机受孕、优生咨询、孕期保健、产前诊断、选择性人工流产以及优生立法等。各种措施实施所面临的种种伦理问题集中围绕生育权利、出生权利以及生命的本体论地位而展开。

演进性优生学或称积极优生学(positive eugenics),它着重研究如何促进体力和智力优秀的个体繁衍,从而提高人类群体中良好基因的频率,期望达到人类由更多的优秀个体组成。积极优生学目前采用或今后有可能实施的途径有人工授精、体外授精、胚胎移植、基因工程等。人工授精、体外授精、胚胎移植原本是解决不育症的生育问题,现扩展到运用于优生。积极优生学所出现的大量伦理难题主要围绕胚胎地位、人类的特性、人伦关系以及如何运用这些技术等。

第四节　生育控制的伦理依据

一、生育控制的概念

生育控制(fertilization control)是生殖优生领域的一个特定概念,是指对人的生育权利的限制,包括对正常人生育权利的限制和异常特定人的生育权利的限制。前者往往是国家为控制人口数量而制定的一种普遍的政策和法令(如计划生育政策);后者往往是从优生,即从提高出生人口质量、提高未来人口素质考虑,对一些严重影响后代生命质量的特定的育龄夫妇,如严重精神分裂症患者、各类智力低下的痴呆傻人、严重遗传性疾病以及其他患有医学上认为不宜生育的疾病的人实行生育的社会限制和医学限制,包括避孕、节育、绝育、流产或强迫性流产等。生育控制的这两个方面是相互作用、不可分割的。

二、生育控制的伦理学依据

优生学的诞生是人类对自身的生育从自然选择转向人工选择的开端。人类对自身的生育的控制(control of fertility－rate)是人类生育史上的一大进步,其伦理依据如下:

一方面,生育控制符合控制人口数量(population size)的要求。世界人口迅速增长,人类的生存步入种种的困境。诸如生态环境的恶化,自然资源的破坏,耕地面积的减少,粮食供应相对紧张,住房紧张,交通拥挤,教育经费短缺,医疗保健经费不断增长等,一系列的社会问题接踵而来,摆在我们的面前。控制人口数量已成为世界各国注目的重大问题之一。

另一方面,生育限制符合提高人口质量(quality of population)的利益。生一个，活一个，壮一个已成为全社会和每个家庭、父母双亲的共同愿望。然而，现实生活中先天性、遗传性疾病则在威胁着不少的家庭和人群。生育控制符合提高人口质量和人类生存质量的利益，这是生育限制的又一伦理学依据。

三、避孕

避孕(contraception)是指为满足社会人口数量和质量控制需要以及医学和非医学理由，用一定的技术和方法防止怀孕的一系列措施。避孕是生育控制的主要手段之一。

尽管避孕在今天已为越来越多的人所接受，成为不少国家控制人口过度增长的有效手段。但是，在很长一段时间内，避孕得不到社会的承认而被认为是不道德的。一些宗教人士认为，婚姻与生育是牢固不可分的，而避孕切断了性交与生育之间自然而神圣的联系，这是反对避孕的第一个理由，这是观念问题。事实上，今天已有越来越多的宗教流派改变了对避孕的态度而承认避孕的合理性。反对避孕的第二个理由是认为避孕是预先扼杀了一个人的生命，这理由是荒谬的。如果这一理由成立，根据推理，那么性交射精而没有致孕也是杀人了，甚至不结婚也有预先扼杀生命之嫌。这一观点影响到医学伦理学的众多方面，如人工流产、绝育等，涉及到人的本体论地位问题，即人的生命是从什么时候开始的问题。反对避孕的第三个理由是技术方面原因所致，由于以往避孕技术和方法无效、低效，而且不安全，有严重副作用而遭医学界和其他人士反对。随着高效、安全、无痛苦的避孕技术和方法问世，人们已改变了这种看法。

四、人工流产

(一)人工流产的伦理证明

人工流产(abortion)是由孕妇本人或别人，一般是医生或助产士有意施行的堕胎，在婴儿出生前结束妊娠。人工流产的主要动因有：

(1)为了救治母亲生命，自有人工流产以来这在伦理学上很少存在争论而被人们所接受；

(2)避免异常婴儿或严重缺陷的婴儿出生，提高人口质量；

(3)出自个人动机的生育控制或为社会计划生育、人口控制的需要；

(4)其他，如妊娠是乱伦、强奸的结果，未婚先孕等。

人工流产在很多方面与传统观念发生冲突而产生棘手的伦理学争论。人工流产的种种争论的焦点集中在两个方面：一是人的生命是从什么时候开始的？胎儿的本体论地位和道德地位是什么？二是母亲对自己的身体、生育和生命拥有多大的权利？

在我国，无论医学界还是公众对人工流产都能持开明、肯定的态度，一般不存在由于对这些问题的伦理分歧而影响人工流产的实施，这是难得的。

当然，胎儿毕竟也是人类的生命，它与以后的发育阶段有内在联系。我们应对其予以必要的尊重。人工流产的不适当应用，的确也会带来种种的社会问题，就像避孕所存在的问题那样。因此，对人工流产进行合适的控制，在任何社会总是必要的。

（二）选择性人工流产术的道德责任

选择性人工流产（selection of artificial abortion）是对经过遗传咨询发现有可能生育先天性缺陷和遗传性疾病患儿的孕妇，进行产前诊断以证实所怀的胎儿是否存在先天性缺陷和遗传性疾病，然后对患有先天性缺陷和遗传性疾病的胎儿实施的人工流产。选择性人工流产是优生性人工流产，其目的在于防止劣质胎儿的出生。

选择性人工流产必须谨慎从事，否则会与人们追求优生的意愿相违。滥用人工流产术带来的结果不是优生，而是劣生；不是有利于而是有损于妇女儿童的健康。从优生的角度出发，就需要医务人员在产前诊断的过程中，对胎儿作出留舍。因此，实施选择性人工流产术时，要具有高度的优生道德责任，严格掌握选择性人工流产术的指征，决不滥施选择性人工流产术。目前医学界赞同应进行选择性人工流产的胎儿，大致有三类：一是出生后可出现严重智力低下的胎儿；二是出生后存活年数不长的胎儿；三是严重畸形的胎儿。如先天愚型、进行性肌营养不良、无脑儿、脑积水、多发性畸形等均应考虑为选择性人工流产适应证。

五、绝育

（一）绝育目的

绝育（Sterilization）是用手术剥夺男性或女性生育能力。绝育目的不外乎以下四种：

（1）治疗妇女疾病。如子宫肌瘤等，继续怀孕对妇女和胎儿会带来致命的危险。采取绝育术可保母亲平安。

（2）优生。如果夫妇一方或双方患有严重遗传病或严重智力低下，绝育可保证遗传病不再传递到后一代，也可改善人类基因库质量。绝育往往用作消极优生学的一种方法，但这需要以政策、法律的形式加以规定。因为这种绝育敏感性强，可引起的伦理问题较多。

（3）控制出生数量。或是夫妇出于个人和家庭的考虑自愿不再生孩子而采取永久性避孕；或是国家为控制人口数量和提高人口质量而采取的政策措施。在我国计划生育政策中就鼓励已婚未超计划生育夫妇在自愿的前提下实施绝育。

（4）惩罚。对某些犯罪或反社会行为，尤其是强奸女性犯罪，用绝育作惩罚手段，但此手段遭多数人的反对。

不同目的的绝育采取不同的绝育形式。一是自愿绝育，即得到受术者本人的知情同意，如用于治疗的和用于计划生育的。二是非自愿的（强制或半强制的）绝育，无需得到本人同意，如某些用于优生的或用惩罚的绝育。

（二）绝育伦理证明

在伦理学上，我们可以从有利、尊重、公正和互助等原则组成的伦理框架来分析和评价对严重遗传性疾病和智力严重低下者的绝育。

(1)对智力严重低下者施行绝育是否符合他们的最佳利益，或可以给他们带来哪些利益或好处？给家庭、社会带来哪些好处？当然，这里不能仅仅从减轻家庭或社会负担来考虑这一问题。但也并不是不考虑家庭社会负担，尤其是如果这个负担影响到资源分配时，我们就不得不考虑当事人、家庭以及社会的利益。

(2)对智力严重低下者施行绝育是否侵犯了他们生殖权利或生育权利？生殖或生育权利是不是绝对的？生育和结婚不同，生育会给他人或社会增加许多的负担，无限制地行使生育权利就会带来严重消极后果，对全社会不利，对生育者本人及孩子也很不利。同时，生育权利的行使也常带来相应的对子女养育的义务。智力严重低下者有性的生物学欲望，但他们不可能有对后代负有养育义务的意识，这样，就会造成一些对他们自己、对他们孩子、对他们家庭都不幸的悲剧性后果。因此，采取限制智力严重低下者生育权利的绝育是可以允许的。

(3)对智力严重低下者施行绝育是否有利于对资源的公正分配？在一个智力低下者人数较多的地区（如某些“傻子村”），他们对生活费用、医药费用占的份额很大，肯定会影响这些地区的发展，造成对资源分配的不公，这也是导致这些地区贫困、落后的一个根源，反过来也影响了社会对智力低下者的支持和照顾。智力严重低下者对其家庭和社会经济、资源的侵占造成的种种问题和损害是众所周知的。

(4)对智力严重低下者施行绝育是否有利于社会的互助、团结？对智力严重低下者施行绝育，能解除他们因生育带来的种种不幸，也就促进了家庭和社会利益，这样做能有利于更公正地分配资源，当然也就有利于社会的互助和团结。

(5)作为社会对绝育措施的控制，必须强调，对未成年人不得施行绝育术；除对某些有严重遗传病和精神病患者应进行义务绝育外，一般都应得到本人和配偶或直系亲属的知情同意，自愿地进行；绝育，即便是自愿的也需经过一定的医学和法律程序。

六、产前诊断与性别选择

（一）产前诊断

产前诊断（Antenatal diagnosis, prenatal diagnosis）是与优生关系十分密切的一项现代生物医学诊断技术。随着优生知识的普及和深入，这种能够尽早阻断种种不良遗传素质向后代传递的技术，越来越受到广大群众的欢迎。

依据产前诊断的内容可将其分为四类：

(1)胚胎性别的产前诊断，主要用于伴性遗传疾病的诊断；

(2)先天畸型的产前诊断，主要用于先天性畸型的诊断(如无脑儿、脊柱裂、神经管缺陷等)；

(3)先天性代谢病的产前诊断；

(4)染色体病的产前诊断。

在上述四大类疾病的产前诊断中，尤其是伴性遗传病和先天性畸形的产前诊断，无论是采取特殊仪器的方法检查还是采取生物化学的方法检查，除了能对伴性遗传病和先天性畸形做出诊断外，同时还可以判断胚胎或胎儿是男是女。当医务人员检查出胚胎或胎儿患有伴性遗传病或存在先天性缺陷时，无论胚胎或胎儿的性别是男或女，告诉胚胎或胎儿的双亲都是不会引起道德上的争论。因为无论胚胎或胎儿的性别是男或女，只要检查出患有遗传性疾病、存在先天性缺陷，依据生命价值原则和优生原则，为了人口质量的提高，都应制止其出生，采取选择性人工流产结束其生命，这是道德的。

(二)性别选择

性别选择(Sex selection)也称性别控制，它是在生殖阶段或过程中运用现代医学技术有目的控制、选择后代男女性别的技术和手段。广义上讲，它是生殖技术的一个部分。“有目的”的伦理含义指这种技术的应用被严格限制在符合医学科学和社会的利益的范围内，超出这一范围，这种技术的运用就可能是不道德的。

性别选择的方法包括孕前方法和孕后方法。孕前方法主要是控制使卵受精的精子类型，从而选择所要的性别，因为，后代的性别决定于使卵受精的精子类型，包括改变不同精子在生殖道内活动的生化条件、物理条件的各种方法。孕后方法包括两种，一种是从母亲子宫中取出胚泡，鉴定它的性别，如果是所需的，再植入子宫；另一种方法是用产前诊断技术鉴别子宫中胎儿的性别，如羊水穿刺法和我们熟悉的B超诊断，其他还有X线检查、胎儿镜、绒毛膜取样检查等。

性别选择的目的必须符合医学的目的，即满足社会利益及人类健康利益的需要。任何偏离这一目的的性别选择技术的运用都是不宜提倡的，也是不道德的。应该切实注意性别选择技术运用的后果及可能存在的客观利弊两重性，防止利用现代性别选择技术而做有损社会利益的事。

医学在研究和应用性别选择技术时，必须切实意识到自身的责任，意识到可能由于自身的忽视而造成的不良后果，把对性别选择技术应用的管理、限制提高到国家、民族、社会利益的高度。

性别选择的管理和限制是十分重要的。这种限制包括两方面：一是控制这类技术的发展。毕竟这类技术并非是不可缺少的，即使像预防伴性遗传病这一作用，完全可能被基因工程等更科学先进的技术所代替。不能不顾国情、不顾资源有限的实际情况不切实际地去大力发展这类并非必不可少的技术。二是对性别选择应用的限制，这是更重要、更迫切的。

第五节　死亡标准与道德意义

一、传统死亡标准面临的挑战

随着人类对自身认识能力的提高，古人逐渐通过日常的观察和狩猎活动，形成了以心脏停止跳动作为死亡判断的标准，即心死亡标准(heart death)。心死标准的最早记载可从古代洞穴壁画中的描绘情景得知。古人在洞穴的壁画中所描绘的被捕猎取的动物，都是用箭、长矛刺中动物的心脏来表示它的死亡；在古埃及的石碑和墓碑上，还可以看到这样的彩绘石刻，上面的图像常常表现死者被带到身居宝座的太阳神面前，而死者手上托着的是自己的一颗心脏。

古人为什么会把心脏停止跳动视为死亡的判断标准呢？其根源在于古人把人的心脏视为是主宰一切生命活动的器官。古希腊哲学家亚里士多德认为心脏是灵魂和智慧的中心。我国古人认为“心之官则思”，一直把人的思维器官与心脏连接在一起。

随着科学的进步，心死标准受到越来越严重的挑战。人们在大量的医学实践中发现，心死不等同人死。最能说明这一问题的事例是：1962 年原苏联著名物理学家兰道惨遭车祸，4 天后心脏停止跳动，血压降到零，但经医生抢救后心脏恢复跳动。第二个星期，他的心跳又中断三次，每次都又恢复过来，直到 1968 年兰道才最后去世。按照心死标准规定，兰道已经几度死里回生。这说明仅以心跳停止来断定死亡是存在着极大缺陷的。1967 年南非医生巴纳德博士做了世界上第一例人类心脏手术并获得成功，从而打破了心脏功能的丧失可以导致整个机体死亡的观念，大大削弱了人们对心脏的神秘感。1982 年 12 月 2 日，美国为克拉克施行的世界上第一例人工心脏手术获得成功，更进一步削弱了心死标准的权威性。心脏已不再是人的生命的禁区，不再是外科的禁区。它只不过是块肌肉组织，受伤时可以手术；患病时可以治疗；在功能衰竭时则可以切除，并代之以一个健康的心脏或人工心脏。今天，在许多西方国家中，心脏手术几乎已被视为常规手术。心脏移植的成功和人工心脏的临床应用告诉我们：心脏死不等于人体死，心死不等同人死。对传统的心死标准必须进行科学的再认识，力图寻找更能反映死亡本质的新的死亡标准。

二、脑死亡标准的确立

现代医学研究结果已充分证明，死亡并不是瞬间来临的事件，而是一个连续进展的过程。

人体是一个多层次、多器官、多系统的复杂的生命有机体，在这个复杂的生命有机体中，各种器官和组织并不是同时死亡，而是分层次进行的。究竟是哪一层次的哪个系统或哪个器官的死亡才意味着一个生命个体不可挽回的终结，从而可以宣布人死亡呢？现代医学的大量研究揭示：不是心脏，而是大脑。人脑是人类意识(consciousness)和自我意识产生的生理基础和前提条件，人脑是人体生命系统最高中枢所在地，是主宰和协调其他器官的活动的惟一器官，是人的生命的主导器官。人脑死亡就是人的意识和自我意识的不可逆转的丧失，就是人的生命本质特征或生命品质的无法复原的消失。在许多情况下，心脏停止跳动时，人的大脑、肝脏、肾脏并没有死亡。脑细胞的死亡是在心脏停止搏动后十多分钟乃至几十分钟以后才开始，在脑细胞死亡开始之前出现心脏暂停而致的意识消失，可采取复苏抢救使人的生命的本质特征得以恢复，而这时的肝、肾、肌肉、皮肤等组织器官还没有死亡。相反，人的大脑一旦出现广泛的脑细胞坏死，脑功能出现了不可逆的停止之后，即使可以继续使用人工心肺机等措施维持心脏的跳动，但最终也无助于大脑功能的恢复，无助于人的意识的维持。正是基于对这一客观事实的尊重，当今世界的许多国家抛弃了传统的心死标准，重新建立了新的死亡标准——脑死亡标准。

何谓脑死亡(brain death)？脑死亡是指某种病理原因引起脑组织缺血、缺氧、坏死，致使脑组织机能和呼吸中枢功能达到了不可逆转的消失阶段，最终必然导致的病理死亡。依据什么来判断脑死亡呢？1968 年，美国哈佛医学院特设委员会提出了以下四条判定标准：

(1)不可逆的深度昏迷。病人完全丧失了对外部刺激和身体的内部需求的所有感受能力。

(2)自主呼吸停止。人工呼吸停 3 分钟(或 15 分钟)仍无自主呼吸恢复的迹象，即为不可逆的呼吸停止。

(3)脑干反射消失。瞳孔对光反射、角膜反射、眼运动反射(眼球一前庭、眼球一头部运动等)均消失，以及吞咽、喷嚏、发音、软腭反射等由脑干支配的反射一律丧失。

(4)脑电波平直或等电位。

凡符合以上标准，并在 24 小时或 72 小时内反复多次检查，结果一致者，即可宣告其死亡。但标准同时规定，服用过镇静、抑制药物、低温(小于 32℃)或其他代谢原因导致的可逆性昏迷除外。对婴幼儿的脑死诊断也须慎重。

继哈佛标准后，不少国家和组织也相继提出了脑死亡标准。1968 年，世界卫生组织建立的国际医学科学组织委员会规定死亡标准为：对环境失去一切反应；完全没有反射和肌肉张力；停止自主呼吸；动脉压陡降和脑电图平直。1970 年，加拿大提出脑死亡的指征为：呼吸停止，用呼吸机 12 小时以上仍不能自动呼吸，其间要反复检测，每次 2 分钟；血压下降，不用药物就不能维持正常血压；体温下降，如无覆盖就降低到华氏 98 度以下；瞳孔散大、固定角膜反射消失，其他脑干反射及神经功能丧失，四肢瘫软无自动活动；进行两次脑电图检查，每次 20～30 分钟，间隔 6 小时，均无脑皮质活动。两年之后，加拿大曼氏托巴法律改革委员会提出了一份法定死亡定义，作为对曼氏托巴生命统计法规中的死亡定义的修改。这一定义是：一个人的整个脑机能出现不可逆的停止时称之死亡。

到目前为止，有包括美国、加拿大、阿根廷、奥地利、澳大利亚、捷克、芬兰、法国、英国、挪威、希腊、瑞典、西班牙、意大利以及比利时、德国、印度、爱尔兰、荷兰、新西兰、瑞士、泰国等许多国家和地区或通过了正式的死亡立法来确认脑死亡标准，或在临床上已实际使用脑死亡作为死亡判断标准。在日本，专门的“脑死临时调查会”已经组成，脑死立法正在进行之中。显然，从医学和立法两方面承认脑死亡标准已渐渐成为一种发展趋势。我国的死亡标准也正向脑死亡标准方向发展。

三、脑死亡标准的道德意义

与传统的心脏死亡标准相比，脑死亡标准在道德上更具有其先进性，表现出更大的伦理价值。

(一)使死亡标准更趋于科学化

脑死亡标准的伦理价值首先是表现在它的科学性上。从心死标准到脑死标准的转变是人类对死亡研究和认识不断深化的结果，脑死亡标准的确立使死亡标准更加科学和更加可靠。具体来说主要表现在下面三个方面：

首先，脑死亡是不可逆的，且在脑死亡之后机体各个器官不久都会出现死亡。

其次，脑死亡是不可逆的，并且在脑死亡之后人生命本质特征立即消失。

再次，大脑是目前不可置换的具有主宰意义的器官。现在器官移植技术发展很快，已能应用于心、肝、脾、肾、肺等多种脏器，但对大脑仍无能为力，故当今用脑死亡标准作为判断死亡的尺度与传统的心死标准相比更具有显著的科学性。

(二)有利于卫生资源的合理分配

今天的医学技术虽然能使以往心死的人继续维持生命，但是，它所维持的仅仅是处于无意识状态下的“植物性生命”。从生命价值论的观点来看，这种人工维持下的“生命”其质量是很低的。他们不仅不会为社会创造任何财富，也不会为他人、社会尽义务，相反只会增加他人、家庭、医学和社会的沉重负担。这种生命只能是无价值的或者是负价值的。我国现有的经济水平不高，卫生经费和资源很有限，人民群众一般的卫生保健水平还有待大大提高。在这种情况下为了维持一个“植物人”的心跳呼吸而花费巨大的费用，不能不说是有限资源的不合理、不公正分配，是一种人力、物力和财力的浪费。这既影响了普通病人的治疗、康复和一般人卫生保健水平的提高，也给亲属、朋友及其他人带来了极大的心理和体力、财力及工作上的负担。可以说是代价甚高，收益甚微。

(三)使更多的人得以新生

器官移植是近三十年来现代医学领域中最为引人注目的高新尖医疗技术之一,它在医学发展史上开创了新的一页。它的临床应用使许多因各种原因导致器官损害或衰竭本来难以恢复健康的病人得以康复,使许多不治之症患者有了生的期望。遗憾的是器官移植在其发展的道路上,面临着供体器官奇缺的严重情况。约有1/3的心脏病人、约1/4的肺部患者因供体器官的短缺而死亡。脑死亡标准的确立无疑有助于缓解供体器官短缺的情况,使更多的病人得以救治,得以生存。

第六节　安乐死与临床关怀

一、安乐死的历史与现实

安乐死(euthanasia)并非是20世纪才出现的新问题,更不是今天所特有的新名词。

在原始社会里,一些原始的部落允许儿子杀死老人以防止老人临终的痛苦,并把这种行为视为是一个做儿子的应有的义务。古希腊罗马时期,允许病人结束自己的生命,或允许请别人助死,或允许处置有缺陷的儿童。

在中世纪,由于基督教的盛行,不论出于什么动机,由人来结束自己或他人的生命都被视为是对上帝神圣特权的侵犯,因而自杀与结束病人生命都被绝对禁止。

20世纪初,正当安乐死在欧美各国得到积极提倡时,却被德国纳粹分子所利用,并使其遇上了厄运。1938年,希特勒收到一位畸形儿的父亲来信,要求杀死他的儿子,希特勒就此创立了一个强迫安乐死的纲领。次年春天,希特勒决定杀掉所有有生理缺陷和身体畸形的儿童,并设立了一个"安乐死"的专门机关。之后,他更疯狂地把安乐死的范围扩大到精神不正常的成人。安乐死在纳粹德国的最终命运是被演变为屠杀犹太民族、南斯拉夫民族和其他民族的手段。希特勒在1936—1942年的6年里,用安乐死的名义杀死了数百万人。由于德国纳粹分子借安乐死之名,行灭绝非雅利安民族之实,使得安乐死声名狼藉,受到人们的强烈反对。

第二次世界大战以后,随着医学技术的进步和人们对生命的末端——死亡的再认识的深入,到了20世纪60、70年代,安乐死又重新成为世界各国的热门话题。1976年首届国际安乐死会议在日本东京召开。会上,美国、日本、澳大利亚、荷兰、英国的代表共同签署了"东京宣言",该宣言强调应尊重人"生的意义"和"庄严的死"。宣言将人的生死权利相提并论,标志着人类对生命和死亡的认识进入了一个新的阶段。1980年"国际死亡权利协会联合会"成立。在我国,1987年在上海召开了全国第一届"安乐死"学术讨论会,哲学界、伦理学界、法律界、医学界、社会学界等学者对"安乐死"进行了深刻、激烈讨论。

二、安乐死的种类

安乐死的概念有广义和狭义之分。广义理解的安乐死，包括一切因为心身健康的原因致死、让其死亡以及自杀。狭义的理解则把安乐死局限于不治之症而又极端痛苦的病人。即对死亡已经开始的病人，不对他们采用人工干预的办法来延长痛苦的死亡过程，或为了制止疼痛的折磨而采取积极的措施人为地加速其死亡过程。我们现在所指的安乐死一般是指狭义的理解和从狭义的方面来处理的安乐死。为了更进一步理解狭义的安乐死的真谛，在这里我们有必要对现行安乐死的种类进行描述。

现行对安乐死的最常见的伦理学分类是把安乐死分为主动安乐死和被动安乐死两大类。

(1)主动安乐死。主动安乐死(positive euthanasia)是指医务人员或其他人在无法挽救病人生命的情况下采取措施主动结束病人的生命或加速病人的死亡过程。结合病人的意愿和执行者的不同，人们又把主动安乐死划分为三类：

第一类是自愿—自己执行的主动安乐死。即病人依据自己意愿，选择采取死亡的方式并由病人自己执行，而结束自身无法忍受的痛苦的生命。例如，当病人得知自己所患的疾病在现有的医学技术得不到根治的情况下，病情又在进一步恶变，死亡的来临已成为无法避免的事实，为了缩短死亡过程或减少死亡的痛苦，病人主动采取的一系列拒绝治疗的行为(放弃治疗、停止治疗、终止治疗等)。

第二种是自愿—他人执行的主动安乐死。这是一种病人在无法忍受病魔折磨，而医学又对其病魔无可奈何的情况下，由病人自己提出借助某些无痛苦的医学手段和措施主动结束其痛苦的生命或加速其死亡过程的要求，而由他人执行(医务人员或家属或安乐死机构的专门人员)。

第三种是非自愿—他人执行的主动安乐死。病人没有许诺，完全是由医务人员或家属执行的主动安乐死。采取这种主动安乐死，常常以病人的生命不再有意义为前提，或以认定病人若有表达自己意愿的能力或是对自己的行为选择有判断能力，他一定会表达出求死的愿望为前提。

(2)被动安乐死。被动安乐死(negative euthanasia)是指终止维持病人生命的一切治疗措施，使其自行死亡。国内外不少医院实际上早已实施。这基于：任何医疗措施对很多疾病的晚期都有无能为力的时候，应让这些病人在自然、舒适、尊严中离开人世。依据病人是否有安乐死的意愿，被动安乐死又分两种：

第一种是自愿被动安乐死。即垂死病人有安乐死的意愿，并正式向家属和医务人员提出以安乐死的方式加速其死亡过程，经医务人员的认可，然后采取停止一切治疗和抢救措施，听任病人死亡。

第二种是非自愿被动安乐死。即在垂死病人始终未表示要求以安乐死的方式加速其死亡过程，实际上也无法表示意愿的情况下，停止一切治疗和抢救措施，任其死亡。

无论是主动还是被动安乐死，确定安乐死的两个前提是：一是疾病不可挽救、不可逆转，处于濒临死亡阶段；二是肉体和精神的极端痛苦。它们在伦理学上是没有区别的。对增加痛苦、延长死亡的措施，停用与不用是一样的，让病人自行死亡与主动结束病人的生命在意向和后果上并无差别。

从现有的上述安乐死的种类来看，它们的表述虽然不同，但本质却是相同的。首先它们所表述的目的是相同的，即安乐死的目的在于避免死亡时痛苦的折磨，代之以相对舒适和幸福的感受，即改善死者濒临死亡时的自我感觉状态，维护死亡时的尊严。其次它们都是把安乐死作为生命过程中死亡阶段的一种良好的状况和达到这种良好状态的方法，而决不是把安乐死作为一种致死原因或致死手段来理解。即安乐死并不是生与死的选择，而是每个人必须面临的死亡方式的选择——安乐死亡还是痛苦死亡。再次是它们都把安乐死的对象限于濒临死亡病人。

综上所述，从医学伦理学的角度，可以给安乐死下这样的定义：患不治之症的病人（包括脑死亡者）在危重濒死状态时，由于精神和躯体的极端痛苦，在病人或家属的合理要求下，经医生鉴定认可，用人为的医学方法使病人在无痛苦状态下度过死亡阶段而终结生命的全过程。

三、安乐死的伦理证明

安乐死问题久经争论，但至今在全世界范围内尚未得到普遍承认与接受。其中，反对安乐死的论据是：(1)安乐死是变相杀人，赐人以死亡是和医生职责不相称的；(2)人有生的权利，任何情况下都不能主动促其死亡，否则是违背人道原则的；(3)不可救治就不去救治，无益于医学科学的进步；(4)安乐死可导致错过三个机会：病人病情可以自然改善的机会；继续治疗可望恢复的机会；有可能发现某种新技术新方法使该病得到治疗的机会；(5)允许安乐死，无疑把杀人的刀交给医生，为借口杀人开了方便之门。

（一）安乐死：对人选择死亡方式权的尊重

生命是一个不断发展的过程，死亡是人类生命过程的最后终点。人在享受快乐的生活、追求高质量的生命、提高生存价值的同时，有没有权利要求在死亡来临时，选择恐惧小、痛苦轻、折磨少、能维持尊严的死亡方式来缩短死亡过程呢？有没有权利在身患绝症、生命质量日渐衰败、生命价值急剧下降并趋于一种极其低下的状态时，选择安乐死亡的方式来结束其痛苦的生命呢？答案应该是肯定的。

每个人都有生存的权利，每个人都有权活着。然而人的生存权利，本身就包含对死亡选择的权利。应该承认，一个人享有生存的权利，就应该对自己的生命拥有某种自主权。我国宪法也规定了我国公民享有人身自由的基本权利。这其中也包括公民应该有处理自己身体的自由的权利。死亡是生命过程的最后阶段,在生命的最后阶段人也应该享有选择的权利,即死亡方式选择的权利(death rights)。无法医治又存在心身极端痛苦的病人,在不违背病人自身利益,也不对家属、他人和社会可能造成危害和损失的前提下,病人可以决定拒绝一切救治措施或选择人为的医学措施安乐地结束死亡过程。在这种情况下,自愿自主的对死亡方式的选择应该成为有意识、有行为判断能力的成年人的权利。人的这种自主选择权,社会应该保护,医务人员和家属应该给予尊重。由此可见,人有生命权,生命权不是单纯的生存权,它还包含死亡方式的选择权,安乐死实际上是对人的死亡方式选择权的尊重,是公民生命权的体现,是人类对生命权认识的升华。

必须强调,病人的自主自愿的同意是安乐死实施中首要原则和必备程序,忽视自主原则的任何形式、任何理由的安乐死都是不道德的。当然,自主自愿应该是病人理智的、慎重的和一贯的要求。对特定的、丧失或可能丧失表达自主意愿的病人,可以采取“生前预嘱”的形式,由当事人在生前意识清醒的某个时候签署有关同意安乐死的指令。

(二)安乐死:生命价值原则的证明

从生命价值原则(value principle of life)出发,人应该尊重生命,同时也应该接受死亡。人的生命价值表现两个方面,即生命自身价值(自身的质量)和个人的生命对他人、社会和人类的意义。前者是生命价值判断的前提和基础,决定某一生命的内在价值;后者是生命价值判断的目的和归宿,决定生命的外在价值。只有当内在价值与外在价值有机地统一于某一生命体时,该生命才是有意义、有价值的。

从生命价值原则的上述论证,引出了安乐死实施的两个必备的前提性条件:一是疾病不可挽救、不可逆转,处于濒临死亡阶段;二是肉体和精神的极端痛苦。这里,医生对这两个前提性条件的正确判定和认可是非常重要的。

(三)安乐死:现代医学目标的取向

不同的医学时期其医学目的(medical aim)不尽相同。古人把医学称之为“生人之术”的职业。正是在这种医学目的的驱动下,一切活人性命、生人之术的医学行为都是道德的,反之是不道德的。“生命至重,有贵千金,一方济之,德逾于此”成了医学道德的最高信条。在这种道德信条的作用下,不惜一切代价地维持人的生物生命(如植物人的生命)的医学做法都是正确的。无论什么理由的放弃、停止、中断维持性命的行为都是禁止的。古希腊的《希波克拉底誓言》禁止医务人员为妇女实施堕胎手术的戒令,正是基于“活人性命”的这一医学目的的考虑。在这种医学目的的支配下,人们是不能容忍安乐死存在。当今,对安乐死持反对态度的人,其中的主要伦理依据就是来自于单纯的“维持性命、反对死亡”的医学目的。

(四)安乐死:卫生资源公正的分配

有关统计资料表明:一个人平均一半的医疗费用花在死亡前的一年,而这一年的医疗费用的二分之一又是花在临终前一周的治疗和生命维持上。这就是说，花费大量医疗卫生资源仅仅是为了延长几十天或几天的生命，尤其是对不治之症患者的临终前的治疗，卫生资源的耗费更大，而最终的结果是走向生命的终结。如果将一些不治之症患者临终前的医疗费用、卫生资源节省下来，用于治疗可以康复的病人，无疑既符合资源的合理、公正分配原则，又能产生良好的社会效益，也是临终病人的价值和尊严的完美体现。从这个角度来看，对不治之症患者实施安乐死有利于有限医疗卫生资源的合理和公正的分配，符合维护整个人类生存质量提高的利益，符合人类的道德进步。

四、临终关怀的伦理学背景

临终关怀(hospice)就是对濒临死亡病人的照顾。其基本的思想和理念包括：帮助临终病人了解死亡，坦然面对和接纳死亡；以同情心对待濒死病人；尊重濒死病人的权利，满足濒死病人的意愿；重视濒死病人生命品质，维护濒死病人的生命尊严。

临终病人的痛苦是双重的。一方面是临终病人由于疼痛或其他症状造成肉体上的负担；另一方面也因面临死亡的不安和孤独，还担心与亲属的永别以及不能不丢下未竟的事业，等等，必然承受着极大的精神痛苦。医务人员采取什么态度和方法对待这些面临死亡的病人，不仅对病人本人临终前的心理感受有直接影响，对病人死亡的方式有决定性意义，而且对其家属的精神、工作和生活以及对他人、对社会都会产生直接的和多方面的影响。可以说，临终病人医护是一件重要而富有意义的工作，临终关怀是医院和医生工作的人道责任。

临终病人医护的基本原则有两方面：一是以满腔热情和理解的态度对待临终患者，给予精神上的安慰和安抚；二是努力控制病人症状和减轻病人痛苦。此外，为临终病人提供良好的环境，获得家属配合，做好家属的工作也是临终医护必不可缺的工作。所有这一切，都给医务人员提出了更高的要求。只有具备高尚的道德修养，具有高尚的道德境界以及丰富的知识、深刻的洞察力，才能胜任这一工作，为垂危濒死者及家属真正提供人道的、富有同情心的医疗与护理。

自从英国人桑德斯博士(Dr. Cicely Saunders)在伦敦首创世界第一座养护院(Hospice)后，这种对临终病人的福利设施在世界范围内迅速扩展，形成了养护院运动。这种养护院的宗旨就是“维护生命的尊严，提倡病人的权利”，除了使临终病人能够得到第一流的现代医疗外，更重要的是能够在精神上、心理上得到最充分的治疗、护理和安慰，帮助病人能以最大限度的充实心情和安静情绪去迎接生命的最后一刻。临终病人是一特殊的病人，因此，医学对这些病人与对一般病人或疾病的其他阶段的治疗、护理是有重要区别的。如果不从社会、心理等方面把病人当成一个整体看，而一味采取单纯的治疗措施，只能给病人造成痛苦。

目前，临床上不少医生对临终病人的认识也像对一般疾病、一般病人的认识那样，仅仅限于书本上对该病人该病症状的描述和处理，对病人主观的内心感受往往未去作更深一层的了解，这方面的工作常常是被忽视的。

五、对临终病人的责任

（一）控制症状、减轻痛苦

任何一种疾病到了晚期，都会有不再有可能治愈的时候。医生虽不一定能治愈病人，但应考虑到即使不能再作治疗，也应继续作好援助、照管工作。对处于多重痛苦折磨下的临终病人，转移原有的治疗目标是很有必要的。医生的积极性应放在援助、照管上，应把医疗从“治愈病人”转向安慰和关心照料他们，增加临终病人的舒服和快乐。这种治疗目标以控制临终病人的症状，减轻他们的痛苦为原则，强调适当的治疗，而不是一味强调采取非常手段，不惜巨大代价去抢救。在这种情况下，完整的治疗、非常的手段往往是浪费，而且往往会增加病人的痛苦。如晚期癌症病人不间断的化疗和放疗、无用的手术、多余的检查等都可能造成病人的痛苦。

对病人疼痛、便秘、呕吐、呼吸困难等躯体症状的控制，一是要做到及时和有效，二是应将当时能采取控制症状的最佳措施不厌其烦地告知病人，并且通过实际行动，使病人知道其正处在医学的控制下。如果医生对于控制症状不积极，病人就会感到自己可能完全失去医学的监护而忐忑不安。医生对于病人的痛苦应防患于未然，病人一旦开始遭受痛苦，就应积极主动运用各种方法控制或减轻痛苦。

（二）帮助病人接受死亡的事实

临终病人的心理过程是复杂的。库布勒罗斯(Kubler－Ross)把面临死亡病人的心理分为五个连续的阶段，即否认期、愤怒期、协议期、抑郁期和接受期。很多病人往往不承认自己病情恶化的事实，尤其是在否认期，但又总想在医务人员那里得到证实，千方百计打听自己疾病及预后。告不告诉临终病人的病情及预后？病人一旦问到时，医生应取怎样的态度？这是医务人员经常碰到并颇感棘手的问题。为很好处理这一问题，作为医生了解病人的性格特征而后决定是很有必要的。首先要熟悉病人以怎样的心情发问；其次重要的是掌握病人的性格，尤其是他的忍受能力。医生应主动、热情地与病人接触以了解病人的心理状态，同时，还应向亲属详细探询病人以往的生活经历中对种种不幸遭遇如何自理的态度，了解病人对亲朋好友死亡时的感受等。一般说来，能冷静对待他人死亡者，也能理智、冷静地对待和承受自身面临的死亡。医生应以恰当的方式让各种不同情况的临终病人正视眼前的事实。

（三）掌握说明病情的最佳方式

对病人的病情如何说明好，要谨慎从事，在考虑了病人的性格及其忍受能力等方面后，一般可采取“循序渐进式”的说明方法，自然而然地让病人知道自己疾病的性质。有些病人即使告知病情也能心情平静地长期和疾病抗争。而对那些凡事一丝不苟都想弄个水落石出这种性格的人，就得先判断其忍受能力，然而，逐渐告知真情。

医生在开始说明时的语言是重要的，最好能达到以下三方面的要求：第一，表明病人还不至于立即死亡，对病人的不安、紧张起缓解作用。第二，向病人表明了今后的道路是迂回曲折的，并非一切都一帆风顺，与其让病人抱着一切都会顺利的不现实的期望，不如在开始阶段就给以一定程度的暗示，使之有思想准备。第三，表达出医生将和病人共同持久地与疾病作斗争的愿望，即使病情恶化，病人也会因感到医生正在为自己作最大努力而不失信心地积极配合。

（四）尽量满足病人的需要

临终病人对精神上的需要——理解、关心、安慰等是最迫切的。作为一个理解临终病人疾苦、恐惧不安与孤独感的医生，应能够在病人身旁坐下来，用充分的时间倾听病人谈话，单凭这一点就使病人在精神上得到很大的安慰。前面提到的英国伦敦养护院，有 200 多名工作人员，为大约 60 名病人服务，他们与病人充分地接触，对病人无微不至地照应。人们常常可以看到护士医生挽着病人的手彼此聊天的情景。医生在交谈时还必须注意病人的情绪，要从平时的语调、声音大小、面部表情等方面随时想到注意观察病人内心的思想感情究竟如何，才能恰到好处、有的放矢地去为病人服务。

（五）照顾好病人亲属

1972 年召开的“国际养护院指导会议”的口号是：“为濒死病人和家属着想。护理工作的对象必须包括病人及其家属。”在临床上这种情况是多见的：病人受到护理，而家属却被遗忘。病人死后，陷入悲痛的家庭依然存在。死亡与其说是对死者的不幸，不如说是对生者的不幸。实际上活着的人对死者留恋带来的精神痛苦和为照料病人所承担的躯体、心理等方面的痛苦可以说是超出临死者的自身体验。然而，这是常常容易被医务人员所忽视的。作为医务人员在病人病危期间就要将病人和他的家庭视为一体，这可以防止病人死后可能出现的许多问题。也就是说，家庭成员在病人临终前就经受了许多哀痛，医生应尽可能地减轻家属的精神痛苦，使他们早日从失去亲人的痛苦和遗憾心境中解脱出来，回到正常的生活轨道。

第七节　严重缺陷新生儿处理

一、严重缺陷新生儿概述

缺陷新生儿(defect newborn)特指由遗传、先天、感染或外伤等造成胚胎的发育不全或变态发育致胎(婴)儿生理缺陷，尤其是智力缺陷的新生儿。对这些缺陷新生儿，目前的医学无法使之矫正，有的短期内死亡，有的可以在现代医学技术下维持生命，但将完全丧失劳动能力和生活自理能力或智力能力低下，不可能作为一个有意义的人存在和生活。如严重智力低下（先天愚型、白痴）、严重脑功能障碍（脑水肿、脑麻痹、小头症）和严重多发的先天畸形（心脏严重畸形、肺肾功能发育不良、食道闭锁）等等。

先天缺陷新生儿的病因主要归为两大类：一是遗传因素；二是非遗传的致畸因素。遗传因素主要指通过上代的遗传物质在遗传过程中的变异所致下代的生理畸形，从这个角度来看，它具有先天性。非遗传致畸因素主要是指受精卵在母体发育生长过程中，由于母体患上某种疾病致胎儿畸形。例如，由于母体在怀孕的过程中患有病毒性风疹而引起的先天性心脏病，就不是遗传因素所致的畸形，而是由于母体在怀孕期间患上致畸疾病所致。又因胎儿出生时出现了畸形，从“与生俱来”的角度看这种出生时就出现畸形的缺陷新生儿也具有先天性。所以缺陷新生儿也称为“先天性畸形”。

缺陷新生儿出生之后如何处置，这不是一个单纯的医学问题，更重要的是还是一个复杂的社会、法律、伦理、哲学等问题。

二、严重缺陷新生儿处理的伦理争论

从医学伦理学的发展史来看，对严重缺陷新生儿处理的伦理态度始终未能统一，先后存在着多种不同的伦理观点。

（一）道义论的观点

道义论的生命伦理观建立在生命神圣论的基础上，他认为缺陷新生儿是人，是人类的一分子，一切人类生命都是神圣的。作为人类的一员，缺陷新生儿应该享有人的第一权利，即生的权利。这一权利决定了任何个人、团体、社会都不能直接和有意杀死一个无辜的缺陷新生儿；也决定了任何团体、社会和父母有义务维持一个缺陷新生儿的生命。这种义务不取决于缺陷新生儿父母、团体和社会的愿望和需要，而取决于缺陷新生儿是人的这一结论。

作为人就应该得到社会和他人的尊重、关心、体贴和爱护，这是道义论的精髓所在。医学是人道味最浓的职业，只要是一个实体的人，医学就有对其生命维持、保护的义务。因为人可以有社会分工的不同，财富多寡的不同，有知识高低的不同，容貌美丑的不同，但在生命面前人人却是平等的。生命对于任何人来说只有一次，死而不能复生。按照这种观点，一个新生儿不管缺陷有多严重，医学都必须给予救治。在医疗实践中，“死马当活马医”、“好死不如赖活”就是缩影。

（二）功利主义的观点

功利论（utilitarianism）的观点注重的是行为的后果，只要是符合最大多数人的最大利益的行为就应该给予肯定，就是道德的。按此观点，在严重缺陷出生儿的处理上，只要是合意的结果（如避免痛苦）就是正确的。什么是合意的结果呢？持功利论观点的人常常是以代价－收益、投入－产出作为判断尺度。依此尺度去决定严重缺陷儿的治与不治的问题，得出的结论就是后果合意就可以放弃维持或结束严重缺陷新生儿的生命。

古今中外，人们对严重缺陷新生儿采取放弃治疗、终止治疗或主动结束其生命的做法，就其思想根源来说，主要取自功利论的思想。

在对待严重缺陷新生儿的处理问题上，坚持人道主义的原则，尽可能将道义论与功利论结合起来，强调动机与结果、生命神圣与生命质量、对病人个体负责与对人类及后代负责的统一的原则。

从人道的角度出发，严重缺陷新生儿有没有生的权利或具有作为一个人的权利是一个复杂的问题。作为一个人的基本的标准和生命的本质特征是具有自我意识，并且处于一定的社会关系之中。据此，一个婴儿必须符合人的个体生物学标准，在达到一定自然素质的同时，还必须达到作为一个人的社会学标准。

当然，我们应该承认，具有正常的人脑结构和功能的婴儿一经出生，就处于一定的社会关系之中，扮演了一定的社会角色，即使他们这时还不是完整意义上的人，不是社会学意义上的人，我们也应该而且可以把他们当人看待，给予生的权利和人的权利。但是，对有严重缺陷的新生儿，更明确地说，这些新生缺陷儿已达到了这样的程度：医学无能为力使其恢复作为一个社会人的最低标准，将来完全丧失劳动能力和生活自理能力，智力高度低下。那么这类婴儿与一般正常婴儿的地位是完全不一样的。无论从当代的道德标准出发，或从当代生命观或社会价值观出发，不让这类未来的“社会废人”活下去是正确的，也是符合人道的。

对严重缺陷新生儿处理的伦理争论，除了对其是否有生的权利即本体论（ontology）的思考外，还必须将其置于社会的关系及与人类生命质量的联系中（即缺陷新生儿的道德地位）去思考，才能得出符合科学和道德的结论。今天，人道主义的医学道德观旨在尊重病人的人格（personality）与生命，竭力帮助病人解除痛苦，使家庭免遭不幸。同时，强调医学不仅仅对病人个体负责，更重要的还要对整个人类与社会负责。有严重缺陷新生儿，无论现在或将来，无论对个人、家庭或是对社会都是沉重的包袱，是没有价值或是负价值的生命。挽救他们只能给社会、家庭带来沉重的负担，造成大量人力物力的消耗。同时，这些人的生存既不会有儿童时期的欢乐，也不能享受成人家庭的温暖，而且很多严重缺陷的患儿活着也不过是一堆行尸走肉。

三、严重缺陷新生儿处理的道德责任

（一）严重缺陷新生儿处理的分类标准

生命质量标准（standard of life quality）是对缺陷新生儿的生命质量高低而

言，依其生命质量的高低来判断缺陷新生儿的留与舍的问题。缺陷新生儿的生命质量低到什么程度允许其死亡在伦理学上是可以接受的呢？中国学者将有缺陷的新生儿分为四期：

Ⅰ级缺陷：缺陷对孩子今后的体力、智力发展没有影响或轻度影响，如并指、单纯兔唇。

Ⅱ级缺陷：缺陷对孩子今后的体力、智力发展有重要影响，但到一定年龄可以矫正或部分矫正，有一定劳动能力或智力一般。如严重腭裂、某些先天性心脏病。

Ⅲ级缺陷：缺陷对孩子未来体力、智力发展有严重影响，长大后会丧失全部劳动力或智力极度低下，目前无法矫正。如先天愚型、四肢缺损。

Ⅳ级缺陷：缺陷特别严重，新生儿在短期内肯定要死亡。如无脑儿、严重脊柱裂、某些严重的先天性心脏病。

我们所讲的严重缺陷新生儿一般是指属于上述分级中的第Ⅲ、Ⅳ级缺陷。对于Ⅲ、Ⅳ级缺陷新生儿，不可能作为有意义的人存活，他们的生命质量非常低，已低到允许其死亡而在伦理学上被证明是正当的地步。

代价标准（value standard）是对家长、医院和社会而言。代价一方面指患儿为治疗所付出的代价，另一方面指家庭、社会为患儿治疗所付出的代价。关于救治严重缺陷新生儿的代价问题，美国儿科学家 R. 波兰德认为，不应该提供无益治疗，因为它不但无价值，而且对病人有害，并且浪费资源。在医学已经成为社会性事业的今天，无论是在国内或是国外的医学实践中，医务人员在医疗决策时，不仅要考虑病人的利益，也要考虑他人、家庭和社会的利益。

对严重缺陷新生儿的分类处理不能离开上述生命质量标准与代价标准，忽视了这两条标准中的任何一条都会导致认识和实际行为上的错误。

（二）严重缺陷新生儿处置的伦理准则

（1）知情同意原则。医务人员应该尽可能地向父母提供一切有关的救治行为的方法、作用、代价与效益以及对婴儿存活后的生存质量的估计。医务人员对优化人类的生存质量有着不可推卸的责任，在提供严重缺陷新生儿的处置医疗措施时，尤其要向父母提供有关缺陷婴儿存活后的心身健康的质量方面的医学信息。在同意方面，父母应该在获得详尽的医学信息之后，听取其他有关方面的意见后做出理智的决定。在有条件时，医院可以成立缺陷新生儿处理伦理学咨询委员会，帮助父母做出合法、合理、合情的决定。

（2）医疗保密原则。鉴于社会公众对严重缺陷新生儿处理的心理接受能力的有限；鉴于人们对生育患有遗传性缺陷、先天性缺陷儿存在着或多或少的偏见；鉴于患儿家庭亲属的感情承受能力的差异，为了减轻患婴父母受到来自社会不公正的舆论的刺激和减轻患婴父母的心理压力，在严重缺陷新生儿的处理过程中医务人员必须严格遵循医疗保密原则。对处理严重缺陷新儿的方式、时机、手段及严重缺陷新生儿的病种等进行保密。

（三）严重缺陷新生儿的处置方式

有人将严重缺陷新生儿的处置称谓“新生儿安乐死”。选择被动安乐死的处理方式，其做法是让缺陷新生儿自然死，如停止治疗、放弃治疗或停止喂养、停止给氧等。这种做法能缩短无价值或价值极低的严重缺陷新生儿的生命，但是，这种做法对新生儿本身是极其痛苦的，对医务人员也是一种恶性刺激。而采取无痛、积极的主动安乐死的处理方式让严重缺陷新生儿度过死亡过程，在道德上是更加可取的处理方式。因为被动安乐死的死亡方式所带来的痛苦对严重缺陷新生儿来说，比主动安乐死的方式更加大。只要主动安乐死的方式是无痛苦的，并且符合上述的分类标准和伦理原则，那么在伦理学上是允许的。但在现实医疗过程中，会给医务人员情感上带来麻烦。

第八节　生态伦理

一、生态的含义及有关知识

（一）生态及生态学

“生态”一词在中文含义上，“生”可解释为“生物”或“生活”；“态”可解释为“状态”或“形象”，可以代表环境中的万事万物。

生态学(ecology)是研究生物与其环境间的交互关系，以及研究生物彼此间关系的一门学科。

（二）生态系统

生态系统是指在一定空间中共同栖息着的所有生物(生物群落)，与其赖以生存的环境之间相互作用的自然系统。

（三）生态平衡

根据生态学观点，任何生态系统都有一个发生、发展的过程，在经过长期的演化后，某生态系统中的物质和能量的流动在一定的时期内相对地保持稳定，这时，生物物种之间以及生物与环境之间保持一种相对平衡状态，这种平衡状态称生态平衡。生态平衡是整个生物圈保持正常的生命维持系统的重要条件。

（四）生态基本规律

(1)负载有额。即任何生态系统都具有一定的负载能力，只能供养一定数量的生物。

(2)忍受阈限。任何生态系统对任何的压力都有一个忍耐的极限——阈限。因此，在对生态系统加以干预时，所施的压力不得超过它的调节能力，压力周期不得短于它的调节周期。

(3)物物相关。生态系统各事物在该系统的形成过程中彼此建立了密切的联系,它们相互制约、相互影响,改变其中一部分,便会影响其他部分,甚至会影响整个生态系统。

(4)物有所用。生态系统各种事物,尤其是各种生物都在该系统的稳定中发挥一定的作用,任意地去除一种生物或者引进一种生物,都会对生态系统发生不良影响。

(5)多样稳定。即生态系统中生物种类越多,生态系统就越稳定。我们之所以要保护物种,重要的原因就是要保持生物的多样性。

(6)能流物复。即物质可以再循环,而能量流失后不能再循环。

(7)由简趋繁。一切自然生态系统均在不断发展变化,逐步由简单趋向复杂。一般来说,复杂的生态系统对人类更为有利。

二、生态环境危机

(一)全球生态环境危机的表现

(1)土地荒漠化。目前,全世界有 3 600 万平方公里土地荒漠化,6 大洲 110 国家有 1/6 人口受到荒漠化影响;荒漠化每年还以 5.7 万平方公里的速度扩张。

(2)环境污染。包括:水体污染;工业垃圾和生活垃圾污染;大气污染。

(3)资源和能源危机。包括:耕地资源危机;淡水资源危机;矿产资源匮乏与能源短缺。

(二)全球生态环境危机的原因

(1)人口的压力。

(2)不可持续的生产、消费模式。

(3)自由经济制度的弊端。

(4)政府行为的失范。

(5)突发事件。

三、生态伦理学的含义与使命

生态伦理学的思想虽然自古有之,但作为一门学科,是现代西方环境保护运动的产物。从 18 世纪末到 20 世纪初,是生态伦理学的孕育时期;从 20 世纪初到 20 世纪中叶,是生态伦理学的创立时期;从 20 世纪中叶到现在,是生态伦理学的发展时期。

生态伦理学的产生,表达了人类试图借助道德手段来调节人类内部之间涉及自然环境的矛盾冲突,达成人类内部之间以及人类与自然之间新的和谐统一的意愿,标志着人类对日益严重的自然生态危机的忧患意识的理论升华。

生态伦理学是有关人与自然统一的整体主义道德哲学。它把人与自然的协调这一价值观作为人类未来的价值方向，通过道德纽带调节人与自然的关系，建设人与自然交融的新世界。生态伦理学的使命是维护自然生态平衡。

四、大自然的价值与人类的责任

（一）大自然所承载的价值

主要包括生命支撑价值、经济价值、消遣价值、科研价值、审美价值、历史价值、生态价值等。

（二）人类对自然的道德责任

（1）人和自然和谐相处。现在无论是在东方还是西方，人们普遍认识到人类决非是自然的统治者，而仅仅是自然中极普通的一员，人与自然共生共存共荣的思想应该是人类的价值中心，追求人类的活动与大自然的协调是人类最高尚的境界。

（2）人与万物共尊。德国人，1952年诺贝尔和平奖获得者施韦兹，1923年在他的《文化哲学》中写道："不仅人与人之间是平等的，而且万物之间也是平等的。"

英国历史学家汤因比（Toynbee，1899—1975年）则指出："宇宙全体，还有其中的万物都有尊严性，它是这种意义的存在。也就是说，自然界的非生物和无机物也都有尊严性。大地、空气、水、岩石、泉、河流、海，这一切都有尊严性。如果人类侵犯了其尊严性，就等于侵犯了人类本身的尊严性。"

（3）注重生态环境和自然资源开发、利用的代际公平。人类对自然资源的开发和利用，不仅要对现在的人们负责，而且要对未来的人们负责。珍惜每一份自然资源、每一种野生生物，保护好生态环境，把一个完好的地球和健全的生态环境传递给后代，是人类所应该具有的道德责任和义务。

（4）人类合理节制自己的需要。造成当前生态危机的原因，在某种意义上可以归结于人类的畸形的需要观念。人类应该奉行乐意过简朴的生活，用适度消费的道德观代替对过度消费的追求。限制奢侈的生活，提倡节约才是人类的美德。

（5）保持生态环境的可持续发展。可持续发展所要解决的，是人类无限发展的需要与自然资源有限性这样一对基本矛盾。"可持续发展"不仅仅关怀人类现实的利益和发展，还更关怀人类未来的利益和发展。它包括保护生态平衡、经济发展和社会发展，三者辩证统一，不可分割。

第六章　医学美学与文学

随着现代医学模式的转变和“健康”概念的更新，医学正在向益寿延年的更高目标和健康审美的更高层次发展；同时，美学也在向应用领域拓宽。这便导致了医学与美学的联姻。20世纪80年代以来，中国学者敏锐地觉察到当代医学发展的这一时代的机遇，力求将古而有之的朴素的人类健康审美理想综合并上升为一门系统的医学交叉学科——医学美学。

第一节　医学美学的概念与体系

一、医学美学的概念

医学美学是一门遵循医学与美学原则，研究医学美、健康美，以及美学原则在医学领域，特别是在美容医学实践中应用的美学与医学的交叉学科。

医学美学的目的是研究用医学和美学的方法和手段来维护、修复、再塑人体美，以增进人的活力美感和提高生命的质量。

医学美学既有医学人文学科的性质，又有医学技术学科的性质。

医学美学研究的基本对象是医学领域中的美与审美，即医学美和医学审美。

二、医学美学的体系

医学美学的学科内容体系包括原理（基础理论）、应用技术、医学艺术和医学审美教育（修养）四大系列。

(1)医学美学原理（基础理论）系列。包括：①医学美学定义、对象和范畴；②医学美学体系结构；③医学美学发展史；④医学审美观；⑤医学审美心理机制；⑥医学美学方法论研究。

(2)医学美学应用技术系列。包括：①临床各科医学美学实施；②医学美容学中的美学基础和美学实践；③美学疗法；④护理美学实施；⑤预防、保健、环境医学美学实施；⑥康复医学美学实施；⑦药学美学实施；⑧医学实验美学等。

(3)医学艺术美学系列。包括：①医学标本美学；②医学模型美学；③医学挂图美学；④医学图案、插图美学；⑤医学电化教学美学等。

(4)医学审美教育与修养系列。

第二节　审美与健康

一、健康与美：医学美学的逻辑起点

医学与美学的关系从本质上说就是美与健康的关系。因此，美与健康的内在联系和它们之间衍生出的联系是医学美学这门学科体系的逻辑起点。为此，试从以下几方面概括健康与美的关系。

(一)美的概念源于健康的概念

从人类历史观考查，或追溯人类审美意识的起源，人们可以看到审美观念与健康概念有着渊源关系。譬如，著名美学家普列汉诺夫在分析审美意识的起源时指出，原始民族之所以会对对称的事物感受到美感，是因为他们从人的身体结构和动物的身体上感受到了，因为对称体现了生命正常的发育。只有残废者和畸形者的身体是不对称的，体格正常的人对这种畸形的身体总是产生一种不愉快的印象。所以，Marry Winkler 认为："美的观念是借助于健康概念的。"(The ideal of beauty borrows from a concept of health)。美的人体(the beauty body)和健全的人体(the good body)总是相统一的。

(二)健康的概念包涵美的内容

根据 WHO 提出的"生理、心理、社会三方面的完满状态"的新的健康概念，有关人的美貌和美感便与健康本身有了关联。其一，容貌的缺陷可以或多或少地引起心理的异常，甚至变态，所以人的容貌美的意义并不在于美的本身，更重要的是它在很大程度上会影响人的心理健康；其二，美感是一种积极的心理状态，而保持良好的心境是人的健康的重要基础。时常领略美的事物，时时处处感受美，将极大地促进人的健康。

(三)健康是人体美的物质基础

修饰性的美容固然可以美化人的容貌，但仅仅是用人为的手段掩盖人体的缺陷。而建立在健康基础上的美，才是一种真实的美。对此，中国传统医学有其高明之处，因为，在中医看来，养身、健体和美容是浑然一体的。就美容而言，中医牢牢把握了不是为美而美的美容，而是根据人的全身健康状态、精神状态进行整体调适，促进健康本身就是维护人体的美。

(四)健康美:医学审美的基本原则

综上所述,美容与健康本质上是浑然一体的,美是健康的象征,是健康的组成部分。但是从历史和现实上说,美容有时也成为健康的祸根。考察美容的历史,我们看到漫长的人类发展进程的许多阶段中,美与健康无缘,或者说美并不以健康与否为根据,而是建立在一种特定的人体文化观基础之上。甚至为所谓的美付出高昂的代价,包括丧失健康。可以断定,健康美将是医学审美最基本的原则,同时也是未来美容的主旋律。

(1)拒绝“病态美”。无论中外,女性都曾受害于“病态美”。缠足造成了中国女性遭受的肉体痛苦,西方也有束腰和束胸等,对妇女造成了很大的伤害。某种程度上现实还在重复历史,有不少人还在为“美”心甘情愿地付出肉体痛苦,甚至以丧失健康为代价。但是当代基本的趋势是:越来越多的人将认识到,美与健康的关系是内容与形式的关系,即美是建立在健康基础之上的。人们再也不能忍受用健康代价去换取所谓的美。这将成为21世纪人体审美的主流。“健康美”的观念将深入人心,并成为美容的主旋律。

(2)提倡“无伤美容”。越来越多的人将正确认识美容与健康的关系,更容易接受无伤性的美容。眼下中国不少大城市都在爆发一场“减肥用品”的商战。几乎每一个产品制造者的宣传攻势的焦点都是:产品如何有效,如何对人的身体没有伤害,甚至对后一点的宣传花的笔墨更多。未来人们需要的是无伤美容和无伤性的美容用品。再如隆乳手术,目前最主要的问题是硅胶假体植入后的并发症,倘若该问题不解决,最终将不被人接受。当然,不久的将来,人类肯定会发现更好的乳房假体替代品。此外脂肪抽吸等有一定危险的手术也会被一些损伤较小的美容高技术所替代,如超声美容塑形机的使用。未来高技术将大量进入美容应用领域,对增加美容效果、减少美容的伤害将发挥越来越重要的作用。

(3)美容保健养生热。未来的美容将与保健养生密切结合,保健美容将成为美容的新潮流。保健美容也称自然美容,主要是通过良好的生活、饮食和卫生习惯,经常而有规律地采取一些保养体形、皮肤、毛发等的措施,增进机体健康,延缓衰老,使面容、体形、毛发、皮肤等保持青春状态,达到增进外形美的目的。保健美容的实施者便是保健美容的对象,其手段有:饮食美容、心理美容、自我按摩美容、药浴美容、运动美容、卫生美容等等。保健美容是内在的美容,比外在的修饰性美容更能达到真正的美容效果。

二、审美与健康:医学美学、美容的核心

医学美学的根本目的与医学的目的是一致的,即维护人的健康。相伴随的是医学审美最基本的意义在于其医疗的目的,即是为了维护人的健康。一般医疗活动中的审美如此,美容医学的实践也是如此。

医学审美实践通过两个环节来促进人的健康目的的实现：一是通过一般的医疗审美实践，如美化医疗环境、实施护理美学、完善医疗人际关系、采用若干美学疗法等，使病患者获得有利于健康的美感，从而促进健康。二是通过美容医学改善病人的容貌，使其获得对自身形象的美感，从而纠正心理偏差（见下图）。

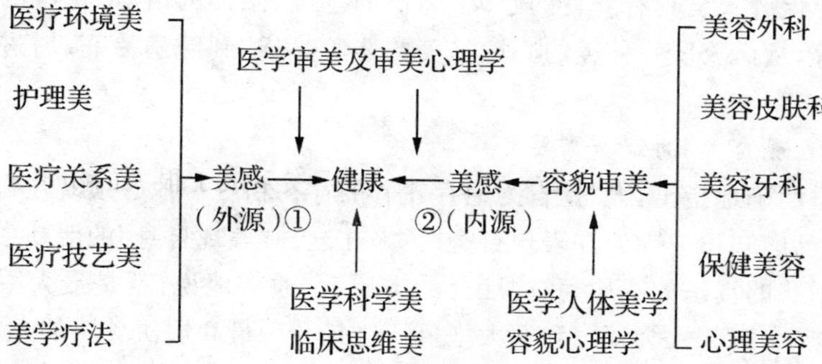

医学审美与健康

三、人的审美需要与健康审美环境

人的审美需要是一种开放性的信息系统。用马克思的美学思想可将该系统结构表述为三个层次："人的五官感觉"的审美需要、"感觉的人性"的审美需要和"表现自身"的审美需要。人类按照美的规律不断进化的过程，就是其生命美感的三个层次不断得到满足和升华的无限过程。

（一）"人的五官感觉"的美感需要

该层次的美感需要是一种生理的需要。五官感觉是人和动物所共有的一种生命活动。但马克思认为："有意识的生命活动把人同动物的生命活动直接区别开来。"就是说人的五官感觉所以不同于动物的五官感觉，就在于它是有意识的，是受人的意识所支配的。

人的五官感觉是在社会交往中形成的，同时也是为社会交往服务的。它的存在构成了人的生命美感需求的生理学基础，是美感需求系统中最低的、不可缺少的层次。

人的五官感觉的美感需求的存在，直接地要求主体的周围应具有绚丽的景色、悦耳的声音、芬芳的气息、洁净的食物、可口的滋味和适度的性爱等客观条件。这些条件，一方面通过感知去改善其生理功能，另一方面通过物质供应感染渠道来充实躯体的基质，从而奠定健美的基础。

（二）"感觉的人性"的审美需要

"感觉的人性"的审美需要实质上就是人在心理方面的审美需要。按照马克思的解释，所谓"感觉的人性"是指"精神感觉、实践感觉"，即意志、爱、情感等心理方面的审美需要。这是“人的五官感觉”的审美需要的升华。由于这种需要的存在，人就会“在他所创造的世界中直观自身”而导致一系列的对自身的要求。诸如:一方面要求自身必须具备高尚的人格、有益的兴趣和舒坦的情怀;第二方面要求周围具有友善的人群、和谐的交往、称心的爱情、亲睦的家庭和如意的工作等;第三方面还要求医疗保健人员具有善良的心灵、和蔼的态度、温柔的语言、优雅的举止和精湛的技术等,从而获取一种美的心境和美的体验,以达到防病治病、增进健康的目的。

(三)“表现自身”的审美需要

马克思明确地指出:人“是自为地存在着的存在物……他必须既在自己的存在中,也在自己的知识中确证并表现自身”。人在这种“表现自身”的活动中,“直接证实和实现了我的真正的本质,我的社会的本质”。通俗地说,就是最大限度地发挥其天赋才能,实现其社会理想和远大抱负。这是一种最高层次美感的光辉结晶。

“表现自身”的审美需求驱使着人们在各自的特定环境和特定条件下扮演一定的社会角色以满足自己的这种需要。例如,音乐家需要演奏,画家需要绘画,作家需要写作,医生需要诊疗病人,科学家需要创造发明等都属于此类的美感需要。这些需要的强烈者往往会达到废寝忘食的入迷境地。倘若这种高层次的审美需求得不到满足,会使人的心境受到影响,从而影响人的健康。“表现自身”的审美需要还表现在人们对自身形象的审美需要,这种需要会影响人的人格的形成,并通过心身作用机制,影响人的健康。

上述人的审美需要的三个层次是人的一种医学审美心理需要,在医学美学和美容医学实践过程中,可借助这一普遍的原理来具体应用。根据该理论,人们还可以按照医疗保健、人体健美和美容的需要,在人所活动的各种环境中,为满足人的审美需要而建设各种各样的健康审美环境。

第三节　医学艺术与艺术医学

医学与艺术存在着内在的联系,两千年的经验医学如此,现代生物医学同样如此。无论人们怎样用逻辑的语言、科学的事实描绘现代医学,均无法抹杀医学的艺术性。而如今医学的兴起,又在医学与艺术之间构架了一座新的桥梁。

一、医学艺术:一个古老的概念

纵观医学自诞生以来的两千余年发展史,医学与艺术始终有着千丝万缕的联系。当我们使用“医疗艺术”这样的词汇时,其含义是什么?我们首先无法回避的便是医学与艺术的广泛的联系。

医学与艺术的内在联系可以概括为三个方面:医疗艺术,即医学的艺术;医学与艺术，即两者的相互作用、相互影响的关系；艺术医学，即艺术手段在医疗中的应用。

“医学艺术”(Medical art)是一个古老的术语，在希波克拉底时代的经验医学中经常被采用。当然，那时的医生在使用这一术语时，“art ”也包含着“skill ”的含义。即“医疗技艺”。随着医学科学化、技术化的发展，大量的科学技术手段引入医学研究和临床实践，“医学科学”“医疗技术”逐渐取代了“医学艺术”一词。现代的医生自然被冠以科学家的称号，因为医学早已成为科学大家庭中的一员。然而，20世纪70年代，美国及西方的一些医学专家、医学人文学家却开展了一场“医学是什么”的争论。有人认为医学是一门科学；有人则认为医学是艺术或技艺。最终绝大多数的学者认为临床医学既是一门科学，也是艺术或技艺。从传统的经验医学到今天的生物医学，临床医学的科学要素大大地增加了，但并没有使其变成为一门纯粹的科学，根本原因就在于临床医学实践的特征决定了其不可缺少的艺术性和技艺性的特点。

加拿大医学教授 I. R. Mcwhinney 认为医学是一个从技艺→技术→科学的过程，而现代临床医学的缺陷之一就在于太科学化以及技术的泛滥，相伴随的是技艺和艺术的衰退，临床技术、科学性与技艺、艺术性之间的平衡失调。他认为医学作为艺术的关键在于理解疾病和理解病人。

美国医学人文学教授 E. D. Pellegrino 认为：医学是艺术与科学之间的中间学科，既不是纯科学，也不是纯艺术。临床医学不可能是单纯的物理学、化学或生物学，但却要利用这些学科的知识；同样医学不同于绘画、音乐等艺术，但与艺术都有朝向一个实践目的进行创新性思维的特征。

二、艺术医学：艺术在临床医学中的应用

临床医学的具体目的是诊断与治疗疾病，从而维护人的健康。用艺术的手段来实现医学的目的，这就是艺术医学。

(一)艺术病理学

文学艺术作品与文学艺术家一直是临床精神医生关注的对象。由于文学艺术作品是人类精神的产品，其中包含的丰富精神活动内容，当然也包括病态的心理活动现象，使得文学作品成为精神病理学研究的对象。作为文学艺术作品的创造者的文学艺术家，自然也成为了研究精神变态的合适对象。通过艺术作品，临床医生可以解释许多精神疾病的表现、发生过程，以及深刻的心理与社会根源。

在精神医学领域，已经有一些利用人们对艺术作品产生的联想，或是通过患者的个人艺术品来发现或诊断患者精神问题所在。

(二)艺术治疗学

利用艺术手段促进疾病治疗、安抚病人心理的做法古已有之。18世纪末期许

多英格兰著名漫画家，如 Gallery、Rowlanelsion 用漫画为病人带来了笑的安慰。随着现代医学心理学的发展，人们认识到愉快和积极的情绪对人体的生命活动能起到良性作用，可发挥机体的潜能，提高体力和脑力劳动的效率，使人保持健康。因此，一些艺术形式被引入临床治疗，作为心理疗法的专门技术。如音乐疗法、绘画疗法、雕塑疗法以及戏剧疗法，等等。

艺术手段在临床医学中的应用也说明医学和艺术在目的上的一致性。

三、临床医学的艺术特征

既然临床医学有很明显的艺术性，那么医学更可以被视为一门艺术。对于这一论点国内外学者早已有共识。但究竟在什么意义上医学可以被看作一门艺术？

（一）交流：临床医学的重要手段

医学的艺术在于理解疾病和理解病人，对美容医学来说，这方面显得更为重要。因为美容医学从本质上说是一种“精神医学”，其根本目的不在于为修复而修复，而是受术者感觉良好。要做到这一点，必须全面了解受术者的心理状态和愿望。交流是了解病人和其心理状态最直接的手段，是临床医学的技艺之一，更是医学的重要手段。

（二）技艺：临床医学的实践基础

精良的艺术品往往出自具有娴熟技能的艺术家之手，技艺无疑是艺术创作的重要基础。在这一方面，医学实践与艺术创作有极为相似之处。譬如，两个美容外科医生采用同样术式的重睑术，对同卵孪生姊妹分别手术，最后的效果却可能会有差异。造成差异的原因多半是不同的技艺或技巧。像艺术一样，医学更注重技巧训练和经验积累。

（三）个性：临床医学的重要原则

科学与艺术在方法上最重要的分野莫过于艺术品是个性化的产物，而科学结论却是抽象的、共性的、一般的东西。尽管现代临床医学实践必须以科学原则为基础，但同时又要遵循艺术的个性化原则。对医学来说更是如此。美容医生不能生硬地用一个经科学定量调查得出的人体标准值，作为判断具体病人术后效果的惟一的根据，或作为任何一个受术者术前设计的千篇一律的依据。人体千姿百态、形形色色，人的心理状态更是千变万化、变幻莫测，美不可能有一个放之四海而皆准且一成不变的标准。

（四）评价：临床医学的多元化价值体系

临床判断是多维的、多价值体系的判断，其内容包括临床诊断、治疗和预后三个方面。生物医学模式统帅下的临床判断是一维性的，即主要是从生物医学的角度考虑、分析、判断人体健康和疾病的发生发展及其转归的状况。而三维的临床判断则是现代生物一心理一社会医学模式的临床判断，除了要进行生物因素的判断外，还要进行心理和社会因素的判断。此外，多元化的价值观也在临床判断中起作用。如“能非手术治疗时不用手术治疗”的原则，实质上是伦理学的判断；再如，采取某种医疗手段时要考虑到病人的经济承受能力。美学原则是否也参与临床决策呢？美国纽约医院卡纽尔医学中心的临床教授 Eric J. Cassell 博士指出：“除了科学的事实和关于价值的信息，我认为美学判断，至少是次序(order)与和谐(harmony)感是临床判断过程的必要的部分，不管医生是否了解这一事实。”

第四节　美容医学与医学美容

一、美容医学的概念

医学美容学也被称为美容医学，是一门以人体形式美理论为指导，通过医学手段与美学手段的结合来维护、修复和塑造人体的外在美，以增进人的生命活力美感为目的，由多种临床学科相互交织而成，并以应用为特征的医学新学科。

医学美学与美容医学的联系和区别在于：医学美学是从总体上对现实生活中具有内在美和外在美的多层次人体美系统研究和实施，而美容医学则分担其中的人体外在美及其审美的研究和实施任务。

美容医学的研究对象是人的外在美，以及维护、修复和塑造人的外在美的一切医学技艺、设施和基础理论。在中国，由于人的外在美被认为是医学美容学实施和研究的主要对象，所以，通常把美化人的外表的美理解为“美容”。

美容医学包括了美容保健学、美容外科学、美容内科学、美容皮肤科学、物理美容技术等分支学科。

二、作为美容医学基础的医学美学

美容医学应是技艺、艺术、技术、科学的统一体。除了必要的科学与技术的基础外，美学理所应当是美容医学的基础之一。作为美容医学基础的人体美学通常应从三方面研究，即文化、艺术和科学方面。

(一)人体美学：美容医学的基础

人体文化有狭义与广义两种理解。狭义特指人体绘画、雕塑、舞蹈、体育健美等艺术表现的形式和内容。广义泛指有关人体本身的一切文化现象。英国学者莫里斯(Desmond Morris)说：“人体既是生物体也是文化现象。”

首先，人体文化是人体美学观的基础。人体给人以美感，除了其自身所具有的形式美学规律之外，广泛的人体文化背景是人体审美的重要根据。更为确切地说，人体美学观本身就是人体文化的组成部分。在特定的历史环境和特定的地域，人们对人体美的认识甚至可以完全摆脱形式美的规定，而仅仅体现在人们观念上所认同的"美"。中国古代妇女以"三寸金莲"为美;17世纪欧洲女性以束腰为美;以及缅甸卡伦族中的巴搭翁女人以长颈为美,均是典型或极端的事例。人体文化从全方位、多层次对人体美学观产生影响。如"女人被欣赏"的文化导演了女人应该像女人,女子为男人而美的现实。此外,文化习俗、宗教、相学等均会对人体审美观产生影响。

其次,从美容医学的历史来看,美容医学也是一种文化现象。作为人体文化现象之一的人体装饰产生于原始时代,其中人体暂时性装饰导致了如今的化妆、服饰等生活美容;而穿耳洞、文身、整牙等永久性人体装饰则是有伤性美容的前身,也可以说是美容外科的前身。当医学作为一门相对独立的技术,特别是医学的科学成分越来越多,本身受文化的影响便越来越少。但是一旦涉及到美的领域,医学便很难摆脱人体文化的影响,因为美是一种观念的产物。如17世纪欧洲名媛淑女们追求细腰时,一些医学家也参与到女性的梦想中,甚至动手术取掉一根肋骨以减小腰围。就连当时的医学解剖图,也将女性腰身夸张性地画细。

(二)人体艺术与美容医学

人体不仅仅是一个生物体,而且也是一件巧夺天工的艺术品。人体同是医学家和艺术家研究的对象。文艺复兴时期的巨人达·芬奇实践了医学与艺术的高度统一。玛格纳在其《生命科学史》一书中说:"医学与艺术的发展都需要精确的解剖学知识。当时,在艺术上出现了一种新的倾向,强调精确地再现自然,科学地应用透视,而首要的是出现了这样一种观点:人体是美丽的,是值得研究的。"

人体艺术的发展确立了这样一种美学观:人体美是大自然的造化,是自然美的最高表现形式。的确,在人体上可以找到几乎所有的形式美学的规律,如曲线、对称、均匀、比例、韵律等等,而这些形式美的规律都能得到科学的解释。

人体艺术的发展也随之产生了所谓的"理想人体美标准",如达·芬奇、荷迦兹、罗丹等艺术家们的人体美学标准。然而,"标准化"恰恰是与艺术精神相背离的。艺术不能去塑造千人一面的标准人体;美容医学将面对的是具有个性的求美者,高度抽象化、理想化的人体美学标准反而失真。

(三)科学的人体美学

人体美学科学研究包括两层含义:一是指用科学的方法研究人体美。所谓科学的方法是指与哲学思辨方法相区别的实证法,即不是抽象的推理、概念的演绎,而是以具体的史料、数据来证明;二是指研究人体美所用的科学的手段,如解剖学、体质人类学、人体测量学、人种学等。

科学的人体美学采用的是定量研究方法,如用人体测量方法将人体美定量化,从而标准化、精确化。无疑科学方法的应用使人体美学研究迈了一大步,同时使研究具有了很大的实用价值。绝大多数美容医生有良好的科学训练,从而比较容易接受用科学的方法研究人体美,但是却不能清醒地认识到科学方法的局限性。譬如,有人简单地将人体平均值与人体美学值划上等号。美容医学工作者应该全面理解人体美,要同时用科学家和艺术家的眼光审视人体。

三、蓬勃发展的中国健康审美事业

20世纪80年代中期以来,随着中国改革开放的逐渐深入,各大中城市的美容业纷纷兴起,一些公办医疗机构中的美容科室也规模不等地相继建立。一个以医学美学理论为指导的健康审美的医疗服务体系正在形成。

(一)美容医疗机构现状

近年来,我国各大城市的美容医疗机构已初具规模,存在以下几种模式:

综合性医院办美容科。它独立成科,并具有相应的条件,如业务用房、设备、设施;各类美容医学专业人员;相应的规章制度等。目前,相当一部分的地(市)级以上的医院设有规模不同的美容科。

专科性美容医院。具有足够数量的床位和美容科室,以及相应的医护人员。此类机构在国内还不多。

专科性医院办美容科。如整形医院、口腔医院、皮肤病医院、五官科医院、中医院等专科性医院所办的美容科。除具备必要条件外,还突出了相应专科的特点,如中医院办美容科突出中医美容的特点。

医学美容门诊部或诊所。不设固定床位,但具有相应的设备和医护人员。该类机构有个体、集体和国家办的,也有中外合资的。

上述前两种模式的美容医疗机构中,大部分设置了以下基本科室:(1)美容咨询与设计;(2)美容外科;(3)美容内科;(4)美容皮肤科;(5)美容牙科;(6)美容护理与文饰;(7)物理美容;(8)中医美容;(9)照相与资料室等。

(二)医学美学与美容医学教育现状

(1)医学美学教育。我国先后有20余所医学高等院校、中等卫生学校,在医疗、公共卫生、健康教育、卫生管理、口腔医学、护理等专业教育中列入了“医学美学概论”课程,10～20学时不等。

(2)美容医学专业教育。目前中国已有近10余所医学院校开办了大专或本科程度的美容医学专业。培养目标是美容医学的专门人才。

中国的健康审美医学事业的发展有三大特点:一是把历来处于分散状态的美容外科、美容牙科、美容皮肤科等分支学科融于一体;二是在医学美学理论的指导下形成医学的新的分支学科;三是已列入国家法定的医疗机构的建制之中。

中国的健康审美医学事业的发展,为人类未来的医疗保健事业预示着一种美好的前景。

第五节　医学与文学

一、医学与文学的关系

文学与医学有着千丝万缕的联系。Cassell 认为："文学是由外行人（非医疗人员）提供的了解疾病和人的相互作用、医生在人们生活中所处的位置和医生自身的医学专业知识对其职业生涯的影响，以及理解医生洞察力的机会。"

Aathong R. Moon 在《失败的医学课程》一文中特别论述到，文学可以用于一般医学课程没有涉及到的医疗职业方面。用于汲取存在于文学中的医学遗产，提高对病人照料（care）和自我职业评价的敏感性，以及探索非科学的思维方式和这一思维方法对解决有关人的重要问题。在美国，已有不少学者把文学用于医学教育，如 Kathryn Hunter 在她的一项研究中，论证了人文学（特别是文学）如何能加强医学生掌握基本的医疗义务。Sandra Bertman 用不同含义的文学来判定，在关系到人是否真实存在的医学痛苦的决定中，医学生自身情感的合理性，如怎样对待死亡和伤残，以及论证了人生各个阶段与医生有关的重要的东西。

二、文学在医学教学中的地位

医学文学在西方一些国家的医学院校教学中得到应用，而我国尚未开展这些工作。William May 在 1982 年探讨了文学艺术应该给医学什么的问题。他强调文学艺术有助于完成临床医学的中心任务，即理解（understanding）、解释（interpretation）和评论（criticism）。理解应该是现代医学的本性。现代医学存在着在现代科学迷信背景下的教条，医师们为病人诊治疾病的知识仅仅限于对疾病的生物学方面的解释。其实，疾病有时并不是纯粹客观化的现象，譬如说痛苦、医患关系、病人行为等等。

Kathryn Hunter 建议用文学艺术课程来训练医生审视医疗生活和医学本身的能力。有许多医疗实践中的问题可能借助于文学评论的工具而受益无穷。如怎样看待医生的行为、勇气和英雄主义问题，以及如何认识治疗距离和美学距离的关系问题等等。William May 指出，企图回避有血有肉的细节描述的医学实际是包含在一系列描述之中。

在我们的眼里倘若有一个完整的病人的形象，而不仅仅是他们的疾病，那么文学艺术将给予医生一些别开生面的东西。

三、医学文学发展背景

在人类历史长河中，文学对于疾病和患病有着大量的描述，追溯西方文化传统，至少可以在《圣经》中找到这样一些描述。在近些年来，文学作品更加活跃地表现疾病、伤残和死亡。

过去的文学作品常常涉及老年人对罹患严重疾病和伤残的恐惧，而现在又加上了对成为尖端科学技术牺牲品的具有特色的现代恐惧，医学的奇迹可以延长被损害的生命，拯救罹患病痛的人，但有时它也会同人们的意志唱对台戏，由于种种障碍业已清除，病人权利运动变得成熟了，这两方面的内容均在我们的诗歌、戏剧、小说以及电影中有所表现，同时，一个崭新的领域——文学与医学也诞生了。

15 年前，当医学人文科学开始进入了美国的医院校时，人们的头一股热情是投身医学伦理学的，然而在过去的 5 年中，人们开始对文学与医学产生兴趣，甚至一些医学伦理学者也对这种正在蔓延的兴趣火上加油。他们一改传统的分析哲学的方法，而转向文学描述方法表达和阐述医学中的有关重要的伦理学价值，伦理学家们解释他们所以用文学方法更主要是由于现代伦理学理论的功能有限，而不是由于文学描述的特殊的美学价值。

David Burrell 和 Slanerwas Hauerwas 在他们 1997 年发表的《从规范体系到文学描述：伦理学推理的选择模式》一文中，第一次对现代医学伦理学理论道德推理的标准根据作了详尽的评论。在他们的评论中这样解释道："现代伦理学理论试图从客观方面把握道德判断，并欲使这些判断不受来源于主观的信仰、欲望以及做出这些判断的人的经历的影响"，他们认为这种企图从一定程度上使客观的科学观受到鼓舞。另一方面，又从一定程度上使现代多元化的道德理论得以应用。正像 Burrell Hauerwas 所说的那样，许多思想家企图使道德推理客观化而回避具体的描述，因为他们认为存在一些基本的道德原则和程序，或者说是当要采取某一行为或做出判断时，从逻辑或概念上允许人们如何去做的观点。这样做的目的是提供一个道德责任的根据体系，是基于依赖于伦理学原则的推理。因此 Burrell 和 Hauerwas 认为，美国的当代伦理学，特别是当代医学伦理学实际上已成为决定理论的一个分支；相关的道德理论，特别是医学伦理学时常关心的问题中潜在着这样一个假设，即"伦理学可以构建成一门推理科学，这门学科评价有待选择的问题"。

其实，很难有这样一种道德活动的规范理论能不加遗漏地包容生活中丰富多彩的道德观念。我们所持有的观念存在着极大的差异，甚至这些观念还会同我们使用这些观念的道德经验相冲突，我们所需要的是发展分析这些道德经历的思考能力，如此，我们才能更好理解道德观念如何起作用。没有哪一种理论能够发展这种能力，以致通过高度关注我们独特的社会活动方式，了解人们的经历。

Larry R. Churchill 1979 年发表的《人的死亡经历：死亡阶段中道德的首要地位》一文中，系统地批评了在死亡和濒死心理的理论和教学中被大多数人引用的死亡的五个心理阶段，即否认、愤怒、讨价还价、沮丧和接受，指出这些阶段的归纳变成了一种规范性的模式，诱导我们，特别是我们中间那些从事医疗护理的专业人员会把这一模式强加于濒死病人。他对此表示异议:"当我们服从于这些作为规范礼仪的死亡阶段划分时,便会像对待一个技术问题一样对待死亡。"Churchill 进一步论述有关他们自身死亡体验的权利,因而他倡导回到正确的具体事实中去,即用描述性和文学艺术的手法来分析具体的事件。Churchill 认为:"观察的世界有力量超越医疗科学中的逻辑推理的世界。"Churchill 指出:"照料濒死病人义不容辞的道德责任要求我们放弃信赖于这些阶段,取而代之的是倾听病人的经历。"虽然 Churchill 是讨论心理学方面的概念,而不是哲学原理,但他的观点与 Burrell 和 Hauerwas 极相似。人类,以及人心理和道德方面的经历不是固定于刻板、抽象和推理的体系中。

Robert Close 是一个精神病学家,同时也是伦理学家和文学家。他认为在医学院校进行医学伦理学或道德哲学教学实际上是要把学生变成一个极好的逻辑学家,而不偏重于使他们成为有更好道德的人或医生。正像他在 1979 年发表的论文《医学伦理学与现实生活》解释的那样,医学文学课程的要点是伦理方面的思考,而不是一些文化方面的光彩和欣赏故事情节。在他的课程中使用了一些小说,如 George 的《不紧不慢的步伐》,Sinclair Lewis 的《箭的制作者》,F. Scoott Fitzgerald 的《夜色温柔》,以及 Walker Percy 的《爱的废墟》。Robert Close 认为这些小说探索了一种无法回避的现在人的生命的质量问题的伦理学。他认为医学伦理是不可能与人们一般的道德感相脱离的。他倡导教授这样一种医学伦理学,在我们传统最好的小说家的作品中寻找医学伦理学的"教学素材"。这种医学伦理学驱使我们追求人类广泛的道德需要,认真地去考察人们的设想、期望和价值观,以及作为已经存在的生命和人们希望的生活。

四、当代文学与生物医学伦理学

文学相对哲学化的伦理学来说,能够更生动、迅速地反映人类生存的具体画面。对于当代生命伦理学的许多道德困境,在西方文学作品中早已有反映。譬如美国作家中的后起之秀罗宾·科克(Robin L, 1940—),他于 1966 年从哥伦比亚大学获得医学博士后加入美国海军,很快提升为少校军医,但他一直倾心于文学,于 1972 年出版了处女作《实习医生之年》,之后,又写了一系列深刻反映现代医学道德困惑的文学作品,如《昏迷》、《狮身人面像》、《大脑》、《发烧》、《装扮上帝的人》、《基因》等。在科克的这些看起来是通俗的流行小说中,我们看到了一幅现代生物医学发展带来的伦理问题的生动画卷。

生物医学伦理学是人类对自身生存出路的思考的产物。文学是人们对人类社会生活感受的产物。一些有思想性的文学家的视角,总是身不由己地在把个人生活的体验,放大到对整个人类生存的境遇中。

此处仅介绍亚洲作家大江健三郎和他的作品,以便理解当代文学与生物医学伦理学越来越多的联系。1994 年 10 月,大江健三郎由于荣获“94 年度诺贝尔文学奖”而受到世人的关注。他是自诺贝尔奖设置以来,第二个荣获此项荣誉的亚洲作家。在此之前,大江健三郎一直很少被一般读者和媒介注意。一时间,荣誉打破了他的宁静的书斋,为了躲避新闻记者接连不断的骚扰,他甚至不得不有意弄坏电话。日本按惯例授予他文化勋章,他表示拒绝。他说:那勋章对我来说,会像寅次郎穿上礼服一样不般配。由此可见大江健三郎大家学人的风范。其主要作品除《个人的体验》外,还有《万延元年的足球队》、《性的人》、《广岛札记》和《死者的奢华》等已被译成中文。大江健三郎的作品主题始终围绕着人类的生存,选材往往是与核威胁与残疾有关。也可以说核威胁与残疾问题是他的作品经常反映的主题。其代表作之一的《个人的体验》常被视为关于人的“再生”的故事。

《个人的体验》的故事很简单:主人公鸟的妻子生了一个残疾婴儿,使鸟突然陷入了艰难的处境。鸟首先选择了逃避。他把婴儿扔在医院里,并设法把他弄死,自己则躲在旧日情人火见子的卧室,陷入爱河欲海之中。火见子是天使又似魔女,她给鸟安慰,使鸟忘却烦恼,也使鸟堕落。经过漫长的心灵炼狱,最后,鸟终于幡然醒悟,勇敢地肩负起自己的责任,决心和残废婴儿共同坚韧地生存下去。大江健三郎也有一个残废的儿子,而且是很令父母为难的弱智孩子。从这个意义上讲,小说主人公鸟的体验,也就是大江健三郎的体验。

《个人的体验》如同一份生物医学伦理学的案例,只不过比西方人提出问题的时间还要早近 20 年。1981 年 7 月,美国迈阿密市发生了一个关于残废新生儿要不要救治的法律诉讼。一名叫爱琳的女婴,刚出生就发现背部有一个瘤,如不动手术,婴儿就会死去,动了手术可能造成下肢麻痹。爱琳的父母拒绝给孩子手术,而医生认为孩子手术后有可能成活,谁也没有理由剥夺孩子生存的权利。但是问题是共同的:生存还是毁灭?这也许是文学与医学共同所要承担的责任。

生存与毁灭的难题展现出来了,但解决得也颇有戏剧性,鸟和他的残废儿子都活下来了的处理,得到了许多人的批评,包括著名的作家三岛由纪夫在内。

问题没有最终答案,正像评论家认为的,鸟和他的儿子的新生,并不是大江健三郎对人的“再生”寻找到了答案一样,包括残废新生儿处置在内的生命伦理学的有关道德难题也不会马上有解决的妙方。但是有一点可以肯定,人道主义和功利主义、生命神圣和生命质量之间必须达到平衡,其中,人道主义始终是基础性的思想,否则,人类就将不会有所谓的新生。

第七章　医学心理学

第一节　医学心理学概论

一、医学心理学的概念、任务和方法

(一)医学心理学的概念

医学心理学是心理学与医学相结合的一门交叉新学科。医学是研究人体健康和疾病及其相互转化的规律;医学心理学是研究医学领域中的心理学问题,研究心理因素在人体健康和疾病及其相互转化过程中所起作用的规律。医学和医学心理学都是以人作为研究和服务对象的。目前医学大体可分:基础医学、临床医学、预防医学、康复医学,不论哪一部分,它所研究问题都是有关人的健康和疾病问题。既然研究对象是“人”,就应当看到,人不仅是一个有完整生理活动的生物体,而且是一个有意识、有情感、有各种心理、社会属性的实体,所以,人的心理活动和社会活动也同生理活动一样,必然会反映在健康和疾病上。

医学心理学在研究人的健康和疾病转化中,既注意生物学因素的作用,更注意心理因素,特别是心理因素与生物因素之间的相互作用,以及这些因素与人所处的社会环境之间的变化关系。因此,医学心理学所关注的不仅是躯体某一器官、组织的疾病及其病理生理现象,它还把心理学中关于人的心理活动、心理状态和人格特征的基本理论用于医学,用以探讨疾病的发生、发展、转归以及康复、预防疾病和维护健康的规律,并探求有效方法,提高养生保健和医疗质量,促进和维护心身健康。

(二)医学心理学的主要研究任务

(1)研究在各类疾病的发生、发展和变化过程中心理因素的作用规律。医学心理学认为,在人的健康和疾病问题上必须坚持心身统一的观点。根据这一观点,可把疾病分别归入以下三种类型:

第一类疾病，致病因素直接作用于大脑，病理改变主要在脑，产生的精神症状一般是明显的。这类疾病主要包括神经病学中的脑损伤有关的一些疾病和精神病学中的绝大部分的疾病。心理因素有时是主要的致病因素，有时则成为诱发因素。例如，神经官能症、反应性精神病中，心理因素是主要的致病因素；在精神分裂症、某些脑器质性精神病中，心理因素则可能是诱发因素。

第二类疾病，致病因素直接或间接作用于大脑以外的躯体各系统器官，病理改变虽主要发生在各器官，但在病人的症状中，存在有心理障碍，还有程度不同的精神症状。这类疾病致病因素主要是物理的、化学的或生物的，但心理因素在发病机理中也起着程度不等的作用。其中心理因素起重要作用的那些疾病称为心身疾病。心理因素起的作用还表现在疾病症状上，即患这类疾病的病人或多或少表现某种程度的心理障碍。高度的心理紧张常表现对所患疾病有某种情绪体验。例如，心绞痛发作时有濒死感，得悉自身患不治之症时有恐怖感，有时甚至产生多疑、思维混乱等精神症状。

第三类疾病，致病因素大都是物理、化学因素直接作用于躯体各部分器官，病理改变是明显的局部器官或组织损伤，患病后病人的不同心理状态影响着疾病的进程，有的还产生明显的心理障碍。这类疾病占临床各科中的一小部分，如突然的外伤、骨折、烧伤、中毒等。作为致病因素来说，心理因素是没有参与的。但是，由于病人的个性特征和对疾病的主观评价所造成的心理紧张状态，可称继发性心理病因，影响着疾病的进程。例如，一例车祸引起胫骨骨折的病人，因为对外伤及其后果全无心理上的准备，一旦面临一些困难处境，如住院费问题、残疾问题、工作前途问题，便产生十分复杂的心理状态，诸如焦虑、急躁、苦闷等消极情绪就会影响下肢的血液循环，延缓其愈合过程。

(2)研究心理因素特别是情绪因素对身体各器官生理、生化功能的影响。外界刺激作用于人的感官，引起神经冲动，到达大脑皮层，当外界刺激到达一定程度，传入的神经冲动不仅引起机体较强的生理、生化反应，而且同时一部分神经冲动被个体意识到后，便引起复杂的心理反应，这些心理反应常以某些特殊色彩的体验形式表现出来，如喜悦、愤怒、悲伤、恐惧等情绪体验。

机体对外界有害因素的反应称为应激(stress)。过去对应激的研究，只注意了机体生理、生化方面的变化，而很少探讨应激的心理反应。心理应激包括两个概念：一是指外界社会、文化因素所带来的令人烦恼不安的信息(工作、学习上的失败和挫折，人际关系上的冲突，生活中的意外打击)能引起心理上的一般反应，称为应激事件(应激源)；二是指遭遇到单个或多个应激事件后产生的偏离平时反应的状态，称应激状态。所以，心理应激不仅研究社会、文化因素如何通过机体的不同特点产生互不相同的应激反应，而且还研究这类心理应激反应所表现的焦虑、愤怒、恐惧等“消极”情绪或“负性”情绪对机体各系统、器官的生理、生化功能的影响。

(3)研究人的个性心理特征在疾病发生和康复中的作用。由于人的个性心理特征存在许多差异,就产生了将人格(个性)进行分类的作法。如荣格把人格分为"内倾"和"外倾"两类。在医学上,常用人格异常或人格变态这样的术语来标志其个性心理特征已超出常态分布的范围。

在许多精神病中可以看到不少病人的个性心理特征有其独特之处,可能在发病之前他们的个性心理特征就与正常人不一样。例如典型的精神分裂症病人,在病前几乎无一例外地呈现分裂样人格(schizoid personality)。虽然具有分裂样人格的人不一定非患精神分裂症不可,但在心理应激下,具有分裂样人格的人确比没有分裂样人格者易患精神分裂症。

临床各科的心身疾病中,心理因素的致病作用也体现在病人的气质和性格特征上。当生活中应激事件造成过强的、过久的心理应激时,有人患冠心病,有人会患消化性溃疡,有的人则患支气管哮喘。研究表明:这是不同气质和性格的个体对不同应激源产生各异的相对固定的生理、心理反应形式。

(三)医学心理学的研究方法

医学心理学属于心理学的分支,其基本的研究方法与心理学是相同的或相通的。但由于它又是一门应用学科,其研究方法也有许多临床特点,如观察法、会谈法、个案法、测验法等。同时它研究的内容还涉及许多医学问题,如对一些生物学指标的测量等。

二、健康与医学模式

医学是研究人体健康和疾病的问题,用什么理论观点来看待健康和疾病的关系是指导医学发展方向的重大问题,它涉及的问题是:什么是健康?如何维护和促进健康?健康在什么条件下转化为疾病?又在什么条件下康复?从总体上认识健康和疾病以及相互转化的哲学观点就称为医学模式。

第一,自然哲学医学模式(Natural philosophical medical model)。东方以我国的《黄帝内经》为代表,用整体论的观点阐明有关病理、诊断、预防、治疗等医学上的一切问题。西方以古希腊希波克拉底为代表,提出"体液学说",将气质性格与疾病联系起来,治病先治人。

第二,生物医学模式(Bio-medical model)。公元14—15世纪,自然科学的发展,西方医学摆脱宗教禁锢后,对有生命活动的生物体进行实验研究。这些研究成果奠定了现代医学基础,形成生物医学模式。

生物医学模式把医学还原到人体细胞分子基因水平,只看到局部,忽视了整体,忽视了外界环境特别是社会环境和心理社会因素对人体健康和疾病的作用,使临床上一些疑难杂症的慢性病人难以获得理想的治疗效果。

第三,生物心理社会医学模式(Bio-psycho-social medical model)。1977年美

国内科教授恩格尔在《科学》杂志上著文，最先提出“生物心理社会模式”这一概念，提出了很多见解来说明单从生物学的角度难以解释清楚健康和疾病的概念。因为在临床上已经看到：(1)很多疾病在早期是没有症状的，一般常规检查也不易检查出来；(2)社会人群中疾病发生与否，受年龄、经济状况、居住条件等许多因素的影响，不同社会群体的生活水平不同，判断个体健康和疾病的标准也不一样；(3)健康与疾病的标准，还受各国文化背景、生活道德规范和政治经济制度等影响。

由此可见，单纯从生物学角度对健康下定义是不够的。与疾病相应的健康的概念应该是：(1)无器质性或功能性的异常；(2)无主观不适感觉；(3)无社会(第三者)公认的不健康行为。这三条说明健康不仅包括身心两方面健康，还要在社会上表现公认的健康行为，例如道德品质处于良好的状态。酗酒、吸毒、虐待儿童都丧失道德，得不到社会公认。

医学心理学在新的医学模式的倡导下，将对人的健康、疾病问题研究更完善，满足人类对健康的需求。

三、医学心理学简史

(一)现代西方医学心理学的形成和发展

“医学心理学”一词最早是德国人洛采(B. H. Lotze)1852 年出版的《医学心理学》著作中提出。德国的冯特(William Wundt)1879 年在莱比锡建立世界第一个心理学实验室，用客观实验方法说明人的高级心理现象，使心理学脱离了哲学的范畴，进入了科学的行列。

20 世纪医学心理学在美国有了很大的发展，大致经历三个阶段：

第一，霍尔(G. S. Hall)是冯特的第一个美国研究生，回国后创立了美国第一个供心理研究用的实验室。卡特尔(J. M. Cattell)是获心理学博士的第一位美国人，1890 年提出“心理测验”这一术语，用于探讨个人间的差异。魏特曼将医学心理学应用于临床实际，1896 年在宾夕法尼亚大学建立了第一个临床心理诊治所。

第二，50 年代，临床心理学被确认为是心理学中的一个特殊的领域，有特殊的训练要求。每年授予心理学博士学位的总数有一半是给临床心理学专业的。此时的心理测验不仅对被试者的问题和性格进行分析与解释，而且还要对治疗的最佳方案提出建议。

第三，近年来，临床心理学把注意力从精神疾病和心身疾病转向到人群的心理健康问题上。1978 年，一门新的分支学科 —— 健康心理学或卫生心理学诞生了。它实际上是公共卫生学与预防医学向前发展导致重视群体和个体的心理健康的必然结果。心理学的毕业生半数到医院从事专职或兼职临床心理工作，从事与人的疾病和健康有关的心理病因、心理诊断、心理治疗、心理咨询、心理卫生等方面工作、研究。

（二）现代中国医学心理学的回顾与现状

现代心理学及医学心理学在 20 世纪 20 年代开始影响我国。1921 年 8 月中华心理学会建立；1922 年创办《心理学》杂志。此后一些大城市的医学院校开设了心理卫生的有关课程。1936 年 4 月在南京成立了中国心理卫生协会。

解放后，仅有少数医院有专职的医学心理学工作者从事心理诊断和心理治疗的工作，个别医学院开设过有关课程，但很快就停顿了。直到 1958 年，中国科学院心理学研究所的心理学工作者联系医学实际，与北京医学院精神病科医生合作，针对当时为数众多、久治不愈的神经衰弱病人开展了以心理治疗为主的综合快速治疗，短期内获得显著疗效，引起了医学界特别是精神病学界的重视。60 年代初期，在防治地方克汀病中，对患病儿童的智力鉴定设计了一套量表，制定了地方克汀病智力分级的初步方案。

近年来，我国心理学和其他学科一样蓬勃发展起来。1978 年 11 月在保定召开中国心理学会第二届年会和 1979 年 6 月在北京举行的医学心理学学术座谈会，标志着医学心理学进入了一个新的发展阶段。1979 年，在天津召开的中国心理学会第三届年会上，成立了全国医学心理学专业委员会，从此使我国医学心理学的发展走上了正轨。1985 年 3 月，中国心理卫生协会成立。

1979 年北京医学院率先成立了医学心理学教研室，1980 年沈阳中国医科大学也成立了医学心理学教研室，至今已有 95％的医学高等院校普遍开设了医学心理学课程。

第二节　医学心理学的基础知识

一、心理现象与心理实质

心理学是一门既古老又年轻的学科。几千年来中外许多哲学家和思想家都在探索心理现象。由于历史的局限性和科学技术水平低，在漫长的年代里心理学并未成为真正的科学，直到 19 世纪后半叶，在自然科学和实验技术迅速发展的影响和带动下，心理学才从哲学中独立出来成为一门科学。

心理学（psychology）是研究心理现象发生、发展规律的科学。心理现象（mental phenomena）是心理活动的表现形式。一般把心理现象分为心理过程（mental process）和人格（personality）两个统一的不可分割的方面。心理过程指人的心理活动发生、发展的过程。具体地说，是指在客观事物的作用下，在一定的时间内，大脑反映客观现实的过程。心理过程包括三个方面：认识过程、情感过程和意志过程。认识过程是基本的心理过程，情感与意志是在认识的基础上产生的。

心理过程在每个人身上表现时总带有个人特征。关于个体之间差异的规律性是心理学研究的另一个重要内容，心理学称之为人格或个性。它包括人格倾向（需要、动机、兴趣、信念等），人格特征（能力、气质、性格）以及自我意识（自我认识、自我体验、自我调整），以上这些内容都是普通心理学的研究范围，是心理学应用领域必须具备的基础知识。

二、认识过程

（一）感觉和知觉

感觉是人脑对当前直接作用于感受器的客观事物的个别属性的反映。知觉是直接作用于感觉器官的客观事物的整体在人脑中的反映。感觉常常只是个别属性信息的摄人，知觉却认识了事物的意义。感觉具有感受性，感受性的变化具有适应性和对比性。某些感受能力可以在实践中受到补偿而得以充分发展。知觉的基本特征是选择性、组织性、理解性、恒常性。

感觉是一种最简单的心理现象，根据它们反映事物属性的特点，可以把全部感觉分为两大类：一类是外部感觉，如视觉、听觉、嗅觉、味觉、触觉等；另一类是内部感觉，如疼痛、口渴、运动、平衡等。而知觉的分类有两种，一种是按何种感觉占主导分类，分为视知觉、听知觉、味知觉等等；第二种按物质存在的形式分类，分为空间知觉、时间知觉和运动知觉。感知异常在临床上十分常见，其主要表现有四种：①器质性障碍所致的感知觉异常：主要包括感受器、感受神经以及感觉中枢发生病变或受到损伤。②错觉：指的是对客观事物错误的知觉。包括感受性错觉、情绪性错觉和想象性错觉。一般通过验证可以纠正的是正常现象，而不可纠正的则是病理现象。③幻觉：指的是无现实客观刺激作用于感官时所出现的知觉体验。一般清醒状态下的幻觉往往是病理现象。④感知综合障碍：指的是人在感知某一事物时，对其某一属性产生了歪曲的感知。这种症状多见于精神分裂症和癫痫病患者。

（二）学习和记忆

（1）学习与学习理论。学习是指由经验引起的行为的比较持久的变化。人类的学习是个体适应社会环境和自然环境的需要。通过学习可获得处理事物的知识经验和适当的行为。

①学习的联结理论。学习的联结理论认为学习是刺激与反应之间建立的一种联结关系。通过练习，使一种刺激能引起某种反应，这种新的联结形成的过程就是学习。其中具有代表性的有桑代克（Thorndike E. L）的“尝试错误说”，巴甫洛夫（Palvlov I. P）的经典性条件反射学说和斯金纳（Skinner B. F）的操作性条件反射学说。

桑代克于19世纪末就开始进行大量的动物学习的实验研究，其中最著名的实验是饿猫学习如何逃出迷笼获得食物的实验。桑代克认为猫的学习过程是渐进的“尝试与错误”直至最后成功的过程。20世纪20年代，桑代克又进行了大量的人类学习实验。桑代克依据其动物和人类学习的实验材料，创立了学习的联结说。认为学习就是在情境与反应之间形成了一定的联结。

经典性条件反射是由俄国生理学家巴甫洛夫发现的。条件反射的形成说明动物学会了对信号刺激做出条件反应。巴甫洛夫在实验的基础上创立了条件反射学说，认为条件反射的形成是在中枢神经系统内形成了“暂时性神经联系”。

操作性条件反射是斯金纳从对动物学习的实验研究中得出的。他认为，先由动物做出一种操作反应，然后再受到强化，从而使受强化的操作反应的概率增加的现象是一种操作性的条件反射。这种反射与巴甫洛夫的经典性条件反射不同。经典性条件反射是由条件刺激引起反应的过程，写成公式是 S—R；而操作性条件反射是首先做某种操作反应，然后得到强化的过程，写成公式是 R—S，由此斯金纳认为学习过程就是分别形成两种条件反射的过程。根据斯金纳的观点，有些心理疾病是不良行为的习得，因而可以通过另外的学习进行矫正。

②学习的认知理论。认知心理学家提出的学习理论的要点是：学习不是被动地形成刺激—反应的联结，而是主动地形成认知结构；学习的本质是认知结构的组织与重新组织，强调思维活动、理解或顿悟在学习过程中的重要作用；重视个体已有的知识经验在后继学习中的作用。其中有代表性的有格式塔的学习顿悟说和布鲁纳的学习理论。

格式塔心理学的学习顿悟说，是德国心理学家苛勒(Kohler W)于 1913—1917 年间通过对黑猩猩的大量学习实验而提出的。苛勒给黑猩猩设置了许多问题情境，他把黑猩猩解决问题时对情境的观察表现为“领悟”或“顿悟”，因此，苛勒认为动物的学习不是尝试错误，而是“顿悟”式学习。这种顿悟不是对个别刺激物产生反应，而是对整个情境、对象间的整体关系理解的结果(格式塔)。这种学习必须通过学习者的思维活动才能完成。

布鲁纳(Bruner J. S)基于认知心理学的基本思想提出了认知—发现说，认为所谓知识的学习就是在头脑中形成一个知识结构。知识结构具有一定的层次，它可以通过一个人所发展的编码体系从三表象模式的每一种模式中表现出来。人的编码系统是在学习过程中构成的。布鲁纳认为，任何一门学科知识都有一定的知识结构，学习就是掌握学科的知识结构，在头脑中建立相应的编码系统。

③其他学习理论。一些行为主义的学习理论家注意到学习联结理论的缺陷或不足，同时接受了认知学派的一些观点，提出了一些兼容并取的学习理论。

潜伏学习是托尔曼(Tolman E. C)和杭齐克(Honzik M. P)在 1930 年的白鼠跑迷津的实验中发现的一种无强化学习现象。它说明动物在无奖赏的条件下也在进行学习。

美国新行为主义学者班杜拉(Bandura A)的观察学习理论亦称“社会学习理论”。他是在考查和研究人的行为是如何形成这个问题的基础上，提出其学习理论的。班杜拉认为，行为的习得或行为的形成可以通过反应的结果进行学习，也可以通过榜样的示范进行学习。他认为学习是通过模仿过程而获得的，即效仿榜样的行为反应而学到某种反应方式。

人本主义心理学研究的主题是人的本性及其与社会生活的关系。其代表人物罗杰斯的学习观集中反映为以下几个方面：学习是有意义的心理过程；学习是学习者内在潜能的发挥；学习应该是对学习者有用的、有价值的、经验的学习；最有用的学习是学会如何进行学习。

(2)记忆。记忆是人脑对经历过的事情的反映。客观事物是记忆的源泉。

记忆的表现形式有多种多样。根据不同的标准可以将记忆加以分类。根据记忆的内容不同，可分为形象记忆、语词记忆、情绪记忆和动作记忆；根据记忆保持时间长短不同，可分为瞬间记忆、短时记忆和长时记忆。

记忆是较复杂的心理过程，它包括识记、保持、回忆或再认三个基本过程。

①识记。它是一个反复感知的事物在头脑中留下深刻印象的过程，是整个记忆过程的开始。根据识记的目的、任务明确与否和意志努力程度不同，可分为无意识记忆和有意识记忆。

②保持。它是过去经历过的事物在脑中得到巩固的过程。记忆的保持是一个动态过程，它并不像放入保险柜里那样一成不变，而是随着时间的推移和经验的影响等因素，在质量和数量上也会发生某些变化。识记的内容不能及时正确地再认和回忆称为遗忘。遗忘有不完全遗忘、完全遗忘、暂时性遗忘和永久性遗忘四种。德国心理学家艾宾豪斯的遗忘曲线表明，在识记最初一段时间内遗忘较快，随着时间推移和记忆材料的数量减少遗忘便逐渐缓慢，最后稳定在一定水平上。因此，科学用脑，保持头脑清醒是提高记忆力的重要条件。

③再认和回忆。它是过去经验恢复的两种形式。经历过的事物再度出现在眼前时能够认出来就是再认。它比回忆简单、容易。能回忆的都能再认。再认虽然简单，也会发生错误，主要表现为不能再认和错认。经历过的事物不在眼前时能够重新回想起来称回忆。回忆分为有意回忆和无意回忆两种。由于任何原因引起的记忆过程障碍称为记忆障碍。精神和脑器质性疾病都可以引起记忆障碍。

(3)表象。表象是当感知过的事物不在眼前时，人脑中所重现出来的形象。表象充分体现了记忆的作用，它通过回忆而出现，保持时间长而可由意识控制，并和注视的背景无关。表象是由过去的知觉而形成，没有感知觉的活动就不能形成表象，感知觉是表象的基础。但表象不同于知觉印象，后者由事物直接引起，表象往往是由其他事物，特别是在有关词的作用下引起的。表象具有直观性和概括性，在人的心理活动和实践活动中都很重要。

(三)思维与想象

(1)思维的概念和特征。思维，是人以已有的知识为中介，对客观显示间接的和概括的反映。人的思维是借助概念、表象和动作,在感性认识的基础上认识事物的一般的、本质的特征和规律性的联系的心理过程。

间接性和概括性是思维的主要特征。思维的间接性是指人对客观事物的反映不是直接地而是通过其他事物做媒介来反映某一客观事物。人们认识客观事物及其规律,不可能事事都亲自感知,全部来自直接实践,对许多事物和现象是通过媒介间接认识的。思维的概括性是指人脑反映的不是个别事物或事物的个别特征,而是反映同类事物的共同特征、本质特征和事物间的规律性联系和关系。思维的概括性是借助概念(词)来实现的,一切科学的概念、定义、定理、定律都是思维概括的结果。

(2)思维的种类。根据任务的性质和解决问题的方式分为三类:直观动作思维;具体形象思维;语词逻辑思维。根据探索答案的方向分为两类:聚合思维;发散思维。根据思维的主动性和独创性分为两种:习惯性思维;创造性思维。

(3)思维过程。思维有一个过程,就是在脑中对事物进行分析、综合、比较、抽象和概括的过程。这个过程主要体现在解决问题的活动中。问题解决的思路不是直线进行的,而是一个反复探索的曲折过程。解决问题一般会受到以下心理因素的影响:①定势,就是过去解决问题的经验往往会影响目前解决问题的心理准备状态。②功能固守,就是人们常常把某种功能牢固地赋予某一物体,这种心理状态会影响问题的解决。因此,在解决问题时人们能否灵活改变物体的功能而变通适应新问题的情境,通常是检验思维是否灵活的重要标准。③刺激的空间排列组合,就是是否能从不同的角度观察问题,这往往会影响问题的解决。④迁移,指的是由于一些问题的解决而影响另一些问题解决的能力。⑤动机,动机是解决问题的内部动力,缺乏动机或者动机过强都会影响问题的解决。思维障碍常常出现在许多类型的神经或者精神病患者中。思维障碍包括思维形式障碍和思维内容障碍两种。

(4)想象。想象是思维的结果,是形象化的思维。这种思维最后得出的结果是表象之间新的组合。想象可以分为再造想象和创造想象。想象可以影响人体的生理功能,因此,临床上常常用想象法治疗心理障碍和心身疾病,并获得了良好的效果。

三、情绪与情感

(一)情绪和情感的概念

情绪与情感是人对客观事物与人的需要之间关系的反映。客观事物与人的需要之间的关系决定了人对客观事物的态度,人对这样关系进行反映的形式又是内心的体验和感受,所以也可以说,情绪和情感是人对客观事物态度的体验。

情绪(emotion)是最基本的感情现象,着重体现感情的过程,常具有外部明显、持续时间较短的特点,如喜、怒、哀、乐。它的发生与生物性和社会性需要均有联系，且具有相当的复杂性。情绪在根本上说只有两种：即愉快和不愉快。

情感(feeling)是较高级的感情现象，着重体现感情的内容方面，具有较稳定持久、内隐含蓄的特点。它通常与人的精神性或社会性需要密切相关。人的高级情感依其性质和内容可分为道德感、理智感和美感。

（二）情绪的理论

(1)外周学说。该理论是由美国心理学家威廉·詹姆斯和丹麦生理学家卡尔·兰格各自分别于1884年和1885年提出的，他们认为情境刺激通过生理本能性的反应先引起生理变化，而后这些肌肉、内脏外周变化成为刺激反馈到脑才产生情绪体验。该理论首先提出了情绪与机体生理变化的直接联系，强调了外周生理活动在情绪产生中的作用。从这个角度来说，它推动了情绪机制的大量研究，因而在情绪心理学发展史上居于不可抹杀的地位。

(2)丘脑学说。美国芝加哥大学的著名生理学家和心理学家坎农于1927年提出关于情绪的基本理论。坎农认为，情绪并非外周变化的必然结果，情绪产生的机制不在外周神经系统，而在中枢神经系统的丘脑。他认为大脑皮层对丘脑的功能一般情况下存在着抑制作用。当这种抑制作用解除时，丘脑的功能就会亢进。情绪过程正是大脑皮层抑制解除后丘脑功能亢进的结果。丘脑学说强调被唤醒的丘脑过程是情绪产生的机制，比外周理论前进了一步。其历史局限性在于丘脑损伤并不一定引起情绪体验和情绪表现的一致性变化，大脑皮层损伤或皮层抑制功能解除的人，并不持久地处于情绪亢进的状态。

(3)中枢学说。继坎农提出丘脑学说之后，许多心理学家和生理学家开展了大量的关于中枢神经系统与情绪发生关系的研究，形成了不同的理论，其中代表性的理论有情绪激活学说和情绪边缘系统学说。

(4)认知学说。情绪的认知学说是由美国心理学家沙赫特等人提出的。沙赫特认为情绪的产生不单纯地决定于外界刺激和机体内部的生理变化，而是外界刺激、机体的生理变化和认知过程三者之间整合作用的结果。实际上沙赫特提出了情绪产生的三个要素：刺激要素、生理要素和认知要素。而且他强调认知因素起着决定作用。

（三）情绪的类别

(1)心境。是指一种比较持久的、影响人的整个心理状态和精神活动的情绪状态。当人们处于某种心境时，犹如带上一副“有色眼镜”，并以这种有色眼镜看待一切事物。心境状态可由对人具有重要意义的各种因素引起。

(2)激情。激情是一种短暂的、激烈的、爆发式的情绪状态。通常由个体认为具有重要意义的事件引起，对立冲突等也可引致。

(3)应激。应激在心理学上有几种含义，在这里讨论情绪状态时，是指在突然发生的紧急状况下所引起的情绪状态。例如，驾车中突然出现危险情景；或遇到万徒的突然袭击;或突然面临地震、火灾等。

(四)情绪障碍在临床上的表现

情绪障碍在临床上主要包括焦虑障碍和心境障碍两种。焦虑指的是一种不愉快的情感,这种不愉快的情感常常伴有生理激活升高的恐惧和忧虑。焦虑障碍在临床上有广泛性焦虑、惊恐障碍、恐怖障碍和强迫性障碍等形式。心境障碍是情绪失调的一种,分抑郁和兴奋,或者两者兼备,在精神病学中统称为情感障碍。其中以抑郁为主的称为抑郁障碍,以躁狂为主的称为躁狂症。如果抑郁和躁狂交替发作则称为双相障碍。

四、人格

(一)人格的概念

所谓人格是具有一定倾向性的比较稳定的各种心理特征的总合。遗传和环境在人格的形成过程中起了重要作用。

(二)人格的基本特征

(1)整体性。强调人是一个整体,互相影响和互相制约,不应分割、孤立地看待某一方面的作用。

(2)稳定性。强调内在、本质的自我,具有持久性、稳定性。稳定性随人格的成熟逐渐加强,但不是一成不变的。所谓稳定是相对的,而可塑则是绝对的。人格在个体与环境的交互作用中必然会不断被塑造、并有所变化。

(3)独特性。强调的是个性差异。人格的独特性除了遗传因素外,也反映了它在形成过程中的各种印记。

(4)社会性。社会性可以理解为体现在个人身上的社会化程度或角色行为。因为人首先是社会性的动物,人性中包含了社会性。

(5)倾向性。人格倾向是决定个人对客观事物的态度和行为的基本动力,并使人格具有选择性和积极性。人格倾向主要包括需要、动机和兴趣等。需要是客观的需求在人脑中的反映,通常以意志和愿望的形式表现出来。它一般可以概括为生理需要和心理需要两大类。而美国心理学家马斯洛则将需要分成五个层次,即生理需要、安全需要、爱和归属需要、尊重需要和自我实现需要,并认为需要呈波浪式由低层次向高层次发展。兴趣是人们力图认识某种事物或参加某种活动的心理倾向,是需要的一种带情感色彩的表现。

(三)人格的心理特征

人格是个人各种稳定的心理特征的总合,而这些心理特征主要表现为能力、气质、性格等方面。

(1)能力。能力(ability)是直接影响活动效率,使活动顺利完成的个性心理特征。能力可分为一般能力和特殊能力两类。一般能力是指在许多基本活动中都能表现出来的能力，如观察力、记忆力、运动力等；特殊能力是指某种专业活动中所需要的能力，如音乐家对音色的分辨力，演员的模仿、表现能力等。在完成某些特殊活动中所具备的一般能力和特殊能力的综合称为才能。

与能力有关的另一个概念是智力(intelligence)。智力是能力的核心，是人在获得知识和运用知识解决实际问题所必备的心理条件或特征，是多种基本能力的综合表现。

与智力有关的一个概念是智力商数(intelligence quotient)，简称智商(IQ)。智商是通过智力测验得出的结果，是对智力水平的间接的推测和评估。一般来说，一个人的智力水平在一生中是有发展变化的，而成年人的智商则保持在一个相对稳定的水平上。

(2)气质。气质(temperament)是表现一个人的情绪和行为发生的速度、强度、灵活性、持久性等方面的动力性的人格心理特征，具有典型和稳定的心理特点。它根据情绪可以分成胆汁质、多血质、抑郁质和黏液质四种类型；根据高级神经活动的类型可以分为灵活型、不灵活型、兴奋型和抑郁型四种。气质的特点就是稳定性强，而且没有好坏之分。它将对社会实践具有一定的指导意义。

(3)性格。性格(character)是一个人在社会实践活动中所形成的对人、对事、对自己的稳固态度以及与之相应的习惯化了的行为方式。它是人格的中心，与其他心理特征相互密切联系。性格又是由多种特征所组成的有机整体。它包含：①对现实态度的性格特征；②性格的意志特征；③性格的情绪特征；④性格的理智特征。性格的分类一般有三种方法。第一种是按心理功能的优势分成理智型、情绪型和意志型。第二种是按心理活动的指向性分为内向和外向两种。第三种是根据独立性的程度分为独立型和顺从型。可以影响性格形成和发展的因素很多，主要有五个，即生物学因素、家族因素、学校因素、社会风气和重大生活事件等。

所谓人格障碍指的是人格所出现的多种多样的异常，这些异常影响了自己和他人的工作和生活。人格障碍一般有偏执型、分裂型、反社会型、冲动型、表演型、强迫型、未定型和其他等8种类型。

第三节　心理社会因素与疾病

一、心身疾病概述

心身疾病(psychosomatic diseases)是一类在发病、发展、转归和防治方面都与心理社会因素密切相关的躯体疾病。它介于神经症和躯体疾病之间。

心身疾病应具备以下基本条件：①心理社会应激在发病与发展过程方面有重要的作用。②表现为躯体症状，有器质性病理改变基础或已知的病理生理过程。

③不属于躯体形式的精神障碍。

心身疾病的诊断标准为:①躯体疾病是由于心理因素所致;②躯体有器质性的变化或明显的病理性过程;③不符合躯体疾病标准。最典型的心身疾病包括:溃疡病、溃疡性结肠炎、甲状腺功能亢进、局限性肠炎、类风湿性关节炎、原发性高血压、支气管哮喘等。

美国学者提出了A型行为类型(TABT)的人易患冠心病的学说。临床资料表明,A型行为的人群患冠心病的发病率高于B型行为的人群。A型行为的特征为:①为争取成就而努力奋斗;②有竞争性;③易不耐烦;④有时间紧迫感;⑤语言举止粗鲁;⑥对工作过度提出保证;⑦有旺盛的精力;⑧过度的敌意。

二、应激及其调节

(一)应激概念

应激(stress)是个体在觉察到(通过认知性评价)环境变化(应激源)对自身构成威胁或挑战时做出适应和应对(应激反应)的过程。应激概念在研究过程中不断深化完善,其理论仍在发展之中。同样的应激对于不同的个体会产生不同的反应。

(二)应激源

应激源是指那些引起机体内稳态失调并起适应反应的环境事件与情境。所有的应激源中都包含着共同的心理组成部分,即被觉察到的威胁。

人类的应激源通常分为:①重大的应激性生活事件;②频繁的轻微的日常生活困扰;③与工作有关的应激;④生活环境的应激。一般认为,心理上的丧失感对人们的健康危害最大。研究表明丧偶的第一年对健康危害最大,鳏居可抑制机体的免疫功能。

(三)应激反应

(1)生理应激反应。应激反应不是孤立地发生在某一局部器官系统,而是全身心的综合变化,既有生理系统的变化,又有内心的体验和行为改变。塞里(Selye)认为,在应激源持续作用下,出现一般性的长期躯体反应称为一般适应综合征(GAS)。GAS模式可分为3个阶段:第一阶段为警戒期。此期根据应激源的强弱程度机体做体内能量的动员,如神经、内分泌、免疫系统的高度动员。第二阶段为抵抗期。机体处在与应激源做长期抗衡的状态,此阶段机体在神经、内分泌、免疫系统的协调下,各系统均处于动员状态。第三阶段为耗竭期。用于对抗应激的生理、心理能量已被耗竭,机体需要得到休息与补充能量。如果机体不再有可供动员的能量储备来对抗不良应激,则可导致严重的疾患。当深层能量储备被耗竭,则机体死亡。

(2)心理应激反应。分为两种:①情绪反应。人们在处于应激状态时,往往以思维和情感来描述自己的应激体验。这些情绪和认知的改变所构成的是心理应激反应。情绪应激反应常与现实情境有关。多数情况下,当应激源撤除后反应就会消失。若应激源长期存在或不断发生,情绪性应激源反应也可持续,而且后果严重。焦虑和抑郁是常见的情绪应激反应,同时也可出现疲劳感和无助感。②认知反应。在应激情境下,注意力、思维和回忆等认知能量降低,这是典型的认知应激反应。这反应是由于应激源增强的唤醒超过了个体的适应水平所致。最常见的认知应激反应是对负性事件的潜在后果加以描述和过分强调,它不仅会直接干扰正常的认知功能,而且还因强烈的情绪反应和生理唤醒增强总的应激反应。

(3)行为应激反应。应激会引起不适的心身症状,因此,人们总是会采取一些行动来减轻或消除其影响,这就是行为应激反应。个体的躯体性及情绪性应激反应的线索来自行为应激反应。当应激的唤醒超过最适水平时,躯体协调、行为技能及行为的其他方面都会受到损害。最严重的后果是自杀,自杀行为的主要原因是个体难以应对所遇的应激源。

(4)综合性应激反应。总的来说,应激反应都是整体的综合反应。崩溃是一种心身耗竭状态,通常是由于过度的职业性应激所致。过度的工作负荷是引起崩溃的常见原因。其特点表现为:①体力耗竭;②体验情绪耗竭;③精神耗竭或变态;④自暴自弃的情感。崩溃的发展是进行性的,可分为三个阶段:①应激唤醒阶段;②能量储备阶段;③耗竭阶段。

(四)应对反应

人们用来应激事件或对它们的反应的对策称为应对。应对是指个体对付难题,使自己适应和摆脱某种情境的过程。应激事件可引起人们的负性情绪,损害认知功能,并普遍激发机体的反应系统。应激体验又可重新调整自身以及对环境的控制。人们应对的方法可分为两大类:

第一类是情绪集中性应对。在情绪集中性应对中常有三种方式:①防御机制,是自我减轻焦虑及其他负性情感的一种方法;②重新评价情境,又称认知再评价。重新评价情境之所以可以产生应对应激的效果,主要有以下几方面因素,一是集中思考积极方面可以分散对消极面的注意;二是积极的评价产生的积极的情境状态,可以阻止消极情绪;三是增加个体对威胁情境的控制能力。

第二类是问题集中性应对。有事先应对和社会支持应对两种方式。事先应对可以作为对付即将出现的应激情况的技巧。具体办法有:①获得信息,通过事先多获得信息为建立有效的应对行动打基础;②建立行动规划,个体可通过对应激情境的模拟想象、事件和排演,提高相应的应对能力;③自我调整,这种方法是学会解释负性情绪、认知曲解以及发现唤起应激的因素,帮助认知调整,达到降低应激反应。社会支持是由他人提供的有益于应对应激的帮助。社会支持一般有三种形式:即给予信息和指导,给予关怀、影响和教育以及提供鼓励与保证。

三、应激与心身疾病

应激同人的健康有密切关系，应激期间发生的生理反应，即是身体对应激的适应调整活动，有时在某种情况下导致疾病的生理基础。因为这些反应有助于身体对抗应激源所造成的变化，恢复内稳态。但如果它们过于强烈、持久，便会损害人的适应能力，而引起心身症状与心身疾病。应激对健康的消极影响主要表现在以下三个方面：(1)应激引起的心理和生理反应可以以症状和体征的形式出现，使人感到不适、虚弱和精神痛苦；(2)应激可以加重已有的躯体疾病，或使这些疾病复发；(3)应激在与其他因素的共同影响下导致新的躯体疾病。

第四节　临床心理评估

一、心理评估概述

(一)心理评估的概念

心理评估(psychological assessment)是依据心理学家的理论和方法对人的心理现象及水平所做出的鉴定。在医学心理学中有时用“心理诊断”的概念。心理诊断则是对有心理问题或心理障碍的人做出心理方面的判定和鉴别。显然，心理评估与心理诊断的概念在某些方面是一致的，但心理评估的范畴比心理诊断要广。心理评估常用的方法有：调查法、观察法、会谈法等，但主要的方法是心理测验法。

(二)心理测验的概述

心理测验(psychological test)是一种心理测量的工具，是依据心理学的原理和技术，以客观的、标准化的程序对人的心理现象或行为进行数量化的测量和确定，以判定个体差异的工具。

心理测验按材料分类有文字测验和非文字测验；按施测方式分类有团体测验和非团体测验；按测验材料的意义肯定与否定和回答有无限制分类有常规测验和投射测验；按测验功能分类有成就测验、发展测验、智力和学习测验、能力倾向测验、神经心理测验、人格测验等许多种。

心理测验必须标准化，应通过一套确定测题，制定评分标准、固定不变的实施方法及心理测量学技术指标。标准化的主要技术指标有：

(1)行为样本。心理测验是测量人的心理特征，而心理特征是通过测量人的行为来实现的，但我们无法做到对人的所有行为进行测量，因此，最简单可行的办法是找有代表性的少数行为作为全部行为的样本，通过行为样本去评估、干预。

(2)常模。为了对个别测量结果进行正确的评定，必须与客观的标准比较后才做出判断，这种标准称为常模(norm)，常模是取样测验的正常的平均值水平。

(3)信度和效度。信度(reliability)是测量结果的一致性、可靠性;效度(validity)是测验的有效性和实用性的指标。

二、智力测验

(一)智力的概念

智力是一种潜在的、非单一的能力,是知觉分析和理解信息的复杂的混合体。它的操作定义是测验所测量的东西;理论定义是通过经验进行学习的能力,适合环境的能力。能力是顺利完成某种活动的一种效率。

智商是智力的量化单位。智商(IQ)的公式是:智商 IQ=智龄(MA)/实龄(CA)×100。智力水平可用智商值来分级。85 ~115 为平常智力;115 ~130 为高常智力;130 以上为超常智力;70~85 为边界智力;70 以下为智力低下。国际上通常用的智力量表有比奈量表、韦氏量表等。

(二)常用的智力测验量表

(1)比奈智力测验量表。Binet—Simon 量表自 1905 年发表以来,多次修订和转译,其中最有名的是美国斯坦福大学的修订本"斯坦福-比奈量表(S—B)",经过 4 次修订成为 S—B4。共有 15 个分测验,著称 4 个领域,即词语推理、数量推理、抽象/形象推理以及短时记忆。

(2)韦克斯勒智力测验量表。韦氏量表包括成人、儿童及学龄前三个年龄版本。韦氏成人量表(WAIS),全量表含 11 个分测验。根据测验结果,按常模可换算出三个智商,即全量表智商、语言智商和操作智商。

韦氏量表的临床意义:①可作为智力评估的依据;②还可作为临床诊断智能损伤或脑外伤引起智力障碍及其他病理状态的依据;③一些分测验例如数字广度、数字符号、积木图像等,成绩随衰老而降低,可作为脑功能退化参数。

三、人格测验

人格测验主要是对人格作特征或划分类型的描述,它不同于能力测验,没有如同智商一样的量化单位。人格测验在临床中主要应用于诊断、咨询和心理治疗。

人格测量工具都是根据一定的人格理论所编制的。临床常用的人格量表有明尼苏达多相人格调查表(MMPI);艾森克人格问卷(EPQ);16 项人格因素问卷(16PF);罗夏测验和主题统觉测验等。

(一)明尼苏达多相人格调查表

MMPI 有 500 多个条目,有 10 个临床量表及 4 个效度量表。临床量表包括:①疑病;②抑郁;③癔病;④病理性偏离;⑤男性化/女性化;⑥偏执狂;⑦精神衰弱;⑧精神分裂症;⑨躁狂;⑩社会内-外向。效度量表包括:①掩饰量表;②稀少回答;③校正装好和装坏的量表;④不能回答。此量表的实施有一定的教育程度的要求，量表的结果需将原始分转换成"T"分，才有解释的意义。MMPI不仅是人格描述量表，也用来协助精神病的诊断工作。

(二)艾森克人格问卷(EPQ)

艾森克人格问卷在我国有成人和儿童的修订本。其中P、E、N分别代表艾森克人格理论中关于人格结构的三个维度，L是一个附加量表。分述如下：

P精神病倾向量表：它在所有人身上都存在，只是程度不同。分数高者孤独、不关心他人、社会适应性差、行为古怪，常常寻衅搅扰。

E外向—内向：分数越高表示人格越外向，好交际，喜欢热闹的场合，渴望刺激和冒险，情绪易冲动。分数越低越内向、沉静、不合群、富于内省、生活和工作严谨而有规律。

N神经质：系情绪稳定性量表。分数高表示焦虑、紧张、易怒，可伴有抑郁、情绪易急惹而不稳定。分数低表示情绪反应缓慢而平稳，不易急惹。

L说谎：测定掩饰、自我保护程度及纯朴性、社会成熟水平。同时，他本身也代表一种稳定的人格倾向。如果L分过高，提示测量的可靠性较差。

(三)16项人格因素问卷(16PF)

16项人格因素问卷是根据人格特质观点编制的，是一个常用的人格测验工具。它包括16个因素，每一个因素分成相反的两极，每个因素以相应的名词表示，两极也各有意义相反的形容词来表示其意义。该量表也需通过粗分转换成标准分，然后参照不同常模剖析图分布型来解释受试者的测验剖图意义。

(四)投射测验

所谓投射是让受试者在一种情境中，按情境对其意义和感受所做出的反应。投射性人格测验的共同特征是：①测验材料无结构性；②测验方法是间接的；③回答是自由的；④按多边量对回答做解释。目前临床上最常用的投射测验是洛夏测验与主题统觉测验。洛夏测验的材料是10张纯灰至黑和浓淡不均的彩色墨迹图。方法是要求受试者在看完所有图片后进行联想，并询问何故会产生此种联想。然后主试对回答的结构进行处理和分析。

主题统觉测验(TVT)也是投射测验。采用一些内容非常清晰的关于人物的图画，受测者根据每一张图片编一个故事，要讲出是什么原因引起了当前的情境，此时此刻正在发生什么事情，图中人物在想什么，有什么感受，结果会怎样。

评分标准的基本逻辑是：在受试者所编的故事中，有些"主题"会经常出现，这些主题反映出受测者的人格心理特征。通过对那些重复出现的主题的分析，可以解示受测者的某一部分内心世界。

四、临床评定量表

临床评定量表不是严格的"心理测验"，多以实用为目的，简便易作，评价多采用原始分直接评定。临床评定量表的用途很广，主要用作精神科或精神卫生机构对就诊对象的初步筛查；用在综合性医院了解病人的心理问题，作为群体精神卫生调查工具进行研究或建立个体的精神健康档案；用在精神卫生服务和心理咨询服务中，检出那些可能有心理问题的对象，以便进一步检查、诊断和治疗。

常用的精神症状评定量表有：90 项症状评定量表（SCL-90）；抑郁自评量表（SDS）和焦虑自评量表（SAS）。

90 项症状自评量表，因标准版本 90 题而命名。测查 9 个范畴的内容：躯体化、强迫症状、人际关系敏感、抑郁、焦虑、敌意、恐怖、偏执和精神病性。每一症状由轻至重分五个等级。最后评定以总平均水平、各范畴的水平以及表现突出的范畴为据，借以了解病人问题的范围、表现以及严重程度等。SCL-90 可前后几次测查以观察病情发展或评估治疗效果。

抑郁自评量表（SDS）和焦虑自评量表（SAS）由 Zung 分别于 1965 年和 1971 年编制。量表各包含 20 个项目，分四级评分。特点是使用简便，能相当直观地反映病人抑郁或焦虑的主观感受。使用者也不需经特殊训练。目前多用于门诊病人的粗筛、情绪状态评定以及调查、科研等。

第五节　心理治疗和心理咨询

近代医学研究表明，很多心理障碍和心身疾病是心理社会因素触发和引起的。因此，治疗病人的方法，除了生物学方法之外，也需要心理治疗方法。

一、心理治疗概述

（一）心理治疗的概念

心理治疗是指治疗者运用心理学的理论和方法，通过医患之间语言、行为的交流以及治疗性人际关系的交往，帮助病人克服心理困难或心理障碍，达到改善心理状态和行为方式的治疗过程。心理治疗是一种新的、亲密的、建设性的人际关系。

（二）心理治疗的特征

英国心理学家艾森（H. J. Essence）归纳了心理治疗的几个主要特征，这就是：①心理治疗是一种两人或多人之间的持续的人际关系；②参与心理治疗的其中一方是有特殊经验或接受过特殊专业训练的；③心理治疗的其中的一个或多个参与者是因为对他们的情绪或人际适应、感觉不满意而加入这种关系的；④在心理治疗过程中应用的主要方法实际上是心理学的原理，即包括沟通、暗示以及说明等机制；⑤心理治疗的程序是根据某些正式的关于一般心理障碍的理论和求治者特殊的心理障碍而建立起来的；⑥心理治疗过程的目的就是改善求治者的心理困难，而后者是因为自己存在心理困难才来寻求施治者予以帮助的。

(三)心理治疗的对象和范围

心理治疗,顾名思义就是对心理障碍与心理困难的心理不良境况进行治疗。也就是说,心理困难与心理障碍是心理治疗的对象。那么,什么是心理困难与心理障碍呢?

首先是精神问题。从精神不佳到精神崩溃,均为心理治疗的对象。有精神疾患的人,其人格和精神失去了统一协调的效能,与外界现实不能正常接触,发生幻觉、妄想等症状,并且其思考、情感、行为亦有显著障碍,无法正确地面对日常生活。其主要治疗方法仍在于使用药物治疗,但对其施予安慰、支持、限制等心理辅导治疗也是必不可少的。

其次是神经症。这种情况的病人并没有精神崩溃的现象,与外界现实环境的接触状态尚好,只是在心理上或情绪上有所困扰与不适,觉得需要进行心理治疗来解除自己的痛苦。这种较轻的心理疾患,很多人都有,这就是所谓的日常心理毛病。

再次是"纯粹"心理问题。这可能与躯体的某些病变有关。在现实生活中,有些人往往具有复杂的内心矛盾,生活工作中常面对自己不易处理的问题。这种情况,并不是安慰或劝说就可以改善的,也不是算命或者休养一段时间就可以解决的,而是需要仔细剖析心理的症结,研究潜意识的动机,只有得出了真实的结论才能彻底医治。这类心理症结也是心理治疗的适合对象。

另外是,虽有某种心理问题,但病人并没有明显的自觉不适,而在行为或性格上却存在一定的缺陷,影响了自己去适应一般的生活。这些行为和心理上的缺陷虽非朝夕之功就能改变,但依靠心理治疗,却是可以得到慢慢矫正、治疗的。

有些病人即使符合上述的适应证范围,但是若有以下情况,也不符合接受心理治疗的条件,不宜实施心理治疗:①没有主动的求治动机和愿望;②有偏执性素质和态度;③会出现冲动和失控;④持有悲观的人生,对心理医生的帮助完全丧失信心;⑤由于各种原因无法同心理医生进行正常语言交流。

心理治疗易在短期内见效的受治对象是:①有接受治疗的强烈动机;②年轻,可塑性大;③智力正常,有中等以上文化,有良好的学习能力;④环境良好或可以改变;⑤人际关系较稳定;⑥社会心理因素较明显;⑦无显著的人格障碍。

根据临床经验表明,心理治疗对于恐怖症、焦虑症和某些强迫症最有效。行为治疗适用于焦虑、适应障碍、神经性厌食等。认知治疗目前主要用于抑郁性障碍,重度抑郁则常联用抗抑郁药物。

(四)心理治疗的目标

一般而言,有效的心理治疗应达到下列目标:

(1)解除病人的症状。

(2)提供心理支持。

(3)重塑人格系统。

（五）心理治疗的形式

心理治疗的形式可分为三种：个别心理治疗、集体心理治疗及家庭心理治疗。

(1)个别心理治疗。这是医务人员与病人个别进行谈话形式进行的心理治疗。医务人员与病人交谈的目的在于医务人员了解疾病发生的过程与特点，帮助病人掌握自己疾病的情况，对疾病有正确的认识，消除紧张不安的情绪，接受医务人员提出的治疗措施，并与医务人员合作，向疾病作斗争。个别心理治疗是一种普遍应用的心理治疗方式。为了取得良好的治疗效果，必须注意以下几个问题：第一，医务人员的态度应该是诚恳、热情、耐心而细致，取得病人的信任，获得可靠的信息。第二，在交谈过程中，要耐心地倾听病人的主述，然后，医务人员根据病情与病人的个性心理特点，进行指导与帮助。第三，医务人员要有目的、有计划地对病人进行心理治疗。每次都安排好内容，治疗时间以一小时左右为宜，治疗后做好记录。第四，个别心理治疗的房间应该布置在安静的环境中，要简易舒适，整洁调和。

(2)集体心理治疗。这是医务人员把同类疾病的病人组织起来进行心理治疗。一般把病人分成几个小组，每个小组由数个或十几个病人组成，并选出组长。集体心理治疗的主要方法是讲课、讨论与示范。医务人员根据病人中普遍存在的消极心理因素与对疾病的错误看法，深入浅出地对病人讲解有关疾病的症状表现、病因、治疗和预后等，然后组织病人分组讨论。病人联系自己疾病的实际情况，加强理解医务人员讲课的内容，讨论要力求生动活泼，鼓舞病人进行自我分析，提出与疾病作斗争的具体措施。医务人员邀请治疗效果较好的病人作治疗的经验介绍，通过病人的现身说法，起到示范作用。

集体心理治疗一般每周2～3次，每次一小时左右。整个疗程所需时间根据病情等确定。一般以3～4周为一个疗程。个别病人必要时可以重复一个疗程。

个别心理治疗与集体心理治疗还可以结合起来。集体心理治疗着重同类病人的共同问题，个别心理治疗侧重解决病人的具体问题。我国曾经开展的慢性病综合快速治疗，其中心理治疗就是采用个别心理治疗与集体心理治疗相结合的形式。

(3)家庭心理治疗。医务人员根据病人与家庭成员之间的关系，采取家庭会谈的方式，进行心理协调，建立良好的家庭心理气氛与家庭成员之间的心理相融，解除病人的消极心理状态，适应家庭生活。在家庭心理治疗时，家庭所有成员都要参加。治疗地点，既可以在病人家里，也可以在医院里。

总之，各种治疗形式都是为了帮助患者在其行为的不同方面提高能力。帮助患者学会更有效地解决问题，更现实地看待世界和自身，更有效地控制和释放其情感；认识自己作为一个独特的人在生活中的追求（目标和动机）；忘却给他带来麻烦的无效行为的模式；改变自我观念，以更多地接受自身；审视其儿童时代和家庭的经历，以使他对自己的变化和现状有个了解。

二、心理治疗的类型

精神分析是心理治疗中影响最大的一种。精神分析理论认为,潜意识矛盾冲突是心理障碍的原因。要使心理障碍好转,就必须使病人对此有所察觉和领悟。精神分析对现代心理治疗做出了划时代的贡献。精神分析强调医患关系的治疗意义,重视童年时期经历对人格发育的影响以及自由联想技术的应用,至今仍有重要的理论和应用价值,不同心理治疗学派都曾从心理分析中得益。

弗洛伊德的精神分析治疗中运用了潜意识理论、心理结构理论和性心理发展学说。该理论认为人的人格由本我、自我和超我组成。人们的心理障碍的原因来自潜意识中的矛盾冲突。所以可以通过自由联系、释梦和释义等技术,从患者的潜意识中发现冲突的根源,使它进入到意识,以之发展自我力量。

艾利斯(Ellis)创立的合理情绪治疗的基本理论认为,心理障碍是由于错误的不合理的信念和思考方式所致,如果教会患者校正其非理性认知,问题就会解决。贝克(A. T. Beck)新发展的认知治疗理论认为,心理障碍至少部分是由于在错误前提和假设的基础上对现实的认知曲解所致,医生的任务是帮助病人认识其认知曲解,学习比较现实的应对方法。上述两种认知治疗都结合了某些行为技术。

近年来心理治疗出现了明显的整合趋势,即将不同形式的心理治疗在临床中结合起来使用。

人本主义心理治疗中以罗杰斯(Rogers)的患者中心疗法而著名。该理论认为自我实现是一个人发展其潜能的基本动力,这是每个人固有的、天生的倾向,指引人朝满意的个人理想成长。如果个体在成长过程中,受"积极关心的需要"所驱使,被迫按照外部施加的条件行动,以后外部条件将逐步被内化为自己的态度,成为自己的评价标准。其中自我实现受到了阻碍和停止。Rogers 认为医生能提供促进患者成长的适宜条件,患者将自发地开始改变和成长。为此,适宜的条件是患者能从治疗性医患关系中感受到真诚、协调、医生的通情和无条件的积极关心。在良好的治疗性医患关系中,患者在直接经验、平等协作、促进成长的治疗方式中实现态度和行为的转变。在患者中心疗法中,将医患关系视为改变和成长的最重要的治疗因素。医生应具备的三种成功的态度是:①无条件的积极尊重和关心;②通情;③真诚和协调性。

行为治疗又称条件反射治疗,是根据学习心理理论,对个体反复训练,达到纠正所谓适应不良行为的一种心理治疗。行为治疗的主要理论基础是巴甫洛夫的经典条件反射理论、B. F. Skinner 的操作条件反射学说和 A. Bandura 的社会学习理论。操作性条件反射的形成是在某一行为后,个体如在行为之后得到奖励,此行为倾向重复出现;如得到的是惩罚,此行为倾向不再出现。行为治疗的最常用的基本技术有:①系统脱敏法;②交互抑制法;③暴露疗法;④厌恶疗法;⑤消退性实践法;

⑥操作性行为校正；⑦生物反馈训练。

认知理论认为：认知是人们情绪和行为的中介，情感障碍和行为障碍与认知曲解有关。Ellis 认为情绪障碍是由非理性信念、绝对性思考和错误评价造成的，其基本核心是所谓的“ABCDE 理论”。A 是指刺激性事件；B 是指个体的信念系统；C 是指事件的情绪后果；D 是指继续治疗原则；E 是指达到的疗效。医师既要帮助病人纠正“A 是 C 的原因”的错误归因，也要让病人理解 B 在 A 和 C 中的中介作用。通过调整病人的不合理信念，以达到认知和行为的矫正。另一位著名的认知治疗学家 Beck 认为，人们早年的经历形成的“功能失调性认知假设或图式”，这决定着人们对事物的评价，成为支配人们行为的规则，而不为人们所察觉。一旦被某种社会生活事件所激活，脑中就会涌现出许多功能失调的“负性自动想法”，由此构成了情绪和行为障碍。常见的负性自动想法有：①非黑即白的绝对思考；②主观臆断；③以偏概全或选择性概括；④过度引申；⑤夸大；⑥缩小。

三、临床心理咨询

心理咨询以心理学理论和方法为指导，以解决个人心理问题为目标，对心理问题进行测验、评估，按照心理学原理提供一系列步骤，有计划地解决求助者的心理问题。

（一）心理咨询的意义

着眼于帮助求助者找到解决问题的途径，排除解决问题的障碍，使求助者的潜能得到发挥，人格获得完善。心理咨询的对象大部分是要解决问题的“正常”人，少量病人也是能意识到自己的心理问题，有求助的愿望和动机。心理咨询非同于思想工作，因为两者的领域范畴以及理论、方法、对象都有明显的差别。医学心理咨询是心理咨询中的一个重要分支。它的主要对象是病人和寻求医学心理咨询帮助的人们。它着重处理医学领域中的心理学问题，帮助个体理解和解决其适应困难，促进人恢复身心健康。

心理咨询适应了现代人类的心理成长和发展的需要。通过心理咨询，人们获得理解的经验，对现实的认知得到发展，行为得到指导，从而获得精神成长的新鲜经验，个人潜能释放，工作学习更加有成效；促进心理健康水平，提高人们的生活质量。

（二）心理咨询指导者的素质

参加专业心理咨询的人员，应经过心理评估、心理咨询和心理治疗的专业培训。而且应具备如下心理品质：①真诚、热忱、乐于助人；②乐观自信，有坚韧不拔的意志；③善于倾听，对人宽容，能够设身处地地理解病人；④善于表达，言语有打动人的力量；⑤有严肃的科学态度，思考全面、现实；⑥对社会、人生知识的探索有强烈的兴趣；⑦明白自身限制，有清晰的内省；⑧善于控制个人的利益。

心理咨询的过程一般包括三个阶段:澄清问题阶段、获得新的领悟阶段、问题解决和治疗阶段。心理咨询的原则是:耐心聆听,鼓励宣泄;积极支持,建立信心;解释适当,应对审慎;尊重来访者,严守秘密。

心理咨询的基本方法是:①建立促进成长的咨询关系;②倾听与设身处地的理解;③决定咨询目标;④解释;⑤面对与强化;⑥作业和反馈。

(三)心理咨询的对象

综合性医院心理咨询的对象主要是病人及其家属,包括那些正在恢复或已经恢复的病人以及有心理问题、要求医学心理学帮助的人们。在综合性医院中医学心理咨询要处理的对象,可以归纳为以下 10 种病人:①焦虑障碍;②抑郁障碍;③睡眠障碍;④慢性疼痛;⑤无器质性证据、不明原因的躯体症状;⑥神经性厌食和贪食;⑦性心理障碍;⑧学习障碍;⑨躯体病萌发心理反应;⑩人格障碍和适应不良行为。应特别指出,有精神病症状(如幻觉、妄想)、无求助动机,不是心理咨询的对象,应转到精神科就诊。

第八章　医学法学概述

“依法治国,建设社会主义法治国家”,是被作为国家根本大法的《中华人民共和国宪法》确认的我国的治国方略。依法治国,就是人民群众在党的领导下,依照宪法和法律的规定,通过各种途径和形式管理国家的各项事务,管理经济文化事业,管理社会事务,保证国家各项工作都依法进行,逐步实现社会主义民主的制度化、法律化。依法管理医疗卫生事业,是实现“依法治国”的重要内容。因此,医学法学便成为从事医疗卫生工作的人员必须学习、了解和掌握的知识。

第一节　医学法学的概念

要了解什么是医学法学,首先要从了解法的一般理论开始。

一、法的一般理论

(一)法

(1)法的产生。法不是从有人类社会以来就存在的社会现象。法是随着私有制、阶级、国家的产生而产生的。

(2)法的本质。法的本质,从其主观方面说,它是掌握国家政权的社会集团的国家意志的体现;从其客观方面说,它是以权利义务为核心内容的,而权利义务的基础是利益关系,因而,它归根到底是由一定的社会物质生活条件决定的。

(3)法的基本特征。法区别于其他社会规范(例如道德规范、宗教规范、政党纪律等)的基本特征,是它的国家意志性、国家强制性和普遍适用性。

(4)法的定义。综合法的本质和基本特征,我们可以这样认识“法”:法是由一定的社会物质生活条件所决定的,反映掌握政权的社会集团的共同意志和根本利益,为维护社会秩序,由国家制定和认可并由国家强制力保证实施的一种规定权利义务内容的特殊的行为规范体系。

(5)法的职能和作用。法作为一种行为规范,具有规范人们行为的职能和作用,主要表现为指引、评价、教育、预测、制裁的作用;法作为维护社会秩序的重要工具,它具有阶级统治和执行社会公共事务的社会职能和作用。随着科学技术的飞速发展,社会日益现代化,法执行社会公共事务的职能将更加显现和强化。

(二)法与道德的联系与区别

法律规范和伦理道德规范都是调节人们之间的关系和制约人们行为的规范,它们是在社会生活中同时起作用的规范现象,彼此有着密切的联系。它们在形式上和内容上具有一定程度的共同性,同时,又存在着明显的差异。认识两者的异同和联系,有助于我们学习医学法学与医学伦理学。

(1)法律与道德的相似之处。作为社会规范,它们都属于上层建筑范畴,都是以社会生产关系为其基础,反过来又深刻地影响着社会经济基础和生产力的发展。在有阶级存在的社会里,都具有鲜明的阶级性,也都具有一定的稳定性,都对人们的行为具有约束力。

(2)法律与道德的区别。主要有:

①产生和发展趋势不同。法律和人类社会的一定历史阶段相联系,道德则伴随人类社会的发展一直存在下去,并在其中一直发挥作用。

②借以维持的力量不同。法律是以国家强制力为后盾,道德则是以人的良心、社会舆论的力量为后盾的。

③对社会的作用方式不同。法律重于惩恶,而道德则重于扬善。

④表现形式不同。法律是由国家政权用极严格的用语明文规定的,富于条例性、系统性,有严格的确定形式,并且解释是惟一的;而道德则是由人们及其所建立起来的不同利益集团根据各自不同的利益而逐步建立起来的一整套善恶价值观念及其理论化了的原则性规范体系,它并不完全以文字形式公之于众,在实践上具有不确定性。

⑤作用范围不同。就调整的社会关系的范围来说,法律的作用范围是有限的;而道德则涉及社会生活的一切领域,有着相当宽泛的活动空间。

⑥作用的深度不同。法律关注的重点在人们行为的本身及行为的后果,而不是其内在动机,它的直接功效就在于对人们可见的外在行为进行约束;而道德则通过影响人们的观念意识来影响人们的行为,它首先关注人们行为的动机,其作用的深度远大于法律。

(3)法律与统治阶级道德的联系。法律与道德虽有区别,但作为统治阶级意志上升为国家意志的法律与统治阶级的道德由于有着共同的阶级本质和共同的目的,二者关系极为密切。

①二者的内容相互渗透,相互包含。例如,救死扶伤,关心、爱护尊重患者,尽职尽责为患者服务,这是医生的职业道德,也是《中华人民共和国执业医师法》中对

执业医师义务的法律规定。

②二者的功能相互补充，相辅相成。在一些法律还未规范的领域，道德规范可以约束人们的行为；在那些已有法律规范的领域，道德以其舆论的力量促进、保证法律的实施。

二、医学法

医学法是由国家专门机关创制，并以国家强制力保证实施，旨在保护人体健康的有关医疗卫生方面的法律规范的总和。它是掌握国家政权的阶级的意志和利益在医疗卫生领域中的具体体现，它通过对人们在医学发展和保护人体健康的实践中各种权利与义务的规定，调整、确认、保护和发展各种医学法律关系和医疗卫生秩序，是国家对医疗卫生事业管理的重要工具。

三、医学法学

医学法学是以医学法作为研究对象的一门新兴的部门法学。它主要研究医学法的产生和发展规律，医学法的本质、形式、作用，医学法的调整对象、特征、基本原则，医学法的制定、实施，医学法的各种制度和规范；还研究医学法理论的各种观点和学说等。

有一段时间，人们曾为有关医疗卫生方面的法律到底叫“卫生法”还是叫“医学法”产生过激烈争论。人们在不断发展的社会实践中，通过辨析，进一步认清了“卫生法”与“医学法”的内涵与外延，最后的结论是：从大卫生与大医学的角度看，医学法与卫生法是同一概念。因此，对研究它的学科，称之为“卫生法学”或“医学法学”都是一个意思。本书之所以采用了“医学法学”这一概念，是想使它与医学人文学这一领域里的医学哲学、医学伦理学、医学社会学、医学美学、医学史学等诸多学科名称更协调些。

第二节　医学法的特征、基本原则及作用

一、医学法的特征

医学法是我国法律体系中正在逐步形成的一个新的部门法，它具有法的一般特征，但由于医学科学的特殊性，医学法与其他部门法相比，又有它自身的特点。

（一）科学性、专业性

医学法的许多具体内容是依据基础医学、临床医学、预防医学、药物学的基本原理及研究成果制定的。国家把人们在预防疾病、康复保健的过程中，逐渐总结出并遵循着的一系列的技术规范和技术标准，加以法律化，使其成为医学法律规范，

从而具有了普遍的约束力和国家强制性。这是绝大多数其他法律规范文件所没有的，所以，科学性、专业性是医学法有别于一般法律的一大特征。

（二）社会性

由于医学本身不具有阶级性，它的主要任务是防病治病，保障社会全体成员的健康（在现代社会中是无法做到只保障社会中的一部分人的健康并最后能达到这一目的的，因为，疾病的流行是没有地域和人群的限制的）。因而，医学法更多的表现出它执行法管理社会公共事务的这一社会职能，反映了社会共同的要求，突出体现了它的社会性。

（三）不断进步性

现代社会生产力的迅猛发展，医学科学技术的飞速进步，为人类的健康水平不断提高提供了可能，同时也极大地激发了人们对医学的新的需求。但是，医学技术的进步如果没有法律的规范制约，就有可能走向人们善良愿望的反面，成为人类的灾难。所以，国家就需要不断制定新的医学法律法规来规范医学进入新领域后人们的行为，不断修改或废止已不适应医学新发展的医学法律法规，真正体现人民利益和社会利益至上，促进医学科学健康发展。所以，与其他法律相比，医学法更显现出它的不断进步性、发展性。

二、医学法的基本原则

医学法的基本原则指的是在医学法的立法、实施过程中，在医学法的内容中，都必须遵循的基本准绳，都必须体现的基本精神。它贯穿于整个医学法，对医学法的实施具有普遍的指导意义。

（一）维护公民健康

公民的生命健康权利是一项基本人权，是写入联合国人权公约和许多国家法律的个人权利。我国宪法也规定了国家“保护人民健康”。我国医学法的根本宗旨就是以法律规范人们的行为，来保护和增进人的生命健康，保护和改善人所生活的环境，使它们均不受非法侵害。这在我国现有的各项法律法规中都得到了充分的体现。医学法的这一基本原则是它与其他部门法的根本区别。

（二）预防为主

预防和治疗是医药卫生保健工作的两大组成部分，是有机联系不可缺一的两个方面。在这两个方面中，预防尤为重要。“预防为主”是我国医学的传统，是我国卫生工作的根本方针，也是医学法的一条基本原则。我国政府在医疗卫生管理及立法中始终坚持“预防为主”，先后制定发布了有关预防接种、妇幼保健、传染病防治、卫生检疫、环境保护以及食品卫生、药品管理等法律法规，并建立了相应的执法机构和制度；近年来，又制定发布了有关艾滋病防治等对新出现的传染病的管理、预防的法规，刑法也对萌芽状态的危害公民生命健康的行为进行了规范；新近颁布生效的《医疗事故处理条例》,更是把医疗事故的范防放在首要位置。这些法律法规及规章都体现了"预防为主"的基本精神。

(三)医学科学与法律科学相结合

医学法规定的是医学领域中人们活动的行为规范,因而它必须以医学科学为基础,体现很强的科学性、技术性。同时,医学法又是国家法律体系中社会部门法中的一个子部门法,因而它必须能体现出一般法律的特性。因此,必须把医学与法学紧密结合起来,把医学知识与法律知识融为一体,才能制定出既符合医学科学规律又符合法律科学规律的医学法律规范,才能管理好医学这一专业性很强的领域。

三、医学法的作用

医学法作为法系统中的一个部分,也具有规范作用和社会作用。这里着重介绍它的社会作用。

(一)依法管理医药卫生事业

医学法最基本的作用就是它使国家社会生活的一个重要方面——医药卫生事业的发展实现了有法可依,并走上了法治轨道,这也是依法治国的一个重要组成部分。

(二)保障公民生命健康,促进经济发展

医学法是国家围绕保护人民健康这一目的而制定的行为规范的总和。它把现代医药卫生工作中的许多技术规范变成了具有国家强制力的法律规范,使公民的生命健康权从法律上得到保障。同时,公民的生命健康又使得国家现代化最基本的要素——劳动力的数量和质量得到了保证,从而从根本上促进了经济的发展。

(三)保证医药卫生方面的国际技术和成果的交流健康发展

随着我国改革开放的不断深入,我国与世界许多国家尤其是发达国家在医药卫生方面的技术、成果的交流十分频繁,这些都与人民的生命健康密切相关,对国家的主权和经济利益也有重大影响。有关这方面的医学法律法规可以调整这种关系,规范人们的行为,有利于我国医药卫生事业对外开放的健康发展,同时也能促进人类卫生事业的发展。

(四)控制现代医学沿着造福于人类的方向发展

20 世纪以来,现代医学集高新科学技术之大成,取得了令人瞩目的进步,它既给人类带来巨大的利益,使人类自身素质有了改善和提高,步入低死亡、高寿命阶段,又使人类不断面临着严重的危机(医源性疾病、医学的滥用、人口危机、人的素质危机等)和新的问题(如新的生殖技术、器官移植、克隆技术等带来的法律问题)。针对这些新情况、新问题制定的医学法律法规可以用国家强制力来控制、规范并促进医学沿着造福于人类的方向而不是相反的方向发展。

第三节　医学法的内容和表现形式

一、医学法的内容

医学法的内容涉及医药卫生预防保健工作的各个方面。随着医学科学技术的飞速发展，医学的外延在不断扩大，因而，医学法的内容也更丰富了。它包括了优生优育与计划生育、医疗诊治、卫生防疫、福利保健、药品管理、美容、康复、医学科研与教育、医疗卫生人事与计划财务等方面的监督与管理以及医事仲裁和诉讼等多方面的内容。

二、医学法的表现形式

医学法的表现形式，又称医学法的渊源，即医学法到底是通过哪些具体的形式表现出来的呢？

（一）宪法

宪法是国家的根本法，具有最高的法律效力，是立法的基础和依据。我国宪法中有关维护人民健康的医药卫生方面的条款（如第 21、25、26、42、43、45、46、49、89、107、119 条），在我国医学法体系中具有至高无上的地位，是制定医学法律法规的依据，并且在医学法体系中具有最高的法律效力。

（二）医疗卫生法律

这里的“法律”是狭义的法律，仅指由全国人民代表大会及其常务委员会制定颁布的法律文件。目前，全国人大常委会通过的医疗卫生法律有：《中华人民共和国食品卫生法》、《中华人民共和国药品管理法》、《中华人民共和国国境卫生检疫法》、《中华人民共和国传染病防治法》、《中华人民共和国红十字会法》、《中华人民共和国母婴保健法》、《中华人民共和国献血法》、《中华人民共和国执业医师法》、《中华人民共和国职业病防治法》、《中华人民共和国环境保护法》、《中华人民共和国计划生育法》。另外，由全国人民代表大会通过的《中华人民共和国刑法》、《中华人民共和国民法通则》、《中华人民共和国婚姻法》等基本法律中也有关于医疗卫生方面的规定。

（三）医疗卫生行政法规

行政法规是由国家最高行政机关即国务院制定颁布的规范性文件。以国务院名义直接发布的医药卫生行政法规，主要是对前述有关医药卫生法律的具体化，有的还对法律未规定的事项予以规定，如《医疗机构管理条例》、《中华人民共和国传染病防治法实施办法》等。它是医学法最直接、最主要的渊源。

（四）医疗卫生行政部门规章

这是指由卫生部、国家医药管理局、国家计生委等单独制定发布或联合其他有关部委办发布的具体指导医疗卫生工作、贯彻执行有关法律和行政法规的具有法律效力的规范性文件。它着眼于解决医药卫生工作中的具体问题。如卫生部发布的《全国医院工作条例》，卫生部、公安部、国家科委联合发布的《放射性同位素工作防护管理办法》等。它的效力低于宪法、法律、法规，是卫生行政执法的依据。目前，卫生行政规章已有一千多件。

（五）地方性卫生法规、规章

地方性卫生法规是指由各省、直辖市人民代表大会及其常务委员会、省会市和国务院规定的较大市的人民代表大会及其常务委员会依法制定的关于本地区的各种医药卫生的条例、办法、规定和决定。各少数民族自治区人民代表大会及其常务委员会制定的有关医药卫生的单行条例也属于这种性质。地方性卫生法规只能在制定机关所辖范围内有效。

地方性卫生规章是指上述地区的人民政府依法在其职权范围内制定和发布的仅在本地区发生效力的医疗卫生管理方面的规章。

地方性卫生法规和规章对本地区医疗卫生事业的管理和发展起着重要作用，同时，它也为全国性医药卫生立法积累经验，起着积极促进作用。

（六）国际医药卫生条约和协定

指我国与外国缔结或我国加入并生效的有关医药卫生的国际性的条约和协定，它也是我国医学法的渊源之一，对我国具有约束力。例如，1985 年 6 月我国人大常委会决定，我国加入修正后的《1961 年麻醉品单一公约》和《1971 年精神药物公约》，这两个国际公约便成为我国医学法的表现形式。

此外，由于医学法具有法律控制和技术控制的双重性质，由卫生部或地方政府卫生行政部门在法定职权范围内依法制定颁布的卫生标准、卫生技术规范和操作规程，也是医学法的表现形式之一。如生活饮用水卫生标准等。

第四节　医学法律关系

一、医学法律关系的概念

医学法律关系是指人们在特定的医疗卫生预防保健活动领域中，依据医学法律规范所形成的权利义务关系。

在这个特定的领域中，有国家机关（主要是卫生行政机关）、医疗卫生组织、企事业单位、社会团体、公民个人及国际组织，在它们之间或在它们内部，因为预防和治疗疾病、改善人们劳动学习和生活环境及状况、保护和增进人们身心健康、获得健全后代而形成各种权利义务关系。其中，能被现有的医学法律规范来调整的关系即为医学法律关系。

由于医疗卫生活动既包括卫生管理监督（纵向）活动，又包括医药卫生预防保健服务（横向）活动，这就决定了医学法律关系既包括了各级政府的卫生行政机关及其工作人员、法律法规授权或受委托行使从事卫生行政管理的机关及其工作人员与行政管理相对人（国家机关、企事业单位、社会团体、公民个人）之间的管理与被管理（含内部管理）的医学行政法律关系（当事人之间的法律地位是不平等的），也包括了由于医疗服务，生产经营药品、食品、化妆品、保健品以及提供公共场所服务，与被服务者之间形成的医学民事法律关系（当事人之间的法律地位是平等的）。所以，医学法律关系是一种纵横交错的法律关系。

二、医学法律关系的构成

任何一个法律关系都是由主体、客体、内容三个要素构成的，它们互相联系，缺一不可，医学法律关系也是如此。

（一）医学法律关系主体

医学法律关系的主体，是指在医学法律关系中享有权利并承担义务的当事人。在我国，根据医学法律规范的规定，医学法律关系的主体主要包括：

(1)国家机关。这里的国家机关，指国家的行政管理机关，主要指卫生行政机关，它们作为医疗卫生活动中的组织者、管理者、监督者，参与医学法律关系之中，行使领导、管理卫生工作的职能。

(2)企事业单位。这里的企事业单位，一是指卫生企事业单位，包括各类医疗单位、制药厂、卫生科研机构和医药院校、药检所等，它们的活动是直接的医疗卫生活动；二是指一般企事业单位，例如食品厂（店）、“三废”排放单位等，他们的生产、经营活动关系到人民的生命健康。企事业单位一方面是以卫生行政相对人的身份成为医疗卫生管理关系的主体，另一方面也在服务活动中成为医疗卫生服务关系的主体。

(3)社会组织（团体）。主要是指卫生社会组织，如中国红十字会、中华医学会等。

(4)公民。这里的公民，包括了两种类型。一种是在医药卫生机构工作的卫生技术人员；一种是非卫生技术人员。

依法个体行医的公民，依法从事与人民生命健康有密切关系的个体生产者、经营者，他们在法律关系中类似于上述“企事业单位”，他们一方面与病人或消费者发生服务关系，一方面又是卫生行政机关管理与监督的行政相对人。

综上几种主体，可以看出，在医学法律关系主体中至少有一方是国家卫生行政机关或从事医疗卫生保健服务的单位或个人。

(二)医学法律关系内容

医学法律关系的内容,是指医学法律关系主体所享有的、法律赋予的权利和应承担的法律规定的义务。在不同的具体的医学法律关系中,所规定的主体的权利和义务不尽相同,但都必须坚持权利义务相一致这一社会主义法制的基本原则。

(三)医学法律关系客体

医学法律关系的客体,是医学法律关系主体的权利义务所共同指向的对象。如果没有客体,主体的权利义务就无从体现,主体本身也就无法存在。医学法律关系的客体具有多层次性。最高层次的共同客体是公民的生命健康权(因为每一个具体的医学法律关系中的当事人的权利义务的指向,最终都可以追溯到公民的生命健康权上);一般层面上的具体客体,主要表现为:医疗预防保健服务行为,药品和医疗器械、食品、化妆品、保健品等物的卫生质量,医药知识产权等智力成果。

三、医学法律关系的产生、变更和消灭

要使医学法律规范所规定的权利义务关系成为具体、实际的权利义务关系,必须有医学法律规范所规定的某种法律事实的出现。所谓法律事实,是指被法律规范所规定的能导致法律后果即引起法律关系产生、变更、消灭的客观情况。它的基本构成条件有两个,一是由法律规定;二是能够引起法律后果。只有同时具备了这两个条件的客观现象,才能成为法律事实。

法律事实是多种多样的,可以根据不同的划分标准进行分类。如果依据它是否以权利主体的意志为转移来划分,法律事实可以分为行为和事件。

(一)行为

行为是与权利主体的意志有关的能够引起法律后果的人的活动。它是人们有意识地自觉活动的结果,它是最重要的法律事实。绝大多数的法律关系的产生、变更、消灭都是由主体的行为引起的。它分为积极的作为和消极的不作为两类。例如,当事人依据医学法的规定或授权,为保证自己的权利的享有或履行自己的职责,向对方做出具有积极意义的行为,从而引起医学法律关系的产生、变更或消灭;又如,当事人不履行义务或未能正确行使职责,给对方造成一定损失或权利未能实现,从而因这种消极的不作为而引起医学法律关系的产生、变更以至消灭。

(二)事件

事件是指不以权利主体意志为转移但能引起法律后果的客观现象。与行为相比,这类事件并不多见,它也分为两类:一类是自然事件,如病人因非医疗因素死亡而终止了医患法律关系;另一类是社会事件,如卫生政策的重大调整,医学法律的重大修改,司法机关和行政执法机关对案件的司法判决和行政决定,这些都在当事人主观意志之外,但都可能导致医学法律关系的产生、变更或消灭。

第五节　医学法律责任

一、医学法律责任的概念

医学法律责任是指对违反医学法规定的义务或侵犯公民法定权利的违法行为人，依法强制其承担的法定的不利后果。与其他部门法一样，根据违法行为的性质的不同，我国医学法律责任也分为民事责任、行政责任、刑事责任三种。

二、行政责任

（一）概念

医学法中的行政责任，是指行为人因违反医疗卫生法中有关卫生行政管理方面的法律法规，对公民健康造成一定危害，但尚未构成犯罪，所应承担的法律责任。

（二）主要特点

(1)依据医学行政法律法规而产生。

(2)追究行政责任的机关只能是国家行政机关、受国家行政机关委托的符合条件的组织或国家法律法规授权的组织。

（三）主要形式

(1)行政处罚。主要有警告、罚款、没收违法所得、没收非法财物、责令停产停业、暂扣或吊销有关许可证等。

(2)行政处分。这是行政机关或企事业单位依据行政隶属关系，对违反卫生行政管理秩序的失职人员给予的行政制裁。主要有警告、记过、记大过、降级、降职、撤职、开除留用察看、开除八种。

三、民事责任

（一）概念

医学法中的民事责任，是指医疗机构和医务工作人员或从事与医药卫生事业有关的机构违反医药卫生法律的规定，侵害公民的健康权利或侵害公民、法人及其他组织的合法权益时，应对受害人承担的损害赔偿责任。

（二）主要特点

由于民事法律关系当事人的法律地位是平等的，决定了医学民事责任的主要特点是：

(1)它是对受害人承担的弥补受害人损失的一种责任。它具有补偿性质，而行政责任和刑事责任却具有惩罚性质。

(2)主要是一种财产责任。它是以经济赔偿为主要形式的责任，如因医疗事故造成患者人身损害的，医疗单位需承担医疗费、误工费、生活补助费、精神损害抚慰金等赔偿，这都是财产责任。当然，民事责任也包括某些非财产责任，如医务人员泄露患者隐私，使患者名誉受到侵害，医疗单位承担赔礼道歉、恢复名誉、消除影响，这就是非财产责任。

(3)追究责任可以由当事人协商解决。这也是民事责任区别于其他两种法律责任的一个重要特征。

(三)主要形式

根据民法通则规定的民事责任承当方式，承担医学民事法律责任的形式主要有：停止侵害；消除危险；恢复原状；赔偿损失；消除影响、恢复名誉；赔礼道歉等。2000年，又新增了精神损害抚慰金。

四、刑事责任

(一)概念

医学法中的刑事责任是指行为人因实施了刑法在医药卫生方面所禁止的行为，构成了犯罪，所必须承担的法律后果。

(二)主要特点

医学刑事责任与其他两种法律责任相比，它的主要特点有：

(1)具有法定性。根据刑法"罪刑法定"原则，刑事责任只能依据刑法规定的罪名、刑罚来追究。法无明文规定不为罪，法无明文规定不处罚。

(2)行为必须构成犯罪。某一行为只有同时具备犯罪客体、犯罪客观方面、犯罪主体、犯罪主观方面这四个方面的构成要件，才能成立一种犯罪。

(3)具有不可转移性。只能由犯罪主体自己承担。而民事责任的承担主体却是可以转移、发生变化的。

(4)只能由国家司法机关依据刑事诉讼法规定的程序予以追究。其他任何人(公民或法人、社会团体)都无权追究。

(5)它是最为严厉的一种医学法律责任。它是通过对犯罪分子的某种权益如财产权、人身自由的损害甚至剥夺其生命权利来实现的，其原因在于犯罪行为是社会危害性最大的一种违法行为。

(三)主要形式(刑罚)

(1)主刑。管制、拘役、有期徒刑、无期徒刑、死刑。

(2)附加刑。罚金、没收财产、剥夺政治权利、驱逐出境(仅对犯罪的外国人)。

第九章　医疗卫生技术人员管理法律制度

医疗卫生技术人员，是指受过高等或中等医药卫生专业教育或培训，掌握医药卫生知识，经卫生行政部门审查合格，从事医疗、预防、药剂、护理、医技、卫生技术管理等专业的技术人员。

医疗卫生技术人员管理，是指对医疗卫生技术人员进行的标准化科学管理。在法治国家，这种管理已完全纳入法制轨道。经过几十年的努力，目前我国有关医疗卫生技术人员管理的法律制度已基本确立。本节主要介绍《中华人民共和国执业医师法》(1998 年 6 月 26 日第九届全国人大常委会第三次会议通过，1999 年 5 月 1 日起施行，以下简称《执业医师法》)和《中华人民共和国护士管理办法》(1993 年 3 月 26 日卫生部发布，1994 年 1 月 1 日起施行，以下简称《护士管理办法》)的主要内容。

第一节　执业医师法

一、执业医师法的立法宗旨

执业医师法是规范医师执业活动的重要法律。

医师的职业是神圣的，因为医师从事的是救死扶伤的人道主义事业，是为患者勤恳服务的高尚工作；医师的职业也是责任重大的，因为医师的工作“人命关天”，担负着保护人的生命健康的重大职责。医师队伍的质量高低，涉及到亿万人民的身体健康。在依法治国的时代，应将医师工作纳入法制轨道。

《执业医师法》第一条开宗明义规定了立法宗旨：“为了加强医师队伍的建设，提高医师的职业道德和业务素质，维护医师的合法权益，保护人民健康”，国家制定了《执业医师法》，并颁布了与此相配套的法规规章，建立了符合我国国情的执业医师法律制度。

这些法律制度大体包括了医师资格考试和执业注册制度，执业医师的权利义务和执业规则制度以及考核培训制度。这些制度的建立，对提高医师队伍的素质，规范医师执业活动，保护医师的合法权益，最终达到保护人民健康都起到了积极的作用。这些制度也是与国际上通行的作法大体相同，是与国际接轨的，是我国医师管理工作向现代化迈进的体现。

二、医师资格考试制度

医师资格考试是国家实行执业准入控制的一种制度。通过国家统一考试取得执业资格，体现了国家认可性和通用性、公平性，是医疗质量管理的关键环节，也是国际上医师行业管理的普遍作法。

（一）医师资格考试对医师的基本要求

医师资格考试对执业医师的基本要求是：具有综合应用知识的能力、扎实的专业基础、基本的临床实践能力和执业医师的基本素质（即适应医学模式转变和以人为本、依法行医的理念；具备相应的预防、心理、伦理、法律等社会和人文科学知识）。

《执业医师法》规定医师资格考试分为执业医师资格考试和助理执业医师资格考试。

（二）参加考试的条件

《执业医师法》对参加考试人员的要求包括了学历、专业、资历、地点四个方面。

（1）执业医师资格考试条件。应具备：

①具有高等学校医学专业本科以上学历，在执业医师指导下，在医疗、预防、保健机构中试用期满一年。

在上述条件中，包括了四个方面的要求。学历方面：大学本科及以上；专业方面：医学专业；资历方面：在执业医师指导下试用期满一年；地点方面：在医疗、预防、保健机构中。

②取得执业助理医师执业证书后，具有高等学校医学专科学历，在医疗、预防、保健机构中工作满两年；或具有中等专业学校医学专业学历，在医疗、预防、保健机构中工作满五年。

（2）执业助理医师资格考试条件。具有高等学校医学专科学历或者中等专业学校医学专业学历，在执业医师指导下，在医疗、预防、保健机构中试用期满一年。

（3）传统医学师承医师资格考试条件。以师承方式学习传统医学满三年或者经多年实践医术确有专长的，经县级以上卫生行政部门确定的传统医学专业组织或者医疗、预防、保健机构考核合格并推荐。这一规定体现了国家对传统医学的特殊保护。

三、医师执业注册制度

《执业医师法》规定，国家实行医师执业注册制度。这是卫生行政部门对医师活动进行监督管理的一项重要制度。参加执业医师资格考试或者执业助理医师资格考试者，成绩合格，依法取得执业医师资格或执业助理医师资格后，还必须经过注册取得执业证书，才能执业。

取得医师资格的人，可以向所在地县级以上卫生行政部门申请注册，经审查准予注册后，取得由国务院卫生行政部门统一印制的医师执业证书。医师经注册后，要按照注册的执业地点（即该医师执业具体所在机构）、执业类别（即该医师在医疗、预防、保健这3类医务工作中所从事的种类）、执业范围（即该医师的具体诊疗科目）执业，从事相应的医务工作。如果注册后，要变更执业地点、执业类别或执业范围，必须到准予注册的卫生行政部门按规定办理变更注册手续。

申请者有下列情形之一的，不予注册：①不具有完全民事行为能力的；②因受刑事处罚，自刑罚执行完毕之日起至申请注册之日止不满两年的；③受吊销医师执业证书行政处罚，自处罚决定之日起至申请注册之日止不满两年的；④有国务院卫生行政部门规定不宜从事医疗、预防、保健业务的其他情形的。申请人对不予注册的决定有异议的，可以自收到不予注册的通知之日起15日内，依法申请复议或向人民法院提起诉讼。

对于经过注册，取得医师执业证书后又出现了不能或不宜从事医师业务的情况的（如医师死亡或被宣告失踪；受刑事处罚；受吊销医师执业证书行政处罚；依法律规定暂停执业活动期满，再次考核仍不合格；中止医师执业活动满二年等情况），准予其注册的卫生行政部门有注销注册、收回医师证书的权力。当事人如有异议，也有在法定期限内申请复议和提起诉讼的权利。

申请个体行医的执业医师，须经注册后在医疗、预防、保健机构中执业满五年，并按照国家有关规定办理审批手续；未经批准，不得行医。

四、执业医师的执业规则制度

（一）执业医师的权利

医师除享有一般公民权利之外，还享有因职业特点所决定的特定的权利。《执业医师法》作了如下规定：

（1）在注册的执业范围内，进行医学诊查、疾病调查、医学处置，出具相应的医学证明文件，选择合理的医疗、预防、保健方案；

（2）按照国务院卫生行政部门规定的标准，获得与本人执业活动相当的医疗设备基本条件；

（3）从事医学研究、学术交流，参加专业学术团体；

(4)参加专业培训，接受继续医学教育；

(5)在执业活动中，人格尊严、人身安全不受侵犯；

(6)获取工资报酬和津贴，享受国家规定的福利待遇；

(7)对所在机构的医疗、预防、保健工作和卫生行政部门的工作提出意见和建议，依法参与所在机构的民主管理。

(二)执业医师的义务

权利和义务总是相对应、相统一的，《执业医师法》规定了执业医师在执业活动中应享有的权利，也规定了执业医师在执业活动中必须履行的义务：

(1)遵守法律法规，遵守技术操作规范；

(2)树立敬业精神，遵守职业道德，履行医师职责，尽职尽责为患者服务；

(3)关心、爱护、尊重患者，保护患者的隐私；

(4)努力钻研业务，更新知识，提高专业技术水平；

(5)宣传卫生保健知识，对患者进行健康教育。

这里需特别指出的是：《执业医师法》规定的是医师的法定义务，而这些义务也是医师的道德义务，由此可以看出现代法律与道德的密切联系。医道之本在于对患者的关怀，医师理应是最具人文关怀的职业。《执业医师法》对医师义务的规定，正体现了国家对医师应关心、爱护人的生命，尊重人的人格和权利的强制性要求。

《执业医师法》规定，接受医学继续教育，努力学习钻研业务，既是医师的法定权利，也是医师的法定义务。医师职业的科学技术性决定了医师只有终身学习，才能终身就业。国家对医师的终身学习提出了强制性要求，同时，也对满足医师迫切要求继续学习的愿望给予了法律保障。

(三)医师执业规则

《执业医师法》对医师在执业活动中应当遵守的规则作了如下规定：

(1)医师实施医疗、预防、保健措施，签署有关医学证明文件，必须亲自诊查、调查，并按照规定及时填写医学文书，不得隐匿、伪造或者销毁医学文书及有关资料。

(2)医师不得出具与自己执业范围无关或者与执业类别不相符的医学证明文件。

(3)对急危患者，医师应当采取紧急措施进行诊治，不得拒绝急救处置。

(4)医师应当使用经国家有关部门批准使用的药品、消毒药剂和医疗器械。除正当诊断治疗外，不得使用麻醉药品、医疗用毒性药品、精神药品和放射性药品。

(5)医师应当如实向患者或者其家属介绍病情，但应当注意避免对患者产生不利后果。医师进行实验性临床医疗，应当经医院批准并征得患者本人或者其家属同意。

(6)医师不得利用职务之便，索取、非法收受患者财物或者牟取其他不正当利益。

(7)遇有自然灾害、传染病流行、突发重大伤亡事故及其他严重威胁人民生命健康的紧急情况时，医师应当服从县级以上人民政府卫生行政部门的调遣。

(8)医师发生医疗事故或者发现传染病疫情时,应当按照有关规定及时向所在机构或者卫生行政部门报告。发现患者涉嫌伤害事件或者非正常死亡时,应当按照有关规定向有关部门报告。

以上八条规则,都早已在国务院颁布的《医疗机构管理条例》等行政法规和卫生部制定的《全国医院工作条例》、《医院工作制度》、《医院工作人员职责》等一系列行政规章中规定了,但现在把它们统一提升到国家立法机关全国人民代表大会常务委员会制定的法律的高度,具有了更高的法律效力,每个执业医师都必须严格遵守。

五、执业医师考核培训制度

(一)考核

为了不断提高医师的业务水平和素质,《执业医师法》规定,由县级以上卫生行政部门委托的机构或组织,对医师的业务水平、工作成绩、职业道德三个方面进行定期考核。对考核不合格的医师,县级以上卫生行政部门可以责令其暂停执业3个月至6个月,并接受培训和继续医学教育。暂停期满,再次进行考核,对考核合格的,允许其继续执业;对考核不合格的,注销其注册,收回医师执业证书。医师考核工作,由县级以上人民政府卫生行政部门负责指导、检查和监督。

(二)奖励

为了肯定和鼓励对人民有突出贡献的医师,激励整个医疗行业,《执业医师法》规定,对在执业活动中医德高尚,事迹突出;在医学专业技术上有重大突破,做出显著贡献;在紧急情况时,抢救诊疗表现突出;在边远贫困少数民族地区条件艰苦的基层单位长期努力工作的医师,县级以上卫生行政部门应当给予表彰或者奖励。

(三)培训

由于医学发展日新月异,新的医疗方法、医疗技术不断被应用,新的药品不断研制开发出来,医师需要能够紧跟医学的发展,不断充实、提高医疗水平和业务素质。参加培训,接受继续医学教育,既是医师的权利,又是医师的应尽义务。《执业医师法》规定,县级以上卫生行政部门应当制定培训计划,对医师进行多种形式的以现代医学科学发展中的新理论、新知识、新技术、新方法为重点的培训和继续医学教育。

六、违反《执业医师法》的法律责任

(一)行政责任

承担行政责任主要有下列情形:

(1)以不正当手段取得医师执业证书的,由发给该证书的卫生行政部门予以吊销,对负有直接责任的主管人员和其他直接责任人员,依法给予行政处分。

(2)有违反医师的义务及医师的执业规则行为的,视情节轻重,由县级以上人民政府卫生行政部门给予警告或者责令暂停 6 个月以上 1 年以下执业活动，直至吊销执业证书。

(3)未经批准擅自开办医疗机构行医或非医师行医的，由县级以上卫生行政部门予以取缔，没收其违法所得及其药品、器械，并处 10 万元以下罚款；吊销医师的执业证书。

(4)医疗、预防、保健机构不履行报告职责，导致严重后果的，由县级以上人民政府卫生行政部门给予警告，并对该机构行政负责人给予行政处分。

(5)阻碍医师依法执业、侵犯医师人身权利、干扰医师正常工作生活的，依照治安管理处罚条例给予处罚。

(6)卫生行政部门和医疗、预防、保健机构的工作人员违反《执业医师法》有关规定，弄虚作假、玩忽职守、滥用职权、徇私舞弊，尚不构成犯罪的，由所在机构或者卫生行政部门依法给予行政处分。

(二)民事责任

上述行政责任所列第 3 种情形，如果给患者造成损害，医师要依法承担民事赔偿责任。

(三)刑事责任

上述行政责任所列第 2、3、5、6 种情形，如果构成犯罪的，依法追究刑事责任。

第二节　护士管理办法

护士在医疗、预防、保健、康复工作中起着重要作用，护理工作是医疗卫生工作的重要组成部分。为加强护士管理，提高护理质量，保障医疗和护理安全，保护护士的合法权益，卫生部制定了《护士管理办法》，明确规定国家发展护理事业，促进护理学科的发展。护士的劳动受全社会尊重，护士的执业权利受法律保护，任何单位和个人不得侵犯。

一、护士执业资格考试和注册

(一)护士执业资格考试

凡已获得普通中等卫生(护士)学校护理专业文凭、欲申请护士执业者，首先必须通过卫生部统一执业考试。已获得高等医学院校护理专业以上毕业文凭者，以及获得经省级以上卫生行政部门确认免考资格的普通中等卫生(护士)学校护理专业文凭者，可以免于执业资格考试。

执业考试合格者以及法定免试者，由省、自治区、直辖市卫生行政部门发给由卫生部监制的《中华人民共和国护士执业证书》，护士执业考试每年举行一次。

(二)护士执业注册

未经护士执业注册者不得从事护士工作。获得护士执业证书者,方可申请执业注册。申请首次护士注册者应向注册机关即执业所在地的县级卫生行政部门递交注册申请表及有关证明文件。注册机关审核合格的,予以注册。

申请者有下列情形之一的,不予注册:①服刑期间;②因健康原因不能或不宜执行护理业务;③违反《护士管理办法》被中止或取消注册;④其他不宜从事护士工作的。

护士注册的有效期为 2 年。中断注册 5 年以上者,须按规定参加临床实践 3 个月,向注册机关提交有关证明,方可办理再次注册。

二、护士执业规则

(1)正确执行医嘱,观察病人的身心状态,对病人进行科学护理。遇紧急情况及时通知医生并配合抢救,医生不在场时,应采取力所能及的急救措施。

(2)承担预防保健工作,宣传防病治病知识,进行康复指导,开展健康教育,提供卫生咨询。

(3)遵守职业道德和医疗护理工作的规章制度及技术规范。

(4)除法律另有规定外,不得泄露在执业中得悉的就医者的隐私。

(5)当发生自然灾害、传染病流行、重大伤亡事故及其他严重威胁人民生命健康的紧急情况时,必须服从卫生行政部门的调遣,参加医疗救护和预防保健工作。

三、罚则

未经执业注册从事护士工作的,由卫生行政部门予以取缔;非法取得护士执业证书的,由卫生行政部门予以缴销;护士执业违反护士管理办法有关规定的,由卫生行政部门视情节予以警告、责令改正、中止注册、取消注册等行政处罚。

对于非法阻挠护士依法执业或侵犯护士人身权利的,由公安机关予以治安行政处罚;情节严重、触犯刑律的,由司法机关依法追究刑事责任。

第十章 医疗事故处理法律制度

医疗事故，是关系到患者生命健康的重大问题。对医疗事故的处理，涉及到保护患者和医疗机构及其医务人员双方的合法权益，甚至还影响到医学科学的发展，是社会各界都很关注的热点问题之一。

1987 年 6 月 29 日，国务院发布了《医疗事故处理办法》(以下简称《办法》)。在当时的历史条件下，对医疗纠纷的处理、维护医患双方合法权益和社会稳定起到了积极的作用。随着我国经济和社会发展，社会主义市场经济体制的建立，人民群众的法制观念和权利意识不断增强，《办法》已越来越不适应新形势的需要。经过数年的努力(总结经验教训、调查研究、广泛征求意见、反复研讨、数易草案稿)，国务院于 2002 年 4 月 4 日公布了《医疗事故处理条例》(以下简称《条例》)，自 2002 年 9 月 1 日起施行。这是在新形势下，国家规范医疗服务行业，科学、公正、妥善处理医疗事故，维护医患双方合法权益，保障医疗安全，促进医学科学的发展的重要法规。

第一节 《医疗事故处理条例》概述

一、《条例》的立法宗旨

所谓立法宗旨，即立法目的。回答“为什么要立这部法律或法规”这个问题，它是一部法律或法规的出发点和立足点，《条例》第一条就回答了这个问题。制定《条例》的目的主要体现在以下几个方面：

(一)正确处理医疗事故

这是制定《条例》的首要目的，是卫生行政部门、人民法院处理医疗事故所追求的最终目的，也是最高要求。

发生医疗事故是谁都不愿意遇到的事情，但是如果发生了，我们就不能不面对现实，慎重、恰当地正确处理。只有正确处理，才能有利于保护医患双方的合法权益，有利于社会的稳定。

所谓“正确处理”，包括了对发生的医疗事故本身的情况有全面、正确的了解；对发生的医疗事故的原因及责任有正确的判断；解决医患双方的纠纷正确、妥善、合法，涉及赔偿的，合理适度；对发生医疗事故的医院及有关医务人员做出的行政处理也要依法、适当。

(二)保护医患双方的合法权益

在医患关系中，医方主要包括医疗机构和医务人员；患方则包括患者及其亲属。对于医患双方的合法权益，都要得到法律保护，不能有所偏废，或者重此轻彼。《条例》是通过完善各项制度、措施，来达到保护医患双方的合法权益的目的的。

根据医疗事故处理的实践，一般来讲，患者处于“弱势”，更需要法律的帮助。《条例》明文规定了医疗事故的赔偿标准；规定了医疗机构、鉴定组织的义务，并加大了行政机关的责任，这些都充分体现了对患者的法律援助。

(三)维护医疗秩序，保障医疗安全

良好的医疗秩序和就医环境，需要靠大家共同努力来创造和维护。尤其是在发生医疗事故争议时，各方面都应当冷静，依法妥善处理，不能扰乱正常的医疗秩序，妨碍医务人员工作，影响其他患者就诊。同时，医院应当采取措施，保障医疗安全，尽最大努力避免发生医疗事故，尽可能减少患者的病痛。

(四)促进医学科学的发展

医学科学作为独立的一门科学，有其自身的特点：一是医学还没有成为一门真正的精密科学；二是医学具有强烈的人文色彩；三是医学现仍然处于经验科学阶段(尽管目前它的发展日新月异)；四是医学具有很强的实践性，每一种有效的防治疾病的方法都需要在实践中反复探索和验证。医学的这些特点，决定了我们应当用科学的、实事求是的态度来看待医学和医疗活动，不能对医学期望过高，不能认为，医生就能包治百病，在医院就诊出现了人身损害的后果，就一定是医疗事故。否则，可能造成医务人员畏手畏脚，不敢实践，无法积累经验，势必阻碍医学科学的发展，最终损害广大患者的根本利益。因此，把促进医学科学的发展定为《条例》的立法宗旨是十分必要的。《条例》第 33 条明确规定了不属于医疗事故的情形，就体现了这一点。

二、医疗事故的概念

(一)医疗事故的概念

《条例》第二条对医疗事故作了明确界定：“是指医疗机构及其医务人员在医疗活动中，违反医疗卫生管理法律、行政法规、部门规章和诊疗护理规范、常规，过失造成患者人身损害的事故。”这与 1987 年《医疗事故处理办法》对“医疗事故”的规定有较大的不同。

(二)医疗事故的构成要件

所谓“构成要件”,是指构成一事物的必要条件,这些条件缺一不可,缺少了其中任一条件,都不能构成该事物。从“医疗事故”的概念,我们分析它的构成要件,至少包括以下几方面内容:

(1)主体是医疗机构及其医务人员。“医疗机构”,是指按照国务院 1994 年 2 月发布的《医疗机构管理条例》取得《医疗机构执业许可证》的机构。“医务人员”是指依法取得执业资格的在医疗机构执业的医疗卫生专业技术人员。

“医疗事故”的主体必须是依法取得执业许可或执业资格的医疗机构及其医务人员。这就意味着,未取得《医疗机构执业许可证》的单位或组织,未取得执业医师或护士资格的人,他们只能是非法行医的主体,他们的行为如果造成患者人身损害,不能构成医疗事故,只能以一般伤害追究其法律责任。

(2)行为的违法性。主体行为的违法性,是指医疗主体在医疗活动中,违反了医疗卫生管理法律、行政法规、部门规章和诊疗护理规范、常规。这是导致发生医疗事故的直接原因。

“在医疗活动中”,是指医疗事故必须是发生在医疗主体在其合法的医疗活动中。这意味着,如果有资格的医疗主体不是在其合法的医疗活动中造成人身损害(例如,执业医师不是在其注册的执业地点、执业类别、执业范围内从事医疗活动),那么,这就不能构成医疗事故,也只能以一般过失伤害追究其法律责任。

“医疗卫生管理法律、行政法规、部门规章”,我们在第八章第三节中有过解释和说明。

“诊疗护理规范、常规”,通常分为广义和狭义两种。广义的是指卫生行政部门以及全国性行业协(学)会基于维护公民健康权利的原则,在总结以往科学和技术成果的基础上,针对本行业的特点,制定的各种标准、规程、规范、制度的总称。它们具有技术性、规定性、可操作性,医务人员在执业活动中必须严格遵守,认真执行。如《临床输血技术规范》、《医院感染诊断标准》等。

狭义的“诊疗护理规范、常规”是指医疗机构制定的本机构医务人员进行医疗、护理、检验、医技诊断治疗及医用物品供应等各项工作应遵循的工作方法、步骤。它们涵盖了临床医学二、三级专业学科和临床诊疗辅助专业,包括从临床的一般性问题到专科性疾病,从病因诊断到护理治疗,从常用的诊疗技术到高新诊疗技术等内容。随着现代医学技术的进步与发展,新技术、新项目不断涌现,各种诊疗仪器设备不断更新,医疗机构还会根据不断变化的新形势,及时修订或制定新的诊疗护理规范、常规。

应该说,是否违反了医疗卫生管理法律、行政法规、部门规章和诊疗护理规范、常规,这是判断是否是医疗事故的最好标准。

(3)过失造成患者人身损害。这是违法行为的后果。“过失”,是指行为人行为时的主观心理不是故意伤害患者，即行为人在行为时，决不希望或追求损害结果发生，但由于自己的行为违法，造成了人身损害结果。如果没有人身损害后果，肯定不是医疗事故。这是判断是否医疗事故的至关重要的一点。

(4)过失行为和后果之间存在因果关系。这是判定是否属于医疗事故的一个重要方面。在某些时候，虽然医务人员存在过失行为，并且也的确有损害后果存在，但是，这样的损害后果与过失行为之间并没有因果关系，就不能判定为医疗事故。这种因果关系的判定，还关系到追究医疗机构和医务人员的责任，确定对患者的具体赔偿数额等。

任何一个医疗事故都必须同时具备以上 4 个条件。对这 4 个条件的分析，可以帮助我们进一步地认识什么是医疗事故。

(三)不属于医疗事故的情形

由于人体的特异性和复杂性及其难以完全预测，以及人们对许多疾病的发生原理尚未认识，因而尽管现代医学科学有了飞速发展，它的诊疗技术仍不可能达到手到百病除的境界。有时，医务人员在诊疗护理过程中忠于职守，竭尽全力，没有任何过失，但由于其他原因仍然使患者遭受了比较严重的不良后果，这就不能定为医疗事故，不能由医疗机构和医护人员承担法律责任。《条例》第 33 条规定了以下不属于医疗事故的几种情形，即免责条款。

(1)在紧急情况下为抢救垂危患者生命而采取紧急医学措施造成不良后果的。

(2)在医疗活动中由于患者病情异常或者患者体质特殊而发生医疗意外的。

(3)在现有医学科学技术条件下，发生无法预料或者不能防范的不良后果的。

上述第 2、3 项的主要特征是：①在诊疗护理工作中，发生了不良后果；②不良后果的发生，是医护人员和现代医学科学技术难以预料和防范的，是由于患者自身体质变化和特殊病种结合在一起突然发生的。因而，医护人员主观上不存在过失，不属于医疗事故。

(4)无过错输血感染造成不良后果的。无过错输血，是指医务人员在给患者提供血源时，按照供血的有关规定进行查验，输血操作无误。如果在这种情况下，输血后患者仍出现了不良后果，则医务人员免责。

(5)因患方原因延误诊疗导致不良后果的。所谓“患方原因”，是指患者(出于某种动机和目的)未真实反映病状，不遵医嘱，不接受医护人员的合理治疗措施或私自服药等不配合医疗的行为。由于这样的原因导致不良后果，当然不属于医疗事故。

(6)因不可抗力造成不良后果的。这是指疾病的自然转归和并发症(发生在原有疾病之上的病症)等能够预见不良后果的发生但却不能避免和防范其发生的情况，它不以人的主观意志为转移。这种不良后果的发生与医护人员是否存在医疗过失无直接的因果关系，因而不属于医疗事故。一般情况下事前医护人员会把对不良后果的预见向病人及其家属说明，使其有一定心理准备，这样既可以得到患者及其家属的主动配合，也会大大减少医疗纠纷。

上述6种情形都因为缺少医疗事故构成要件中的一条或几条（如医务人员无违法行为，无过失，或过失行为与不良后果之间不存在因果关系），因而不属于医疗事故，医护人员免责。这又从反面帮助我们更进一步认识什么是医疗事故。

（四）医疗事故的分级

根据对患者人身造成的损害程度，医疗事故分为四级。

一级医疗事故：造成患者死亡、重度残疾的；

二级医疗事故：造成患者中度残疾、器官组织损伤导致严重功能障碍的；

三级医疗事故：造成患者轻度残疾，器官组织损伤导致一般功能障碍的；

四级医疗事故：造成患者明显人身损害的其他后果的。

医疗事故的分级直接涉及对患者的赔偿，涉及卫生行政部门对医疗事故的行政处理和监督，也涉及到各级卫生行政部门之间的事权划分。因此，医疗事故的分级是正确、公平、公正处理医疗事故的关键之一。

由于医疗事故等级的划分是一项科学性、技术性很强的工作，同时，它又与当事人的权益密切相连，因此，它的划分标准只能是由权威部门制定的国家统一标准。《条例》规定，由国务院卫生行政部门制定具体划分标准。

三、处理医疗事故的基本原则

所谓基本原则，指的是在处理医疗事故的过程中，必须始终遵循的基本准绳，必须始终体现出的基本精神，它对于正确处理医疗事故具有指导意义。

由于医患关系在本质上属于民事法律关系，所以处理医疗事故时，应当遵循民法的基本原则，如当事人在民事活动中的地位平等；保护公民、法人合法的民事权益；诚实信用原则等。但医患关系毕竟是一种特殊的民事法律关系，因而处理医疗事故时又有需特别强调的原则。

（一）公开、公平、公正地解决医疗事故争议，切实保障医患双方的合法权益

就公开、公平、公正三者而言，公开是公平、公正的保障；公平是正义的基本体现，是法制与道德的有机结合，是社会稳定发展的基础；公正是法制社会的灵魂，是公平适用法律的必然结果。

(1)公平。表现在：

①医患双方在处理事故过程中的地位平等。

②权利与义务统一，如果法律赋予一方有特定的权利，这一方必定要履行特定的义务。如《条例》赋予了医疗机构以特定的资料保管权，同时就规定了医疗机构如无正当理由依法如实提供相关材料，导致医疗事故技术鉴定不能进行的，则应当承担医疗事故责任。

③适用法律公平。即针对同一个争议事实对医患双方必须适用相同的法律规范。

(2)公正。体现在：

①程序上的公正。这是保证实体公正的前提。在医疗事故处理中，程序公正具有特殊意义。例如，医疗事故技术鉴定是处理医疗事故的关键，《条例》中有建立医疗事故技术鉴定专家库以及随机抽取鉴定专家等程序规定，就是为达到公正鉴定进而公正处理的目的。

②实体上的公正。一方面，证据适用公正，在处理医疗事故争议时，必须按照法律法规的规定收集证据；另一方面，法律适用公正。

(3)公开。体现在：

①所有要求人们遵守的行为规范必须是向所有人公开的。内部规定、文件不能作为司法机关判案和行政机关执法的依据。

②在处理争议时，采取公开方式。即程序公开、证据内容公开、适用法律公开。

③公开可以使争议的处理处于社会监督之下，杜绝暗箱操作。

(二)及时、便民，尽可能降低当事人的负担

处理医疗事故，既要考虑维护当事人的合法权益，也要考虑实施成本。因为如果实施成本很大，则意味着当事人的负担重，必然导致当事人的合法权益在另一方面受到损失。要尽量避免当事人合法权益的隐形损害，及时、便民便成为处理医疗事故争议的一条原则。

例如，《条例》将医疗事故争议的受理部门确定为县级，减轻了当事人申请事故处理的路途之苦，减少了交通、食宿的费用支出；将医疗事故的处理部门定在县市两级，既便于处理部门调查取证，也方便当事人陈述自己的理由，有利于在第一时间、第一地点将争议处理、解决。这些规定都体现了及时、方便原则。

(三)坚持实事求是的科学态度，做到事实清楚、定性准确、责任明确、处理恰当

医疗事故争议是由于医疗行为而产生的，医学具有自身的科学体系与理论，对待科学必须要有客观、公正的态度与认识。而客观、公正的基础就在于实事求是。只有一切从客观存在的事实出发，将争议的事实搞清楚，才能准确定性，正确区分医疗风险与医疗过失，区分医务人员的责任与药物及医疗器械质量责任，区分医疗行为对损害后果应当承担的责任程度，进而才能作到责任明确，恰当处理医疗事故争议。因此，坚持实事求是的科学态度，是做好医疗事故处理工作的重中之重。否则，公开、公平、公正也无从谈起。

第二节　医疗事故的预防与处置

医疗事故的预防是降低医疗风险，防范医疗事故，避免医疗纠纷的有效手段；而医疗事故的处置则是化解医疗纠纷、减轻医疗事故损害的有效手段。

一、医疗事故的预防

能防患于未然，减少医疗事故的发生率，甚至根本不发生医疗事故，这是所有医疗机构及医务人员的愿望。《条例》在这方面做了一系列的规定，体现了医学法"预防为主"的基本原则。

（一）加强对医务人员的教育培训，增强责任心和守法意识，提高技术水平

这是防范医疗事故的首要工作。凡医疗事故，大都源于医务人员的"一念之差"（差的是责任心）和"一技之差"（差的是技术水平）。要克服这两"差"，《条例》要求医疗机构应该对其医务人员进行如下培训和教育：

（1）医疗卫生管理法律、法规、规章的教育和培训。在医务人员中进行普法教育，提高他们学法、懂法、守法的法律意识，严格依法执业，在保证患者合法权益的同时，也依法保护自身的合法权益。

（2）诊疗护理规范和常规的教育和培训。很多医疗事故，并不在高精尖的技术上，而是出在最基本的规范或常规上。随着医学科学的发展和医学实践的丰富，新项目、新技术不断涌现，新的仪器设备和药品不断被研制开发出来，诊疗护理规范、常规也不断地被修订、完善。因此，医疗机构必须通过各种形式（包括学术会议、学术讲座、专题讨论会、专题讲习班、专题调研、案例分析讨论会、临床病历讨论会、技术操作示教、短期培训、脱产培训、自学等形式）对医务人员不断进行岗位培训，提高学历教育和继续教育，使医务人员能够紧跟医学科学的发展，不断充实、提高医疗技术水平和业务能力。

（3）医疗服务职业道德教育。实践证明，医务人员的医疗过失行为几乎都与缺乏职业道德有关。因此，按照《公民道德建设实施纲要》的要求对医务人员进行道德教育，普及道德知识和道德规范，帮助他们加强道德修养，应在医疗机构成为一种制度。尊重人、关心人、爱护人的人道主义精神应是所有医疗机构高扬的旗帜，"以人为本，全心全意为患者"的服务理念，应是深入每个医务人员内心的要求。

（二）加强对医疗服务工作的日常监督管理

提高医疗质量，保证医疗安全，是医疗机构各项工作的立足点和出发点，也是医疗机构提高竞争力、实现可持续性发展的根本保证。医疗机构为保障医疗安全，有效地防范医疗事故的发生，除了加强对医务人员的教育培训外，还应加强对医务人员的医疗服务工作的日常监督管理工作。

设置单独的医疗服务质量监控部门（如条件不具备，应配备专职或兼职人员）负责服务质量监控工作。他们的主要职责是：制定质量监控工作计划和制度；建立质量监控指标体系和评价方法；医疗服务质量日常监控，定期不定期检查、考核、评价，提出改进措施和合理化建议，促进医疗质量提高；接待患者来访或投诉，提供医疗事故处理程序等有关知识的咨询服务；负责医疗事故或医疗纠纷的处理工作。

(三)按照法定要求,书写并妥善保管病历资料

病历是医疗活动信息的主要载体,在现代医院管理中,它不仅是医疗、教学、科研的第一手资料,也是医疗质量、技术水平、管理水平综合评价的依据。在医疗事故技术鉴定中,它是记录医疗行为和医疗过程的重要文书。因此,必须保证病历内容客观、真实、完整,并得到妥善保管。

卫生部对病案的书写规范和管理工作有明确要求。例如,病历内容要真实完整,重点突出,条理清晰,有逻辑性、科学性,使用医学术语,文字通顺简炼、字迹清晰,无错别字、自造字及非国际通用的中英文缩写,涉及的数字要使用阿拉伯数字,重点内容以不同颜色书写或标记,内容不得随意涂改。医疗机构设置专门部门、配备专职人员负责病历资料的收集、整理、分类、质量检查、统计分析、检索、保管等工作,并建立相应的保管、统计、借阅制度。

门诊病历应在患者每一次就诊的同时即时书写。急诊病历如因抢救病人未能及时书写的,应在抢救结束后 6 小时内据实补记,并注明抢救完成时间和补记时间。住院病历中入院记录应在患者入院 24 小时内完成,首次病程记录和术后首次病程记录要及时完成。

病历资料可分为客观性和主观性两大类。客观性病历资料是指记录患者的症状、体征、病史、辅助检查结果、医嘱等客观情况的资料和为患者进行手术、特殊检查及其他特殊治疗时向患者交代情况、患者及其亲属签字的医学文书资料。主观性病历资料是指在医疗活动中医务人员通过对患者病情发展、治疗过程进行观察、分析、讨论并提出诊治意见等而记录的资料,多反映医务人员对患者疾病及其诊治情况的主观认识。客观性病历资料,患者可以复印或复制,医疗机构应为其提供这方面的服务(可以收取工本费),并在复印或复制的资料上加盖证明印记,复印或复制时,患者应在场。主观性病历资料在发生医疗事故争议时,可以由医疗机构提交医疗事故技术鉴定组。

由于在医疗事故争议中,病历是医患双方关注的焦点和认定责任的重要依据,因此,《条例》规定,无论是医疗机构还是患者,都严禁涂改、伪造、隐匿、销毁或抢夺病历资料,违反者要承担相应的法律责任。

(四)履行对患者的告知义务

患者对其疾病以及疾病的诊断、治疗具有知情同意权。与此相对应的,就是医疗机构和医务人员应履行告知的义务。在实践中,有许多医疗事故争议正是由于医务人员未履行该义务而引起的。

医务人员履行告知义务,在某些情况下要注意选择适当的时机或方式,以避免对患者的治疗和康复产生不良影响。还要讲究语言艺术和效果,注意说话方式和态度,切忌说不负责任或不确定的话。

(五)制定防范、处理医疗事故的预案

预案,是指事前制定的一系列应急反应程序,明确应急机制中各部门及其人员的组成、具体职责、工作措施及相互之间的协调关系,在其针对的事情出现时启动。

制定切实可行的医疗事故应急预案,已是《条例》规定的法定要求。它包括防范医疗事故预案和处理医疗事故预案。

在防范医疗事故预案中,要明确领导机构和承担具体工作的相关部门,分别明确工作职责和范围,针对容易引起医疗事故的医疗质量、医疗技术水平、服务态度等因素制定各项预防措施,各部门各司其职,互相协调和配合,共同承担防范医疗事故发生的工作职责;还要将防范工作纳入医疗机构目标管理,常抓不懈;对手术、门诊质量和易发生医疗事故的科室进行重点管理,建立医疗质量考核评价制度。

在处理医疗事故预案中,也要明确领导机构和承担具体工作的相关部门,明确事故发生后各部门的职责和应采取的措施。

二、医疗事故的处置

医疗机构在发生医疗事故或医疗事故争议时必须采取如下的措施。

(一)报告

(1)内部报告。在发生或者发现医疗事故、可能引起医疗事故的医疗过失行为或者发生医疗事故争议时,医务人员应立即向所在科室负责人报告;科室负责人应及时向本单位负责医疗服务质量监控部门或专(兼)职人员报告;负责医疗服务质量监控部门或专(兼)职人员接到报告后,应立即进行调查、核实,向本医疗机构的负责人报告。

(2)向卫生行政部门报告。发生医疗事故后,医疗机构应向其所在地的县级卫生行政部门报告。这便于卫生行政部门及时掌握辖区内医疗事故发生的情况,及时调查取证,判定是否属于医疗事故和相应责任,及时对医疗事故争议做出处理;也便于卫生行政部门发现问题,提出改进措施,对辖区内其他医疗机构起到警戒和借鉴作用。

发生下列重大医疗过失行为的:①导致患者死亡或者可能为二级以上的医疗事故;②导致 3 人以上人身损害后果;③卫生部或省、自治区、直辖市卫生行政部门规定的其他情形,由于这些情况引发的医疗事故争议影响大,处理难度高,因此,医疗机构应在 12 小时内向卫生行政部门报告,便于卫生行政部门及时了解、掌握情况,妥善处理争议。

(二)封存病历资料和现场实物

病历资料尤其是主观性病历资料在医疗事故鉴定中对于判定是否属于医疗事故以及责任程度具有重要作用。为防止病历资料被修改,保证原始资料的真实性及可信度,在发生医疗事故争议时,有必要将病历资料封存。《条例》规定,应当在医患双方在场的情况下封存的资料有：死亡病历讨论记录、疑难病例讨论记录、上级医师查房记录、会诊意见、病程记录。

疑似输液、输血、注射、药物等引起不良后果的，在医患双方共同在场的情况下，应对现场实物（如输液器、注射器、残存的药液、血液、药物及服药使用的器皿）进行封存，同时需要封存的还有同批同类物品。

封存的资料和实物均由医疗机构保管。在启封时，也必须有双方当事人在场（当事人应具有完全民事行为能力，均在两人以上）。

（三）尸检

患者死亡，医患双方当事人不能确定死因或对死因有异议的，应当在患者死亡后48小时内进行尸检。尸检对查明死因、明确责任、维护合法权益、促进医学科学发展都具有十分重要的意义。医患双方均应当及时提出尸检的要求，否则，无论哪一方拒绝或拖延尸检，影响对死因的正确判定，责任将由拒绝或拖延的一方承担。

（四）立即采取有效措施，防止损害扩大，并做好解释通报工作

在向上级报告的同时，科室负责人要组织最强的技术力量，及时采取积极有效的措施，防止损害后果的扩大，尽可能减少给患者造成的损失，同时还要向患者做好耐心细致的解释说明工作，并告知医疗事故处理的程序。

医疗机构负责人应根据医疗服务质量监控部门或专（兼）职人员的报告，提出初步处理意见，并向患者通报、解释，如通报对事件调查的情况、得出的初步结论和处理意见等，同时向患者解释事件发生的原因、已经采取的补救措施，以及将会对患者造成的影响等。总之，医疗机构要尽量积极、慎重、妥善地处理，把损害降到最小，维护医疗秩序，缓和矛盾。

第三节　医疗事故的技术鉴定

医疗事故的技术鉴定，是指专门机构按照一定程序对发生的医疗事故或事件争议，通过调查研究、确认事实、分析原因、判定性质并做出是否是医疗事故的科学结论的一项技术审定活动。当前，建立一个科学、完善、认同性高的医疗事故技术鉴定体制，是社会各界迫切的要求和关注的焦点。《条例》在这个问题上借鉴了国内外的有益经验，对1987年《办法》作了较大的改动与充实，力求使其更适合我国国情，更能维护医患双方的最大利益，更有益于医疗事故的公正处理，更具有可行性和操作性。

一、医疗事故技术鉴定机构及其组成人员

（一）医疗事故技术鉴定机构

《条例》规定，医疗事故技术鉴定工作由医学会负责。这里的"医学会"是指由

医学科学工作人员、医疗技术人员等中国公民，医学科研组织、医疗机构等单位自愿组成，为实现会员共同意愿，按照其章程开展活动的非营利性医学社会组织。它是独立存在的社会团体法人，与任何机关和组织都不存在管理上的、经济上的、责任上的必然联系和利害关系，因而体现了医疗事故技术鉴定的专业性、中介性。

设区的市级地方医学会和省、自治区、直辖市直接管辖的县(市)地方医学会负责组织首次医疗事故技术鉴定工作。省、自治区、直辖市地方医学会负责组织再次鉴定工作。中华医学会在受到国务院卫生行政部门或省一级人民政府卫生行政部门或高级人民法院的委托时，可以组织疑难、复杂并在全国有重大影响的医疗事故争议的技术鉴定工作。

(二)医疗事故技术鉴定专家库

医学会要承担起负责医疗事故技术鉴定工作，首先必须依法建立“鉴定专家库”。专家库是一个庞大的、由高级的医学及相关学科的专家聚集而成的智囊团和储备库，采取随机抽取的方式确定鉴定组成员，这些都能更好地保证医疗事故的技术鉴定在程序上做到公正与公开。

进入鉴定专家库的人员必须符合法定条件：

(1)必须是依法取得相应执业资格的医疗卫生专业技术人员。

(2)必须有良好的业务素质。即必须熟悉医疗卫生管理法律、行政法规、部门规章、诊疗护理技术规范、常规，具有较深厚扎实的专业理论知识，娴熟的临床技术技能，在理论与实践上均有较深造诣、较强的分析能力和判断能力；在学术界或本专业范围内具有一定知名度、影响力和权威性。这可以说是承担医疗事故鉴定工作的基础条件，是鉴定人本身具有的无可替代的内在功底，无此条件就无法保证鉴定结论的科学性。

(3)必须有良好的执业品德。这是实现鉴定结论公正性的保证。参加鉴定工作的专家要能够办事公道，秉公鉴定，在感情上对争议双方当事人不偏不倚，不被任何一方的权势与利益所诱惑，尊重事实，尊重科学，认真负责地提出自己的鉴定意见，在本职工作中具有良好的执业记录与社会评价。

(4)必须具有一定的资历和工作经验。临床医学是一门经验科学，需要一定时期的学习、实践和积累。医学科学技术正飞速发展，知识正不断更新，更需要不断学习与实践，否则难以知道和掌握新的信息与技术，难以胜任鉴定工作。因此，要求进入专家库的人员担任相应高级技术职务的时间必须在3年以上。

医学会还可以聘请有良好的业务素质和执业品德并具备高级技术任职资格的法医进入专家库。

医疗事故技术鉴定专家库，不受行政区域限制。这可以克服各个地区可能存在的技术能力的局限性，保证不同地区的专家库的实际鉴定能力和权威性，提高社会对医疗事故技术鉴定结论的信任程度。

二、医疗事故技术鉴定规则

(一)鉴定程序

(1)启动。启动医疗事故技术鉴定程序的方式有两种:一是卫生行政部门接到医疗机构发生重大医疗过失行为的报告或医疗事故争议当事人要求处理争议的申请后,对需要进行医疗事故技术鉴定的,由卫生行政部门移交医学会组织专家鉴定组鉴定;二是医患双方协商解决医疗事故争议,需要进行医疗事故技术鉴定的,由双方当事人共同委托医学会组织专家鉴定组鉴定。

(2)组织专家鉴定组。专家鉴定组至少由3人组成,成员由医患双方在医学会主持下从鉴定专家库中随机抽取。随机抽取并不是任意抽取,由于专家库中的专家已按医学专业分成若干专业组,所以医患双方应当根据鉴定案件的医学专业需要,在有关的专业学科组中分别随机抽取专家。在特殊情况下,医学会还可以组织医患双方在本地区以外的专家库中随机抽取相关专业的专家参加鉴定或函件咨询。涉及死因、伤残等级鉴定的,还应当从专家库中随机抽取法医参加专家鉴定组。这种随机抽取方式,避免了在安排鉴定专家时的人为干扰,体现了程序上的公正性、客观性,有利于提高医患双方对鉴定工作的信任度。

(3)专家鉴定组审查、调查。专家鉴定组审查,即对医患双方当事人提交的材料(各自保管的各种病历资料、检验报告及其他相关证据)进行真实性、完整性、关联性、合法性的检查与核对。

专家鉴定组调查,即在鉴定过程中,就有关的问题向医患双方进行询问、了解,并对医患双方的陈述及答辩进行核实。医患双方提供的病历资料等基本属于一种静态证据,很难全部展示医疗服务全过程,尤其是一些具体细节。通过调查,当事人的陈述和辩解可以弥补这种不足,可以帮助专家鉴定组全面、细致地查清双方争议的焦点及各自的想法和理由,可以对静态证据进行核实,予以印证,有利于查明事实。

审查、调查的目的,就是要查明争议事实。只有事实清楚了,才能分清责任,才能正确处理医疗事故。

在这个审查、调查过程中,医患双方应该积极配合,包括如实提供自己掌握的所需材料(不得"加工"和隐匿),支持配合调查取证。这是双方的法定义务。如果有一方不能履行这一义务,影响到鉴定的,这一方要对此后果承担责任。

(4)专家鉴定组作出鉴定结论,制作医疗事故技术鉴定书。专家鉴定组通过审查、调查,在事实清楚、证据确凿的基础上,综合分析患者的病情和个体差异,经过充分讨论,作出鉴定结论,并制作医疗事故鉴定书。这个鉴定结论,是卫生行政部门处理医疗事故的依据,也是法院判案的重要证据。因此,《条例》对鉴定书的内容做了统一的规定。除了要写明双方当事人的基本情况及要求、双方提交的材料和医学会的调查材料、对鉴定过程的说明外，最主要的是要写明医疗行为是否违反医疗卫生管理法律、行政法规、部门规章和诊疗护理规范、常规，医疗过失行为与人身损害后果之间是否存在因果关系，医疗过失行为在医疗事故损害后果中的责任程度，医疗事故等级，对医疗事故患者的医疗护理医学建议等。

（二）医疗事故技术鉴定实行合议制度

从客观上讲，医学科学有特殊的复杂性；从主观上讲，参加鉴定的专家对疾病的认识可能存在着思维方式的不同，看问题的角度不同，关注的重点不同，也可能各自存在一定的盲点和误区。因而，在鉴定中，难免会出现认识上的不一致，经过认真分析，仍可能无法达成共识。这时，就不能以某个专家的意见作为鉴定结论，而应当在充分讨论的基础上，通过表决，以超过半数成员的意见作为鉴定结论。这就是合议制度。因此，专家鉴定组人数必须为单数，而且他们在鉴定工作中的所有权利，不因各自的年龄、专业、学术地位、行政职务等不同而有所区别。当然，对少数人的意见，也应当记录在案。

（三）医疗事故技术鉴定实行回避制度

所谓回避制度，是指参加专家鉴定组的成员，与医患双方当事人有利害关系或其他关系，可能影响鉴定的公正性时，应当自行退出或依双方中任一方的口头或书面申请退出鉴定工作的制度。确立这一制度，对于消除双方当事人的疑虑，提高鉴定的公正性和可信度，防止专家鉴定组成员徇私舞弊等有重要意义。

如果专家的情形符合下列情形之一，应当回避：是医疗事故争议的当事人或者是当事人的近亲属的；与医疗事故争议有利害关系的；与医疗事故争议当事人有其他关系，可能影响公正鉴定的。

（四）医疗事故技术鉴定的时限规定

医学会应当自受理鉴定之日起 5 日内通知医疗事故争议双方当事人提交鉴定所需的材料。当事人自受到医学会通知之日起 10 日内提交有关鉴定的材料、书面陈述及答辩。医学会自接到当事人提交的上述材料之日起 45 日内组织鉴定并出具医疗事故鉴定书。当事人对首次医疗事故技术鉴定结论不服的，可在收到鉴定结论之日起 15 日内向医疗机构所在地卫生行政部门提出再次鉴定的申请，卫生行政部门应自收到申请之日起 7 日内交由省、自治区、直辖市地方医学会再次鉴定。

（五）医疗事故技术鉴定工作行为规范

专家鉴定组必须依照医疗卫生管理法律、行政法规、部门规章和诊疗护理规范、常规，运用医学科学原理和专业知识，独立进行鉴定，不受任何单位和个人的影响，包括来自政府部门、医疗同行、司法系统、患者家属等方面的干扰、纠缠。

专家鉴定组成员不得接受双方当事人的财物或其他利益。

第四节　医疗事故的行政处理与监督

医疗事故的行政处理与监督的主体是卫生行政部门。它是国家法定的医疗卫生主管部门。

一、医疗事故的行政处理

医疗事故的行政处理，一是指卫生行政部门依法对发生医疗事故的医疗机构和医务人员做出行政处理；二是指卫生行政部门接受当事人申请处理医疗事故争议。

(一)对发生医疗事故的医疗机构和医务人员做出行政处理

卫生行政部门对医疗机构和医务人员负有监督管理职责。医疗机构和医务人员发生了医疗事故，卫生行政部门应依法给予行政处理，包括行政处罚和行政处分。

(二)接受当事人的申请处理医疗事故争议

发生医疗事故争议时，当事人可以申请由卫生行政部门处理。申请必须自当事人知道或应当知道其身体健康受到损害之日起 1 年内提出。由医疗机构所在地的县级人民政府卫生行政部门受理(医疗机构所在地是直辖市的，由医疗机构所在地的区、县人民政府卫生行政部门受理)。

如果遇到重大医疗过失行为(本章第二节有说明)，县级人民政府卫生行政部门应当自接到医疗机构的报告或者当事人提出争议申请之日起 7 日内移送上一级人民政府卫生行政部门处理。

在医疗事故技术鉴定结论做出后，如果为首次鉴定的结论，当事人可以申请再次鉴定。鉴定结论经审核鉴定活动符合条例的规定，卫生行政部门行政处理的结案可能有以下三种情况：

(1)不属于医疗事故的争议，卫生行政部门将鉴定结论送达当事人即终结行政处理程序。

(2)属于医疗事故的争议，当事人要求进行赔偿调解的，卫生行政部门主持调解，调解成功制作调解书，送达双方当事人；调解不成的告之双方当事人终结调解，结束行政处理。

(3)属于医疗事故的争议，当事人不要求进行赔偿调解的，卫生行政部门依法查处医疗机构或医务人员后结案。

二、医疗事故的行政监督

(一)对重大医疗过失行为进行调查

卫生行政部门接到医疗机构关于重大医疗过失行为的报告后，除责令医疗机构及时采取必要的医疗救治措施，防止损害后果扩大外，应当组织调查，判定是否属于医疗事故。

(二)对医疗事故技术鉴定结论进行有限审核

医疗事故技术鉴定结论属于一种证据。证据的意义关键在于具有证明力。只有经过审核，符合法定的证据要件被确认的证据，其证明力才能产生作用，才能作为认定事实的根据。卫生行政部门对鉴定结论的审核主要是对做出这个结论的过程进行审查。例如，参加鉴定的人员是否具备法定资格；他们的专业类别是否与被鉴定的医疗事实相吻合，是否符合鉴定程序规定等等。但对鉴定结论的科学、技术性的实体要素，行政机关是不能依其行政权加以干涉的。因此审核是有限的。

(三)接受医疗机构对处理结果的报告

卫生行政部门的监督还表现在接受医疗机构对各种医疗事故处理做出的结果的报告。报告是医疗机构接受卫生行政部门监督管理的一种重要形式和法律制度。

(1)由双方当事人自行协商解决的，医疗机构应自协商解决之日起 7 日内向所在地卫生行政部门做出书面报告，并附协议书。这样可以避免发生医疗事故的医疗机构和负有责任的医务人员规避应承担的行政责任的情形。

(2)医疗事故争议经人民法院调解或判决处理的，医疗机构应自收到生效的法院调解书或判决书之日起 7 日内向所在地卫生行政部门做出书面报告，并附调解书或判决书。

(3)县级以上地方人民政府卫生行政部门应按照规定逐级将当地发生的医疗事故以及对发生医疗事故的医疗机构和医务人员做出行政处理的情况，上报国家卫生部。

第五节　法律责任

处理医疗事故，涉及到的法律责任，包括民事责任、行政责任、刑事责任。

一、民事责任

在医疗事故中的民事责任，是指医疗机构因发生医疗事故应向患方承担的民事赔偿责任。

(一)解决医疗事故赔偿等民事责任争议的途径

(1)医患双方协商解决。由于医患双方是平等的民事主体，因而赔偿争议的解决完全可以通过自愿、平等协商，达成一致的协议，并制作协议书。

(2)卫生行政部门调解。双方如不愿意协商或协商不成，可以向卫生行政部门申请赔偿调解。对已确定为医疗事故的，卫生行政部门应当遵循当事人双方自愿原则进行调解，如能达成协议，由卫生行政部门制作调解书，双方应履行；调解不成或经调解达成协议后一方反悔的，卫生行政部门不再调解。

(3)向人民法院提起民事诉讼。当事人可以在协商或调解不成时向人民法院提起诉讼，也可以直接向法院提起诉讼。这是解决医疗事故争议的最终途径，是最终的救济手段。用司法程序解决医疗事故争议，是最具强制力的一种解决途径。

(二)确定医疗事故具体赔偿数额的基本原则

医疗事故的损害后果，是对自然人生命健康权的侵害，生命健康权是公民的一项基本权利，是享有其他一切权利的基础。对公民生命健康权的损害赔偿是针对损伤公民生命健康权所造成的财产损失的赔偿，其实质是一种财产责任。由于自然人的生命健康是一种复杂的自然生物现象和生理心理状态，因而生命健康权具有复杂的内涵和外延。医疗行为又是一种复杂的特殊的活动过程，医疗行为对患者生命健康的损害要受到患者自身疾病、药物、医疗器械质量、医务人员技术水平、地域特点等多种自然的、社会的因素影响。这就要求在处理具体医疗事故案件、确定赔偿具体数额的过程中，合理地综合分析，考虑相关的差异问题和各种不可避免的影响因素及相关因素，而不能像其他一般损害赔偿那样简单应用单一的标准和项目。

《条例》根据我国关于人身损害的民法原则提出了确定医疗事故赔偿具体数额的三个基本原则。

(1)医疗事故具体赔偿数额应当与具体案件的医疗事故等级相适应的原则。《条例》将医疗事故分为四级，卫生部根据授权，将损害后果具体划分若干伤残等级与这四级相对应。医疗事故的等级体现了患者人身遭到损害的实际程度，是对受害者人身致伤、致残及其轻重程度的客观评价。医疗事故具体赔偿数额与医疗事故等级相适应，体现了我国民法在民事赔偿上的实际赔偿原则，体现了赔偿的公平性和合理性。

(2)医疗事故具体赔偿数额应当与医疗过失行为在医疗事故损害中的责任程度相适应的原则。医疗行为是一种高风险的特殊技术行为，行为本身蕴涵着对人体可能的致害因素。任何一个来自医生、患者和环境等方面的因素，都可能加重这种损害的发生。任何一个医疗事故的致害结果，都很难说是单一因素引起，绝大多数都是复合性因素的致害。因此，确定医疗事故赔偿数额，必须先由医疗事故鉴定组织在鉴定中科学合理地剔除医疗行为风险、患者自身疾病发展、医学科学和技术手段的局限性、相关条件影响等有关因素对损害后果发生的影响，确定医疗过失行为在医疗事故损害后果中所占的损害作用比例，这就是“责任程度”。这条责任程度原则，既符合法律要求，又符合医学科学要求，有利于维护医患双方的合法权益，是一个较合理的赔偿适用规则。

(3)客观考虑患者原有疾病状况与损害后果的关系的原则。客观地分析患者原有疾病状况对医疗事故损害后果的影响因素以及其与损害后果之间的关系，可以免除医疗主体不应承担的损失部分。这一原则体现了法律的公平性，也体现了追究责任方承担责任份额时以事实为根据、以法律为准绳的法治原则。

（三）医疗事故赔偿费用计算公式

医疗事故赔偿费用具体计算可以按照下列公式：

$$P=(P_1+P_2+P_3+P_4+P_5+P_6+\cdots\cdots P_n)\times Z$$

其中，P 为医疗事故责任者应向被害方进行赔偿的总额；$P_1\sim P_n$ 为医疗事故赔偿各项目的实际费用；Z 为根据确定具体赔偿的基本原则确定的责任程度、折扣系数或折扣比例。《条例》参照了《民法通则》第 119 条关于侵害公民身体造成伤害应当赔偿的项目，规定了如下 11 项医疗事故赔偿的项目：医疗费（住院费、检查费、治疗费、药费、医疗机构的护理费等）；误工费（患者因医疗事故就医而造成耽误工作丧失的工资、奖金等合法收入）；住院伙食补助费；陪护费；残疾生活补助费；残疾用具费；丧葬费；被抚养人生活费（是指由于患者死亡或残疾丧失劳动能力，无法继续抚养其在发生医疗事故前抚养的未成年子女或没有经济来源的配偶，对这些人生活费用进行的补偿）；交通费（患者因发生医疗事故而实际必需的交通费）；住宿费（患者因发生医疗事故而发生的必需的住宿费）；精神损害抚恤金。

医疗事故发生，既侵害了患者的生命健康权，也给患者或其近亲属造成了精神损害。《条例》规定的"精神损害抚慰金"，就是对患者及其近亲属因医疗事故受到精神损害而给予的赔偿，它依然是用财产表现出来的。

《条例》对上述 11 个项目，都规定了具体的计算标准。

医疗事故赔偿费用，实行一次性结算，由承担医疗事故责任的医疗机构支付。

二、行政责任

在医疗事故中的行政责任，主要指以下几种情形：

（一）卫生行政部门或其工作人员的行政责任

（1）卫生行政部门的工作人员在处理医疗事故过程中，利用职务上的便利收受他人财物或其他利益，滥用职权，玩忽职守，发现违法行为不予查处，尚不够刑事处罚的，将受到降级或撤职的行政处分。

（2）卫生行政部门在处理医疗事故过程中，违反《条例》规定的法律义务，工作不力、不及时，由上级卫生行政部门给予警告并责令限期改正。情节严重的，负有责任的主管人员和其他直接责任人员将受到行政处分。

（二）医疗机构和医务人员的行政责任

（1）医疗机构发生医疗事故的，由卫生行政部门根据医疗事故等级和情节，给予警告；情节严重的，责令限期停业整顿直至吊销执业许可证。

（2）对发生医疗事故的有关医务人员，尚不够刑事处罚的，卫生行政部门给予行政处分或纪律处分，并可以责令暂停 6 个月以上 1 年以下执业活动；情节严重的，吊销其执业证书。

(3)医疗机构违反《条例》第二章有关预防和处置医疗事故的管理规范的，由卫生行政部门责令改正；情节严重的，对负有责任的主管人员和其他直接责任人员给予行政处分或纪律处分。

(三)医疗事故技术鉴定工作人员的行政责任

医疗事故技术鉴定工作人员违法收受当事人的财物或其他利益，出具虚假医疗事故技术鉴定书，尚不够刑事处罚的，吊销其执业证书或资格证书。

(四)扰乱医疗秩序和医疗事故技术鉴定工作的人的行政责任

以医疗事故为由，寻衅滋事，抢夺病历资料，扰乱医疗机构正常医疗秩序和医疗事故技术鉴定工作，尚不够刑事处罚的，给予治安管理处罚。

三、刑事责任

根据罪刑法定原则，行为人只有实施了刑法所禁止的行为(或者说实施了侵害刑法所保护的合法权益的行为)，造成了危害结果，依照《中华人民共和国刑法》应受的处罚，就是行为人应承担的刑事责任。

在处理医疗事故的过程中，应承担刑事责任的有如下情形：

(1)卫生行政部门的工作人员在处理医疗事故过程中，利用职务上的便利收受他人财物或其他利益，滥用职权，玩忽职守，或发现违法行为不予查处，造成严重后果的，依照刑法关于受贿罪、滥用职权罪、玩忽职守罪或者其他有关罪的规定，依法追究刑事责任。

(2)对情节严重的医疗事故负有责任的医务人员，依照刑法关于医疗事故罪的规定，依法追究刑事责任。

(3)参加医疗事故技术鉴定的工作人员接受申请鉴定双方或一方当事人的财物或其他利益，出具虚假医疗事故技术鉴定书，造成严重后果的，依照刑法关于受贿罪的规定，依法追究刑事责任。

(4)以医疗事故为由，寻衅滋事，抢夺病历资料，扰乱医疗机构正常医疗秩序和医疗事故技术鉴定工作，依照刑法关于扰乱社会秩序罪的规定，依法追究刑事责任。

第十一章 公共卫生法律

第一节 公共卫生法律概述

一、公共卫生的概念和特点

公共卫生是指从群体的健康角度，研究各种有害因素对人体健康的影响，并采取切实可行的措施控制和消除这些有害因素，以达到群体预防和促进健康的目的。

公共卫生活动有以下特点：①以人群为对象；②主要服务于健康和无症状者；③主动、积极的工作方式；④以采取切实可行的措施控制、消除各种影响人群健康的有害因素，切断其对人群健康影响的途径为工作内容；⑤以健康教育为先导，以卫生监督为主要手段；⑥以预防医学的理论为基础，综合运用其他学科知识，如基础医学、临床医学、心理学、社会学、法学、环境科学等。

二、公共卫生法律的概念及组成

公共卫生法律是指调整通过公共卫生活动促进群体健康这一过程中产生的各种社会关系的法律规范的总和。

公共卫生法律是保证公共卫生活动有效进行的手段，它主要由食品卫生、传染病防治、国境卫生检疫、公共场所卫生监督、学校卫生监督、劳动卫生监督和职业病防治、放射卫生监督、化妆品卫生监督等法律制度组成。

药品就其对个体的治疗作用看似乎与公共卫生无关，但是普遍使用某种药物引起的抗药性，药物副作用的普遍出现甚至导致死亡就是公共卫生问题，假冒伪劣药物在社会上更能造成公共卫生问题。因此，药品问题也是公共卫生监督的范围。况且美国的食品药品管理局（FDA）将药品与食品放在同一机构管理也说明了它的公共卫生性质。由此，公共卫生法律，也包括药品的法律制度的内容。

三、公共卫生法律的主要特征

(一)以保护公民健康权为根本宗旨

在我国现有的各项公共卫生立法中都体现了这一原则。如《食品卫生法》第 1 条就明确将保证食品卫生,防止食品污染和有害因素对人体的危害,保障人民身体健康,增强人民体质,作为制定该法的立法宗旨。《尘肺病防治条例》第 1 条也规定:"为保护职工健康,消除粉尘危害,防止发生尘肺病,促进生产发展,制定本条例。"

(二)贯彻"预防为主"的方针

公共卫生法中的许多制度或原则均体现这一方针。如《传染病防治法》第 12 条规定,国家实行有计划的预防接种制度;国家对儿童实行预防接种证制度。《学校卫生工作条例》第 14 条第 1 款规定,学校应当建立学生健康管理制度,根据条件定期对学生进行体格检查,建立学生健康卡片,纳入学生档案。《化妆品卫生监督条例》第 5 条第 1 款规定,对化妆品生产企业的卫生监督实行卫生许可证制度;第 3 款规定,未取得《化妆品生产企业卫生许可证》的单位,不得从事化妆品生产。

(三)技术规范和法律规范相结合

由于预防疾病、促进健康需采用现代科学技术的手段来进行,因此公共卫生立法把直接关系到公民生命健康安全的科学工作方法、操作规程、卫生标准等确立下来作为卫生技术规范,使其成为法定义务而予以遵守。如《食品卫生法》第 30 条第 1 款规定,进口的食品,食品添加剂,食品容器,包装材料和食品用工具及设备,必须符合国家卫生标准和卫生管理办法的规定;第 14 条规定,食品,食品添加剂,食品用工具、设备,用于清洗食品和食品用工具、设备的洗涤剂、消毒剂以及食品污染物质、放射性物质容许量的国家卫生标准、卫生管理办法和检验规程,由国务院卫生行政部门制定或者批准颁发。

(四)动员全社会参与

公共卫生是一项牵涉面广、内容非常多的"系统工程",仅靠卫生部门还不够,必须动员全社会的力量。如《传染病防治法》关于传染病的预防控制就涉及到农业、公安、交通、邮电等部门。《食品卫生法》第 5 条规定,国家鼓励和保护社会团体和个人对食品卫生的社会监督;对违反本法的行为,任何人都有权检举和控告。

第二节　主要的公共卫生法律制度

一、食品卫生法律制度

食品卫生法是指调整因保证食品卫生,防止食品污染和有害因素对人体的危害,保障人民身体健康,增强人民体质活动中产生的各种社会关系的法律规范的总和。

食品卫生法适用范围是："凡在中华人民共和国领域内从事食品生产经营的，都必须遵守本法。"具体适用对象为：一切食品，食品添加剂，食品容器、包装材料和食品用工具、设备、洗涤剂、消毒剂；也适用于食品的生产经营场所、设施和有关环境。

（一）食品的卫生

食品是指各种供人食用或者饮用的成品和原料以及按照传统既是食品又是药品的物品，但是不包括以治疗为目的的物品。

(1)食品的基本要求。①食品应当无毒、无害；②符合应当有的营养要求；③具有相应的色、香、味等感官性状。

(2)针对婴幼儿这一特殊人群，因其生理特点和生长发育的特殊需要，规定了专供婴幼儿的主、辅食品，必须符合国务院卫生行政部门制定的营养、卫生标准。

(3)食品生产经营是指一切食品的生产（不包括种植业和养殖业）、采集、收购、加工、贮存、运输、陈列、供应、销售等活动。由于食品生产经营过程的各个环节都有可能造成食品污染，因此食品生产经营过程必须在内外环境、设备布局和工艺流程、餐饮具消毒、个人卫生生活饮用水等方面符合卫生要求。

(4)禁止生产经营的食品。主要有：腐败变质、油脂酸败、霉变、生虫、污秽不洁、混有异物或者其他感官性状异常，可能对人体健康有害的；含有毒、有害物质或者被有毒、有害物质污染，可能对人体健康有害的；含有致病性寄生虫、微生物的，或者微生物毒素含量超过国家限定标准的；未经兽医卫生检验或者检验不合格的肉类及其制品；病死、毒死或者死因不明的禽、畜、兽、水产动物等及其制品；容器包装污秽不洁、严重破损或者运输工具不洁造成污染的；掺假、掺杂、伪造，影响营养、卫生的；用非食品原料加工的，加入非食品用化学物质的或者将非食品当作食品的；超过保质期限的；为防病等特殊需要，国务院卫生行政部门或者省、自治区、直辖市人民政府专门规定禁止出售的；含有未经国务院卫生行政部门批准使用的添加剂的或者农药残留超过国家规定容许量的；其他不符合食品卫生标准和卫生要求的。

(5)食品中禁止加入药物。为了防止在食品中滥加药物，避免无病吃药，保护消费者健康，食品不得加入药物，但是按传统既是食品又是药品的作为原料、调料或者营养强化剂（指为增强营养成分而加入食品中的天然的或者人工合成的属于天然营养素范围的食品添加剂）加入的除外。卫生部已批准并公布了两批既是食品又是药品的名单如山药、枸杞子、甘草等共69个物品。

（二）食品添加剂的卫生

食品添加剂指为改善食品品质和色、香、味，以及为防腐和加工工艺的需要而加入食品中的化学合成或者天然物质。其中有些物质存在一定毒性，因此生产、经营和使用食品添加剂必须符合食品添加剂使用卫生标准和卫生管理办法的规定，否则不得经营、使用。

(三)食品容器、包装材料和食品用工具、设备的卫生

食品容器、包装材料是指包装、盛放食品用的纸、竹、木、金属、搪瓷、陶瓷、塑料、橡胶、天然纤维、化学纤维、玻璃等制品和接触食品的涂料。食品用工具、设备是指食品在生产经营过程中接触食品的机械、管道、传送带、容器、用具、餐具等。

它们本身不是食品,但由于这类产品直接或间接接触食品,容易造成食品污染或本身有害物质迁移到食品中,因此这些产品的生产必须采用符合卫生要求的原材料,产品应符合卫生标准和卫生管理办法的规定,且应当便于清洗和消毒。

(四)食品卫生标准和管理办法的制定

食品卫生标准是国家颁发的强制性标准,可反映食品卫生质量。食品卫生管理办法是生产经营食品、食品添加剂以及和它们密切接触产品的卫生行为规范,对食品卫生质量达到国家卫生标准起到保障作用。

(五)食品卫生管理

指食品生产经营管理部门和食品生产经营部门进行的自身管理。包括:

(1)各级人民政府的食品生产经营管理部门应当加强食品卫生管理工作,并对执行《食品卫生法》的情况进行检查。各级人民政府应当鼓励和支持改进食品加工工艺,促进提高食品卫生质量。

(2)食品生产经营企业应当健全本单位的食品卫生管理制度,配备专职或者兼职食品卫生管理人员,加强对所生产经营食品的检验工作。

(3)各类食品市场的举办者应当负责市场内的食品卫生管理工作,并在市场内设置必要的公共卫生设施,保持良好的环境卫生状况。

(4)城乡集市贸易的食品卫生管理工作由工商行政管理部门负责;食品卫生监督检验工作由卫生行政部门负责。

(5)表明具有特定保健功能的食品(即保健食品,指适宜于特定人群食用,具有调节机体功能,不以治疗疾病为目的的食品),不得有害于人体健康,其产品说明书内容必须真实,该产品的功能和成分必须与说明书一致,不得虚假。1996 年 3 月 15 日卫生部发布了《保健食品管理办法》,对保健食品管理进行了具体规定。

(6)定型包装食品和食品添加剂,必须在包装或者产品说明书上根据不同产品分别按照规定标出品名、产地、厂名、生产日期、批号或者代号、规格、配方或者主要成分、保质期限、食用或者使用方法等。食品、食品添加剂的产品说明书,不得有夸大或者虚假的宣传内容。食品包装标识必须清楚,容易辨识。在国内市场销售的食品,必须有中文标识。

(7)食品、食品添加剂和专用于食品的容器、包装材料及其他用具,其生产者必须按照卫生标准和卫生管理办法实施检验合格后,方可出厂或者销售。

(8)食品生产经营者(指一切从事食品生产经营的单位或者个人,包括职工食

堂、食品摊贩等)采购食品及其原料,应当按照国家有关规定索取检验合格证或者化验单,销售者应当保证提供。

(六)有关许可的法律规定

主要包括:

(1)工程选址和设计卫生许可。食品生产经营企业的新建、扩建、改建工程的选址和设计应当符合卫生要求,其设计审查和工程验收必须有卫生行政部门参加。

(2)利用新资源生产的食品、食品添加剂新品种及利用新的原材料生产的食品容器、包装材料和食品用工具、设备新品种的卫生许可。

(3)保健食品卫生许可。表明具有特定保健功能的食品,其产品及说明书必须报国务院卫生行政部门审查批准,其卫生标准和生产经营管理办法,由国务院卫生行政部门制定。

(4)食品生产经营的卫生许可。食品生产经营企业和食品摊贩,必须先取得卫生行政部门发放的卫生许可证方可向工商行政管理部门申请登记。未取得卫生许可证的,不得从事食品生产经营活动。食品生产经营者不得伪造、涂改、出借卫生许可证。

(5)从业人员健康许可。食品生产经营人员每年必须进行健康检查;新参加工作和临时参加工作的食品生产经营人员必须进行健康检查,取得健康证明后方可参加工作。

凡患有痢疾、伤寒、病毒性肝炎等消化道传染病(包括病原携带者),活动性肺结核,化脓性或者渗出性皮肤病以及其他有碍食品卫生的疾病者,不得参加接触直接入口食品的工作。

(6)进出口食品,食品添加剂,食品容器、包装材料和食品用工具、设备卫生许可。

(七)食物中毒和食品污染的处理

食物中毒是指人们食用了有毒食物在短期内引起以急性肠胃道症状为主的一类疾病。按病源可分为细菌性食物中毒、化学性食物中毒、有毒动植物中毒和真菌性(霉菌)食物中毒等。食品污染是指在食品生产经营过程中,可能对人体健康产生危害的物质介入食品的现象。可分为生物性、化学性和放射性污染三大类。

发生食物中毒的单位和接收病人进行治疗的单位,除采取抢救措施外,应当根据国家有关规定,及时向所在地卫生行政部门报告。县级以上地方人民政府卫生行政部门接到报告后,应当及时进行调查处理,并采取控制措施。

县级以上地方人民政府卫生行政部门对已造成食物中毒事故或者有证据证明可能导致食物中毒事故的,可以对该食品生产经营者采取下列临时控制措施:①封存造成食物中毒或者可能导致食物中毒的食品及其原料;②封存被污染的食品用工具及用具,并责令进行清洗消毒。经检验,属于被污染的食品,予以销毁;未被污染的食品,予以解封。

二、传染病防治法律制度

（一）概述

（1）传染病防治法的概念。传染病防治法是调整在预防、控制和消除传染病的发生与流行，保障人体健康的活动中产生的各种社会关系的法律规范的总和。

（2）国家对传染病实行预防为主的方针以及防治结合、分类管理的原则。即从控制传染源、切断传播途径、保护易感人群三方面进行预防；同时对传染病病人、病原携带者进行治疗，并将35种主要传染病分为甲、乙、丙三类，在预防、治疗、疫情报告、控制、监测等方面进行分类管理。

（3）法定管理的传染病病种。我国将全国发病率较高、流行面较大、危害严重的35种急性和慢性传染病列为法定管理的传染病，并根据其传播方式、速度及其对人类危害程度的不同，分为甲、乙、丙三类，实行分类管理。

甲类传染病。也称为强制管理传染病，包括：鼠疫、霍乱。对此类传染病发生后报告疫情的时限，对病人、病原携带者的隔离、治疗方式以及对疫点、疫区的处理等，均强制执行。

乙类传染病。也称为严格管理传染病，包括：病毒性肝炎、细菌性阿米巴性痢疾、伤寒和副伤寒、艾滋病、淋病、梅毒、脊髓灰质炎、麻疹、百日咳、白喉、流行性脑脊髓膜炎、猩红热、流行性出血热、狂犬病、钩端螺旋体病、布鲁氏菌病、炭疽、流行性和地方性斑疹伤寒、流行性乙型脑炎、黑热病、疟疾、登革热。对其中的艾滋病、淋病、梅毒、狂犬病和炭疽病人必要时可采取强制性措施，控制其传播。

丙类传染病。也称为监测管理传染病，包括：肺结核、血吸虫病、丝虫病、包虫病、麻风病、流行性感冒、流行性腮腺炎、风疹、新生儿破伤风，急性出血性结膜炎，以及除霍乱、痢疾、伤寒和副伤寒以外的感染性腹泻病。对此类传染病要通过科学抽样选定疾病监测区和实验室，进行监测管理。

另外，国务院和国务院卫生行政部门可以根据情况，分别依权限决定传染病病种的增加或者减少。

（二）传染病的预防

（1）健康检查。传染病病人、病原携带者和疑似传染病病人，在治愈或者排除传染病嫌疑前，不得从事食品生产和经营水源管理、整容、托幼机构、集体食堂、宾馆、饭店、浴池等易使传染病扩散的工作。此类工作人员每年应至少进行一次健康检查，取得健康合格证后方可上岗。

（2）动物的防治管理。各级政府畜牧兽医部门要防治管理同人畜共患传染病有关的家禽家畜传染病；检疫同人畜共患传染病有关的野生动物；加强狂犬病防治管理（按国务院有关规定同卫生、公安部门分工负责）。

（3）菌种、毒种管理。传染病菌种、毒种的保藏、携带、运输必须按照国务院卫生行政部门的规定严格管理。

(4)消除各种传染病传播媒介。各级政府应当组织力量消除鼠害和蚊、蝇等病媒昆虫以及其他传播传染病的或者患有人畜共患传染病(指鼠疫、流行性出血热、狂犬病、钩端螺旋体病、布鲁氏菌病、炭疽、流行性乙型脑炎、黑热病、包虫病、血吸虫病)的动物的危害。

(5)改善公共卫生状况,提供符合卫生标准的饮用水。地方各级政府应有计划地建设和改造公共卫生设施,对污水、污物、粪便进行无害化处理,改善饮用水卫生条件。供水单位供应的饮用水必须符合国家规定的卫生标准。

(6)医疗保健机构、卫生防疫机构和从事致病性微生物实验的单位,必须严格执行国务院卫生行政部门规定的管理制度、操作规程(如《消毒管理办法》等),防止传染病的医源性感染(指在医学服务中,因病原体传播引起的感染)、医院内感染(指就诊患者在医疗保健机构内受到的感染)、实验室感染(指从事实验室工作时,因接触病原体所致的感染)和致病性微生物的扩散。

消毒是指采用化学、物理、生物的方法杀灭或消除环境中的致病性微生物,这是切断传染病传播途径的重要工作。被甲类传染病病原污染的污水、污物、粪便,有关单位和个人必须在卫生防疫机构的指导监督下进行严密消毒后处理;拒绝消毒处理的,当地政府可以采取强制措施。被乙类、丙类传染病病原体污染的污水、污物、粪便,有关单位和个人必须按照卫生防疫机构提出的卫生要求进行处理。

(7)做好计划免疫工作。计划免疫是根据疫情监测和人群免疫状况分析,按照规定的免疫程序,有计划地利用生物制品进行人群预防接种,以提高人群的免疫能力,达到控制、消灭相应传染病的目的。国家实行有计划的预防接种制度。各级政府卫生行政部门负责制定本辖区内计划免疫工作规划、目标,并组织实施。各级卫生防疫机构负责辖区内计划免疫工作的技术指导。

儿童是国家的未来,为了保护下一代的健康成长,国家对儿童实行预防接种证制度。适龄儿童均应申办预防接种证,建立预防接种卡片。儿童的家长或监护人应主动办理上述手续,并按规定进行预防接种。托幼机构、学校在办理入托、入学手续时,应当查验预防接种证,未按规定接种的儿童应当及时补种。

(8)做好专业人员的防护和医疗保健。除计划免疫外,对从事传染病预防、医疗、科研、教学的人员,现场处理疫情的人员,以及在生产、工作中接触传染病病原体的其他人员,有关单位应根据国家规定,采取有效的防护措施和医疗保健措施。

(三)疫情的报告和公布

(1)疫情报告人。分为责任报告人和义务报告人。执行职务的医疗保健人员、卫生防疫人员是责任报告人;发现传染病病人或疑似传染病病人的任何人是义务报告人。

(2)疫情报告时限。责任疫情报告人发现甲类传染病和乙类传染病中的艾滋病、肺炭疽病人、病原携带者、疑似传染病病人时，城镇于6小时内，农村于12小时内以最快通讯方式向发病地的卫生防疫机构报告，同时报出传染病报告卡；发现乙类传染病病人、病原携带者和疑似传染病病人时，城镇于12小时内，农村于24小时内向发病地卫生防疫机构报出传染病报告卡；在丙类传染病监测区发现丙类传染病病人时，应在24小时内向发病地的卫生防疫机构报出传染病报告卡。卫生防疫机构发现传染病流行或者接到甲类传染病和乙类传染病中的艾滋病、炭疽中的肺炭疽的疫情报告，应当立即报告当地卫生行政部门，由当地卫生行政部门立即报告当地政府，同时报告上级卫生行政部门和国务院卫生行政部门。各级政府有关主管人员和从事传染病的医疗保健、卫生防疫、监督管理人员，不得隐瞒、谎报或者授意他人隐瞒、谎报疫情。

(3)公布。国务院卫生行政部门应当及时如实通报和公布疫情，并可以授权省、自治区、直辖市政府卫生行政部门及时地如实通报和公布本行政区域疫情。

(四)传染病的控制

(1)一般性控制措施。主要是：

①对甲类传染病病人和病原携带者，乙类传染病中的艾滋病病人、炭疽病中的肺炭疽病人，予以隔离治疗。隔离期限根据医学检查结果确定。拒绝隔离治疗或者隔离期未满擅自脱离隔离治疗的，可以由公安部门协助治疗单位采取强制隔离治疗措施。

②对除艾滋病病人、炭疽中的肺炭疽病人以外的乙类、丙类传染病病人，根据病情，采取必要的治疗和控制传播措施。

③对疑似甲类传染病病人，在明确诊断前，在指定场所进行医学观察。

④对传染病病人、病原携带者、疑似传染病病人传染的场所、物品和密切接触的人员，实施必要的卫生处理和预防措施。

在实施以上传染病控制措施时，传染病病人及其亲属和有关单位以及居民或者村民组织应当配合实施。

(2)紧急措施。当传染病暴发、流行时，当地政府应当立即组织力量进行防治，切断传染途径；必要时，报经上一级政府决定，可以采取下列紧急措施：

①限制或停止集市、集会、影剧院演出或其他人群聚集的活动；

②停工、停业、停课；

③临时征用房屋、交通工具；

④封闭被传染病病原体污染的公共饮用水源。

县级以上地方政府接到下一级政府关于采取上列紧急措施的报告后，必须在规定的24小时内做出决定。紧急措施的解除，由原决定机关宣布。

(3)宣布疫区和卫生检疫。甲类、乙类传染病暴发、流行时，县级以上地方政府报经上一级地方政府决定，可以宣布为疫区(疫区是指传染病在人群中暴发或者流行，其病原体向周围传播时可能波及的地区），在疫区内可采取前述紧急措施，并可对出入疫区的人员、物资和交通工具实施卫生检疫。

(4)疫区封锁。疫区封锁就是限制疫区与非疫区之间的各种形式的交往。由于封锁疫区关系到政治、经济以及人民群众生活、安全等问题，《传染病防治法》还规定，经省、自治区、直辖市政府决定，可以对甲类传染病疫区实施封锁；封锁大、中城市的疫区或跨省、自治区、直辖市的疫区，以及封锁疫区导致中断干线交通或者封锁国境的，由国务院决定。疫区封锁的解除，由原决定机关宣布。

三、职业病防治法律制度简介

（一）职业病及职业病防治法的概念

职业病是指企业、事业单位和个体经济组织（以下统称用人单位）的劳动者在职业活动中，因接触粉尘、放射性物质和其他有毒、有害物质等因素而引起的疾病。

职业病防治法是指调整为了预防、控制和消除职业病危害，防治职业病，保护劳动者健康及其相关权益，促进经济发展过程中产生的各种社会关系的法律规范的总和。

（二）职业病防治方针及前期预防

(1)防治方针。预防为主、防治结合、分类管理及综合治理。

(2)前期预防。除须具备必要的条件外，关键是要建立相关的制度。

①用人单位应具备的条件。产生职业病危害的用人单位的设立除应当符合法律、行政法规规定的设立条件外，其工作场所还应当符合下列职业卫生要求：职业病危害因素的强度或者浓度符合国家职业卫生标准；有与职业病危害防护相适应的设施；生产布局合理，符合有害与无害作业分开的原则；有配套的更衣间、洗浴间、孕妇休息间等卫生设施；设备、工具、用具等设施符合保护劳动者生理、心理健康的要求；法律、行政法规和国务院卫生行政部门关于保护劳动者健康的其他要求。

②职业病危害项目申报制度。用人单位设有依法公布的职业病目录所列职业病的危害项目的，应当及时、如实向卫生行政部门申报，接受监督。

③职业病危害评价。新建、扩建、改建建设项目和技术改造、技术引进项目（以下统称建设项目）可能产生职业病危害的，建设单位在可行性论证阶段应当向卫生行政部门提交职业病危害预评价报告。卫生行政部门应当自收到职业病危害预评价报告之日起 30 日内，做出审核决定并书面通知建设单位。未提交预评价报告或者预评价报告未经卫生行政部门审核同意的，有关部门不得批准该建设项目。

职业病危害预评价报告应当对建设项目可能产生的职业病危害因素及其对工作场所和劳动者健康的影响做出评价，确定危害类别和职业病防护措施。

④“三同时”制度及相关审验。建设项目的职业病防护设施所需费用应当纳入

建设项目工程预算，并与主体工程同时设计，同时施工，同时投入生产和使用。

职业病危害严重的建设项目的防护设施设计，应当经卫生行政部门进行卫生审查，符合国家职业卫生标准和卫生要求的，方可施工。

建设项目在竣工验收前，建设单位应当进行职业病危害控制效果评价。建设项目竣工验收时，其职业病防护设施经卫生行政部门验收合格后，方可投入正式生产和使用。

⑤国家对从事放射、高毒等作业实行特殊管理。

（三）劳动过程中的防护与管理

（1）用人单位与劳动者订立劳动合同的要求。用人单位与劳动者订立劳动合同（含聘用合同，下同）时，应当将工作过程中可能产生的职业病危害及其后果、职业病防护措施和待遇等如实告知劳动者，并在劳动合同中写明，不得隐瞒或者欺骗。

劳动者在已订立劳动合同期间因工作岗位或者工作内容变更，从事与所订立劳动合同中未告知的存在职业病危害的作业时，用人单位也应当向劳动者履行如实告知的义务，并协商变更原劳动合同相关条款。

用人单位未履行告知义务的，劳动者有权拒绝从事存在职业病危害的作业，用人单位不得因此解除或者终止与劳动者所订立的劳动合同。

（2）劳动者职业卫生保护权利。主要有：获得职业卫生教育、培训；获得职业健康检查、职业病诊疗、康复等职业病防治服务；了解工作场所产生或者可能产生的职业病危害因素、危害后果和应当采取的职业病防护措施；要求用人单位提供符合防治职业病要求的职业病防护设施和个人使用的职业病防护用品，改善工作条件；对违反职业病防治法律、法规以及危及生命健康的行为提出批评、检举和控告；拒绝违章指挥和强令进行没有职业病防护措施的作业；参与用人单位职业卫生工作的民主管理，对职业病防治工作提出意见和建议。

用人单位应当保障劳动者行使以上所列权利。因劳动者依法行使正当权利而降低其工资、福利等待遇或者解除、终止与其订立的劳动合同的，其行为无效。

（3）用人单位应当采取必要的职业病防治管理措施。具体要求是：①设置或者指定职业卫生管理机构或者组织，配备专职或者兼职的职业卫生专业人员，负责本单位的职业病防治工作；②制定职业病防治计划和实施方案；③建立、健全职业卫生管理制度和操作规程；④建立、健全职业卫生档案和劳动者健康监护档案；⑤建立、健全工作场所职业病危害因素监测及评价制度；⑥建立、健全职业病危害事故应急救援预案。

用人单位还必须采用有效的职业病防护设施，并为劳动者提供个人使用的职业病防护用品。用人单位为劳动者个人提供的职业病防护用品必须符合防治职业病的要求；不符合要求的，不得使用。

用人单位应当优先采用有利于防治职业病和保护劳动者健康的新技术、新工艺、新材料，逐步替代职业病危害严重的技术、工艺、材料。

产生职业病危害的用人单位，应当在醒目位置设置公告栏，公布有关职业病防治的规章制度、操作规程、职业病危害事故应急救援措施和工作场所职业病危害因素检测结果。对产生严重职业病危害的作业岗位，应当在其醒目位置设置警示标识和中文警示说明。警示说明应当载明产生职业病危害的种类、后果、预防以及应急救治措施等内容。

对可能发生急性职业损伤的有毒、有害工作场所，用人单位应当设置报警装置，配置现场急救用品、冲洗设备、应急撤离通道和必要的泄险区。对放射工作场所和放射性同位素的运输、贮存，用人单位必须配置防护设备和报警装置，保证接触放射线的工作人员佩戴个人剂量计。对职业病防护设备、应急救援设施和个人使用的职业病防护用品，用人单位应当进行经常性的维护、检修，定期检测其性能和效果，确保其处于正常状态，不得擅自拆除或者停止使用。

用人单位应当实施由专人负责的职业病危害因素日常监测，并确保监测系统处于正常运行状态。用人单位应当按照国务院卫生行政部门的规定，定期对工作场所进行职业病危害因素检测、评价。检测、评价结果存入用人单位职业卫生档案，定期向所在地卫生行政部门报告并向劳动者公布。职业病危害因素检测、评价由依法设立的取得省级以上人民政府卫生行政部门资质认证的职业卫生技术服务机构进行。职业卫生技术服务机构所作检测、评价应当客观、真实。发现工作场所职业病危害因素不符合国家职业卫生标准和卫生要求时，用人单位应当立即采取相应治理措施，仍然达不到国家职业卫生标准和卫生要求的，必须停止存在职业病危害因素的作业；职业病危害因素经治理后，符合国家职业卫生标准和卫生要求的，方可重新作业。

(4)向用人单位提供产品一方的要求。向用人单位提供可能产生职业病危害的设备的，应当提供中文说明书，并在设备的醒目位置设置警示标识和中文警示说明。警示说明应当载明设备性能、可能产生的职业病危害、安全操作和维护注意事项、职业病防护以及应急救治措施等内容。

向用人单位提供可能产生职业病危害的化学品、放射性同位素和含有放射性物质的材料的，应当提供中文说明书。说明书应当载明产品特性、主要成分、存在的有害因素、可能产生的危害后果、安全使用注意事项、职业病防护以及应急救治措施等内容。产品包装应当有醒目的警示标识和中文警示说明。贮存上述材料的场所应当在规定的部位设置危险物品标识或者放射性警示标识。

国内首次使用或者首次进口与职业病危害有关的化学材料，使用单位或者进口单位按照国家规定经国务院有关部门批准后，应当向国务院卫生行政部门报送该化学材料的毒性鉴定以及经有关部门登记注册或者批准进口的文件等资料。

进口放射性同位素、射线装置和含有放射性物质的物品的，按照国家有关规定办理。

(5)任何单位和个人都应遵守的规定。主要是：

①任何单位和个人不得生产、经营、进口和使用国家明令禁止使用的可能产生职业病危害的设备或者材料。

②任何单位和个人不得将产生职业病危害的作业转移给不具备职业病防护条件的单位和个人。不具备职业病防护条件的单位和个人不得接受产生职业病危害的作业。

(6)工会的职责。工会组织应当督促并协助用人单位开展职业卫生宣传教育和培训，对用人单位的职业病防治工作提出意见和建议，与用人单位就劳动者反映的有关职业病防治的问题进行协调并督促解决。

工会组织对用人单位违反职业病防治法律、法规，侵犯劳动者合法权益的行为，有权要求纠正；产生严重职业病危害时，有权要求采取防护措施，或者向政府有关部门建议采取强制性措施；发生职业病危害事故时，有权参与事故调查处理；发现危及劳动者生命健康的情形时，有权向用人单位建议组织劳动者撤离危险现场，用人单位应当立即做出处理。

(四)职业病病人的保障

职业病病人依法享受国家规定的职业病待遇。

(1)用人单位应当按照国家有关规定，安排职业病病人进行治疗、康复和定期检查。

(2)用人单位对不适宜继续从事原工作的职业病病人，应当调离原岗位，并妥善安置。

(3)用人单位对从事接触职业病危害作业的劳动者，应当给予适当岗位津贴。

(4)职业病病人的诊疗、康复费用，伤残以及丧失劳动能力的职业病病人的社会保障，按照国家有关工伤社会保险的规定执行。

(5)职业病病人除依法享有工伤社会保险外，依照有关民事法律，尚有获得赔偿的权利的，有权向用人单位提出赔偿要求。

(6)劳动者被诊断患有职业病，但用人单位没有依法参加工伤社会保险的，其医疗和生活保障由最后的用人单位承担；最后的用人单位有证据证明该职业病是先前用人单位的职业病危害造成的，由先前的用人单位承担。

(7)职业病病人变动工作单位，其依法享有的待遇不变。用人单位发生分立、合并、解散、破产等情形的，应当对从事接触职业病危害的作业的劳动者进行健康检查，并按照国家有关规定妥善安置职业病病人。

第十二章　卫生经济学

进入20世纪80年代以来，在我国经济科学的百花园里，一株新苗正在茁壮成长，它就是我国的社会主义卫生经济学。卫生经济学是一门新兴的边缘学科，属于部门经济学，也是一门应用科学。学习和研究卫生经济学，对于提高我国卫生事业的管理水平，推进卫生事业体制的改革，建设具有中国特色的社会主义卫生事业有着极为重要的意义。

第一节　卫生经济学的研究对象

一、卫生经济学的产生和发展

卫生经济学的产生是社会卫生服务发展到一定阶段的产物。它来源于卫生服务实践，与卫生服务的技术水平和社会化程度紧密相连。

卫生经济学作为一门经济学科虽然形成于第二次世界大战之后的西方发达国家，但卫生经济思想的萌芽无论在中国或外国却是早已存在的了。

一百多年前，西方国家不仅出现了有关卫生经济学的观点，并已在实际活动中运用卫生经济学的成本与效益分析方法。例如，1878—1899年，法国人在开凿巴拿马运河时，由于疟疾和黄热病流行，造成成千上万名劳工的死亡，致使工程失败；后来，在一名医生协助下，先消灭蚊子，控制疾病的发生和传播。当时每消灭1只蚊子，平均花10美元。由于消灭了蚊子，避免了7.1万多劳工的死亡，换算成金额后收益达8 000万美元，并使开凿大运河的工程完成了。

20世纪以来，医学科学技术突飞猛进，医疗卫生机构迅速发展，医疗卫生费用增长很快，医疗卫生事业在国民经济和社会发展中的地位日益重要，人们开始把卫生经济作为一个重要的社会经济问题来研究。1977年，英国出版了一本《卫生经济学注释书目》，收集了世界各国1920—1974年间发表的卫生经济学著作和论文题录 1491 条，其中绝大部分是在第二次世界大战以后写的。

一般认为，卫生经济学产生于西方发达国家，其原因有三点：

第一，西方发达国家一直将卫生事业视为“卫生产业”，将其作为国民经济的一个重要部门，这就产生了对“卫生产业”进行经济分析的必要性和必然性。这是卫生经济学产生的根本原因。

第二，西方发达国家在第二次世界大战结束以后，受凯恩斯经济理论的影响，大力推行福利政策，导致卫生费用急剧上升，并发生了卫生费用危机。因此，要求对“卫生产业”加强经济分析，找出控制卫生费用的有效途径，提出摆脱卫生费用危机的有力措施。这是卫生经济学产生的直接原因。

第三，西方发达国家第三次科学技术革命的发生，要求掌握现代科学技术的人，既要有高度的科学技术水平，又要有健康的体魄，这就要求资本家重视人力投资，其中包括健康投资，以打败竞争对手。为此，就必须研究健康投资的经济效益。这是卫生经济学产生的重要原因。

西方发达国家卫生经济学的发展，在第三世界发展中国家引起关注和积极的反响。第二次世界大战之后，一批原来的殖民地附属国走上了民族独立的发展道路。由于长期遭受帝国主义殖民统治的掠夺，这些国家的经济文化极度落后，人民贫困，卫生服务严重不足，健康水平低下。据统计，发展中国家的婴儿死亡率比发达国家高 10～20 倍；他们的卫生预算，以人口平均计算，只相当于发达国家的 1%；医务人员和医院设备只有欧洲国家卫生资源供给水平的 1/15，而且这些很少的资源分配也极不合理。发展中国家面临振兴民族经济、消除殖民统治造成的恶果的问题，迫切要求发展卫生事业。为使卫生资源能保证供给和合理使用，应推动这些国家的卫生管理官员和学者从理论上论证卫生事业对经济和社会发展的作用，探讨卫生投资的经济效益，并建立起合理的卫生布局和适合国情的医疗保健制度，从而促使卫生经济学在这些国家建立和发展。

卫生经济学在社会主义国家同样得到了了迅速发展。社会主义生产目的，是满足人民日益增长的物质文化生活需要，所以，社会主义国家历来重视卫生事业的发展。随着社会主义卫生服务专业化分工的发展，卫生事业成为具有相当规模、结构复杂的有机整体，在经济和社会发展中占有独特的地位，并成为国民经济体系重要的组成部分。这就要求正确处理经济和社会发展中卫生部门和其他部门之间以及卫生部门内部的经济关系，以便调动一切积极因素，多方筹集、开发和有计划分配使用卫生资源，并以科学的卫生经济理论为指导进行卫生经济体制的改革和加强卫生事业的经济管理，获得最佳的社会效益和经济效益。在这个基础上，卫生经济理论研究广泛地开展起来，形成具有社会主义特征的卫生经济学。

卫生经济学在我国崛起于十一届三中全会以后。新中国成立以来，我们已在城乡建立起比较健全的医疗卫生网络，拥有一支相当可观的卫生技术队伍，并普遍实行了多种形式的社会主义医疗保健制度。旧中国疫病流行、缺医少药、死亡率高、寿命很短的状况得到了根本的改变。卫生部门的管理工作者在社会主义卫生事业的发展过程中,对卫生保健领域中的经济问题作了很多探索并总结了不少经验。但是,由于受"左"的思想影响,不重视经济规律在卫生事业发展中的作用,形成了束缚医疗卫生机构活动,妨碍卫生服务发展的僵化的卫生管理体制。存在着"独家办、一刀切、大锅饭、不核算"等弊病,加之卫生事业经费和投资严重不足,致使我国卫生事业的发展不能适应经济建设的要求,不能满足人民日益增长的医疗保健需求。在党的十一届三中全会精神的指引下,卫生系统认真总结了历史经验和教训,开始深入考虑客观经济规律在卫生服务过程中的作用,在各地试行加强医院经济管理。1980 年 9 月卫生部为研究医院经济管理中提出的理论和实践问题召开了座谈会,明确提出需要研究并建立社会主义卫生经济学。1982 年 12 月在广州召开的中国卫生经济研究会成立大会暨第一届年会,社会主义卫生经济学标志着我国社会主义卫生经济学的理论的形成。

社会主义卫生经济学主要内容大体包括:研究社会主义卫生事业的性质,阐明社会主义卫生事业的福利性以及在市场经济条件下的卫生经济体制;研究卫生服务的生产过程,阐明卫生服务劳动的性质;研究卫生服务的交换,阐明价值规律在卫生部门的具体作用和卫生劳务的价格体系;研究卫生服务的分配,阐明卫生服务的分配原则,以及卫生保健制度的形式;研究卫生服务的消费,阐明卫生服务消费需求的内容和变化趋势;研究卫生服务的再生产,阐明卫生资源的开发和最优利用;研究卫生投资的社会效益和经济效益,阐明提高效益的途径和方法;研究卫生事业的宏观管理和卫生机构的微观管理,阐明卫生事业计划体制的内容、特征和形式,阐明卫生机构的资金流动、成本核算、经济责任制的原则和形式等等。

二、卫生经济学的研究对象

国内外关于卫生经济学研究对象的论述,意见很不一致,可谓众说纷纭。在卫生经济学发展史上,美国人默希金是第一个给卫生经济学下定义的人。1958 年,他在华盛顿出版的《公共卫生报告》上著文《卫生经济学的定义》,认为"卫生经济学是研究分配于治疗疾病和增进健康的经济资源的最优使用。其有两个基本问题:①卫生服务市场的组织;②健康投资的经济作用"。1973 年,WHO 在《卫生经济学》一书中进一步指出:"卫生经济学研究用于保健服务的经济资源的数量及这些经济资源的组成和筹措;分配和使用于保健目的的经济资源的效率;以及预防、治疗和康复性保健服务对个人和国家生产率的影响。"

国内卫生经济学界对卫生经济学研究的论述,大致有如下不同观点:有人主张卫生经济学着重研究卫生、人口和经济三者之间的相互关系;有人主张卫生经济学着重研究卫生资源的最优使用;有人主张卫生经济学着重研究卫生领域生产关系及其发展变化规律等等。

我们认为：卫生经济学属于部门经济学，是研究卫生领域中的经济关系及其发展规律的科学，探讨的是卫生事业中经济规律发生作用的条件、形式与特点，以便运用这些规律，促进卫生事业的发展。

医疗卫生过程作为医疗服务的生产过程，具有不可缺少的两方面：一方面，卫生过程通过研究人类疾病发生、发展、防治、消灭的规律，为人类提供医疗服务，同人类疾病及引起疾病的自然环境与社会环境作斗争，恢复人的健康，延长人的寿命，提高人的劳动能力。卫生部门的这种能力，就是卫生生产力。其水平主要取决于医务人员的技术水平、医德状况、设备器械的装备程度、药品的有效性、卫生从业人员的总量与结构，以及卫生过程的社会结合等。另一方面，卫生过程不是孤立进行的，必然会发生人们相互联系、相互影响的关系，也就是生产关系或经济关系，卫生过程中如果没有这种关系，人们与疾病作斗争的任务就不可能实施，也就不会有人类的卫生活动。

虽然卫生经济学的研究对象是卫生经济关系，但并不能说卫生经济学可以脱离卫生生产力去孤立地研究卫生经济关系。卫生生产过程的两个方面是不可分割的矛盾统一体。其中，卫生生产力对卫生经济关系起着决定的、支配的作用，而卫生经济关系也会对卫生生产力产生巨大影响。说到底，卫生经济学研究的就是这种影响的形式、范围、程度及其规律，从而调整或理顺卫生经济关系，推动卫生生产力的发展。

三、卫生经济学的任务

明确了卫生经济学的对象，我们可以推论出卫生经济学的任务有以下几项：

(1)阐明我国卫生事业的性质及其在国民经济中的地位与作用，探讨和论证卫生投资的必要性及来源和数量界限，以便把卫生事业纳入国民经济与社会发展的总体规划中去。

(2)阐明卫生事业实现现代化的意义与途径，探讨与论证从我国国情出发，实现卫生事业现代化的主要标志，走出一条符合我国国情的卫生事业发展的道路。

(3)探讨我国卫生事业的所有制与管理体制，按照医疗现代化的客观要求和我国卫生事业发展的状况，建立各种形式的所有制结构，不断改进我国的卫生体保制度，不断完善我国卫生事业的管理体制。

(4)阐明卫生事业规划与计划的重要性，探讨医疗卫生事业规划与计划工作的原理与方法；确定卫生事业的合理结构与布局；构建医疗机构的适当规模与组织形式；研究卫生人力的培养开发、利用与调配；探讨卫生事业技术改造的途径与效益。

(5)探讨卫生结构经营管理逐步完善的途径，提高医疗服务的质量与效率，降低消耗，合理补偿，处理好各方面的经济关系。

(6)探讨提高卫生事业经济效益的方法与途径，研究医疗社会效益与经济效益的评价方法、理论与指标体系，阐述提高医疗社会效益与经济效益的意义与方法。

四、卫生服务的经济性质

卫生服务是一种特殊形式的服务，即掌握卫生科学知识和技能的劳动者，用适当的劳动资料，作用于卫生服务对象的过程。对人民健康水平的改善与提高，有着积极的与重要的作用。但是，卫生服务的这种特殊性，并不能改变其经济性质。

卫生服务活动的经济性质，可以从生产、消费、交换、分配四个方面去认识。

（一）卫生服务的生产性

卫生服务的生产性，是卫生服务最基础的经济性质。其具体表现如下：

第一，卫生服务是人类有目的的活动。在卫生服务过程中，劳动力与劳动资料相结合，使具有潜在使用价值的卫生资源，转化为以活动形式存在的现实的使用价值，能够满足人民的卫生保健需要。不论卫生服务采用何种形式，都是人类一般劳动的消耗，不仅有活劳动的消耗，还有物化劳动的消耗。尽管卫生服务的生产行为与消费行为具有不可分离的特点，一经提供，随即消失，但却是可以感受到的客观存在。因此，卫生服务具有生产性。

第二，社会再生产不仅需要物质资料的再生产，同时需要劳动力的再生产，这是物质资料再生产的前提与条件，卫生服务参与了劳动力的再生产，起到了保护与修复劳动力的作用，因此，卫生服务的消费是一种健康投资，具有生产意义。

（二）卫生服务的消费性

从卫生服务提供者的角度看，卫生服务的消费是生产消费；从卫生服务接受者的角度看，卫生服务是生活消费。卫生服务的生产直接就是消费，它消费了卫生资源；卫生服务的消费直接就是生产，它再生产了卫生服务使用者的劳动力。卫生服务的生产与消费具有直接同一性。由此，我们得出以下结论：

第一，为使卫生服务的消费与生产周而复始地正常进行，消费了的卫生资源必须给予合理补偿。

第二，卫生服务生产的特殊性，在于卫生服务使用价值的特殊性，即生产行为与消费行为同时发生，不可分离，同一服务可以满足各方面的需要，具有公益性。

第三，卫生服务消费的特殊性，在于卫生服务消费需求的特殊性。卫生服务需求具有偶然性与风险性，决定卫生服务的消费不能按照每个人劳动的质和量进行分配。

（三）卫生服务的商品性

社会主义条件下，提供与接受卫生服务也需要利用商品货币关系。在我国现阶段，卫生服务可以作为社会福利的组成部分而免费提供。提供的数量由经济发展水平所决定，并反映一定的经济关系。由于我国生产力发展水平不高，相当多的卫生服务采用商品形式提供，只在一定程度上具有福利性质。

（四）卫生服务的福利性

在社会主义现阶段，卫生服务消费品部分采用福利形式分配，这是由卫生服务的公益性和卫生服务需求的差异性、风险性决定的。这种福利性反映着社会主义的经济关系，是社会主义阶段对某些消费品采取的特殊分配形式。

卫生服务消费品的使用价值不仅对其直接消费者有益，对其他非使用者也有益。因为疾病的流行不仅对患者本人造成损害，而且对其家庭、邻居、村镇、单位，甚至国家与民族造成损害。因此，防治疾病不是个别人的私事，而是关系到社会与民族的公益事业。这种公益性决定了卫生服务的补偿不能完全由个人来承担。由于公益性程度的差异，也不能由国家与单位包下来，因此，应由国家、集体与个人共同负担。分担的比例，由经济总体发展水平与公益性差异程度所决定。在经济条件具备时，卫生服务消费最适于采用福利形式来分配。

卫生服务是人类最基本的生存需要之一。但人们对卫生服务的需求存在很大差异性。因此，有必要由社会统筹卫生资源，向迫切需要提供卫生服务的人们，提供社会帮助与社会保障。

五、卫生服务经济关系

卫生服务经济关系，包括卫生服务提供者在提供卫生服务过程中发生的各种经济关系，还包括卫生服务消费者在接受卫生服务过程中发生的各种经济关系。

（一）卫生服务经济关系的复杂性和外向性

卫生服务系统是整个社会生活的有机组成部分，提供与接受卫生服务，不能脱离社会经济生活而孤立进行。在卫生服务过程中，不仅发生卫生部门内部的经济关系，还发生卫生部门与其他部门之间的经济关系。这种外向性的经济关系，对卫生事业的发展具有决定性意义。

外向性经济关系的存在与发展，首先是社会分工与商品经济关系发展的必然结果。由于卫生部门的特殊性，其受社会经济大环境影响的深度与广度，与社会经济大环境间经济联系的程度与范围，及对社会经济生活影响与制约的程度和范围，都比一般部门突出。从卫生资源的投放、卫生服务的提供与接受、健康效益的产生三个方面进行分析，我们能够深入了解卫生服务经济关系的复杂性与外向性。

第一，卫生资源的投放过程。卫生资源的投放，包括筹集、开发和分配三个环节。在价值上，这是卫生服务社会劳动时间的货币表现；在使用价值上，是能够实现卫生服务目的的劳动资料与劳动力。卫生资料的筹集，主要是从货币的价值形态上，通过商品货币关系与社会福利关系，实现国民收入的分配与再分配，使一定数量的社会劳动流向卫生部门，使之能够提供卫生服务；卫生资源的开发，主要是从使用价值形态上，实现一般经济资源向卫生经济资源的转化；卫生资源的分配，则是卫生部门内部各领域、各规划项目、各费用项目、各地区间如何在使用价值上按品种、规格在价值上按比例地分配资源。

第二，卫生服务的提供与接受。卫生服务的提供与接受，一方面是卫生资源的使用过程，另一方面是消耗了的卫生资源得到补偿的过程。卫生服务的消费者，为了接受卫生服务，除了支付正常的服务费用外，还要承担休工、休学、旅宿费、陪护费等代价。因此，这种提供服务与接受服务的关系，不仅仅是提供者与接受者的关系，还涉及到国家、企业、亲朋好友等等。在发生公共关系与私人关系时，也相应发生各关系单位之间、个人之间的经济关系。

第三，健康效益的产生。健康效益的产生，集中反映了卫生服务对经济与社会发展的积极作用。在劳动力再生产、提高国民素质与人民群众的生活质量等方面所起的重要作用，都是卫生部门外向性的经济作用。

（二）卫生服务经济关系的特殊性

首先，物质资料的生产与分配，生产行为与消费行为在时间上、空间上是可以分离的，而卫生服务的生产与消费具有直接的同一性，生产与消费不能分离。

其次，在今天的卫生服务市场，作为消费者出现的病人缺少商品知识，而对疾病威胁，对医生产生依赖心理，对自己的需求有着很大的盲目性，从而使医生不仅作为供方代表，还成为需方的代理人、保护者与顾问。在这种情况下，如果医生缺少正确的任务观念和正确的经济导向，就会诱发不必要的卫生服务。

第三，卫生服务具有不完全的公益性，是一种不完全的公共产品。因此，在处理卫生服务经济关系时，需要认真分析各方受益人的权益，以确定各方共同分担费用的必要性、比例及方式。

第四，卫生服务需求的随机性和卫生服务的社会公平意义。由于卫生服务的需求并不均等地分布于公众中，对健康的威胁和疾病的发生却具有某种的偶然性，因此，公众对卫生服务的需求有一定的随机性和风险性。这使得社会统筹卫生资源，实行一定程度的社会帮助与社会保障成为必要。

第五，卫生服务最终产品的特殊性。在其他产业部门中，最终产品是显而易见的。物质产品与劳务本身就是最终产品。卫生服务却不然，卫生服务的最终产品要由健康的改善、疾病的防治效果来衡量，不能简单地用卫生服务的数量与质量来衡量。如果公众的健康状况没有得到改善，疾病防治的效果不佳，卫生服务数量再多，质量再好也只能认为是无效劳动。

第六，卫生服务的社会贡献仅用货币价值形式来衡量与评价是不够的、不完备的。卫生服务具有使用价值，在商品经济条件下，卫生服务的使用价值可以成为交换价值的物质承担者。在其他经济部门，往往可以用总产值与产值利税率来评价其社会贡献，而在卫生部门，如果用卫生部门的总收入与总支出的数量及比例来衡量其社会贡献，则是不合适的。这种数量关系，只能局部地反映卫生服务的社会贡献，最终的衡量指标是公众的健康水平与疾病的防治效果。因此，卫生部门经济效益的评价与一般经济部门有着原则区别。

六、学习卫生经济学的意义

卫生经济学是对我国卫生经济现象的理论概括。它的生命力在于植根于我国的卫生经济的实践之中，正日益成为指导我国卫生经济发展的理论依据。

学习卫生经济学的意义在于：

(1)有助于我们认识和掌握在卫生事业中起作用的经济规律，增强辨别是非的能力，提高预见事物发展过程的能力，提高决策能力，为开创医疗卫生工作新局面提供理论武器。

(2)有助于提高我们的政策水平，更好地推进卫生部门的改革工作。过去在卫生部门中长期形成的一些积弊，已经成为阻碍卫生事业发展的严重障碍，必须通过改革来清除。通过卫生经济理论的学习，可以提高执行政策的自觉性，又能在执行各项方针政策的过程中，探讨新问题，总结新经验，提出新观点，推动卫生部门的改革向着正确的方向迈进。

(3)有助于增强我们的经济观念，更好地适应卫生事业现代化的需要。医学科学技术的进步与人民保健需要的变化，促进了卫生事业的发展，也推动了卫生费用的上升。在新情况下，卫生管理人员与技术人员，都应该增强经济观念，从病人的全面利益与医疗机构的经济效益出发，在保证医疗质量的前提下，力求减少劳动耗费，为社会节约有限的卫生资源。

第二节　医疗服务市场

一、医疗服务市场形成的必然性

市场是商品交换关系的总和。医疗服务市场既是提供和接受医疗服务的场所，又体现了医疗卫生机构将医疗服务商品提供给医疗服务消费者的交换关系。

随着卫生改革的推进，人们逐渐认识到，在我国社会主义发展的初级阶段，由于社会生产力水平和卫生事业发展的水平还不高，要把全国人民的防病治病都包下来是做不到的。因此，对广大自费病人只能通过医疗服务的较低收费，进行有限的福利照顾，同时承认医院提供的医疗服务仍然要作为商品，实行按价收费和市场交换。否则，医疗机构就无法补偿其劳动耗费，它的医疗业务活动也无法正常进行。

应当指出，十几年来的卫生改革，推动了医疗服务市场的形成，其积极作用是主要的、基本的。它表现在医院更加重视改善经营管理，能够根据医疗服务市场的需求开展医疗服务，服务范围扩大了，服务项目增加了，服务条件改善了。医院增强了生机和活力，扩大了医疗服务的供给，在很大的程度上缓解了许多大中城市长期存在的看病难、住院难难题。医院的经济条件得到了改善，房屋设备得到更新和补充，装备了不少现代化的医疗仪器和设备，使疾病诊断水平和医疗质量得到提高，上了档次；同时，医院职工的收入和福利待遇也有了较大的改善。由于医疗服务市场的逐步形成，还促进了医院的竞争，不少中小医院力求从专科特色中找出路，或努力从提高医疗服务质量、改善服务态度中增强自身的竞争能力；大医院也感受到竞争的压力，更加注意利用与发挥自身的人才、设备、技术优势，积极参与市场竞争。医疗市场的开放性，大大促进了医院的知识、技术、人才、信息的交流和经济交往，有利于打破自我封闭状态，克服因循守旧，推动了医学科技的更快进步，也大大促进了医院之间的专业化协作和联合，使卫生资源的配置更加合理。因此，应正确认识医疗服务市场的形成是我国卫生改革的必然产物，它已是一种客观存在的现实事物，是不以人们的主观意志为转移的。

二、医疗服务市场的特点

医疗服务市场与一般商品市场相比较，既具有共同的特征，又具有自身的特殊性。这种特殊性可从以下三方面进行分析：

（一）医疗服务市场上交换的商品是特殊的

医疗服务产品进入市场交换，虽然具有商品的属性。但由于医疗卫生部门提供的产品比较复杂，有的服务是属于公共产品或半公共产品，有的服务则是属于个人消费品。在经济学中，凡一旦被一人消费，其他人就不能再消费的物品，就是私有产品。而另有一类产品，如电视、广播、公园、公共图书馆、卫生防疫站等，则是属于公共设施，它们所提供的服务属于公共产品，不是专供一人消费，而是供大众共同消费的产品。私人经营不能提供足够的公共产品，因为这些生产领域往往存在“免费得益”，难以取得合理的补偿。一般来说，实行私人经营，用市场化的办法分配资源，往往效果不佳。合理的选择是由政府提供公共产品，作为公益事业或公共事业。卫生部门提供的服务有一类应列入公共产品，例如大范围除害灭病，是为了预防疾病的流行，其社会效益显著，但又难于向个人收取费用。这类服务就宜于作为公共产品，由政府来提供。另一类是属于半公共产品，例如治疗一些肺结核病人，虽是针对个人提供服务，但同时又减少了传染他人的机会，涉及家庭和社会，这种服务的效益大，是属于一种半公共产品。以上两类服务产品，在医疗卫生部门为数不少。但更多的还是为个人提供的各种医疗服务。按这类服务的重要性而论，又可分为基本医疗服务、非基本医疗服务以及特需服务几类。基本医疗服务关系人的生存和劳动、生活能力的恢复，其价格弹性较小。非基本医疗服务主要是指那些有钱就能购买的比较高档的服务，价格弹性较大。至于特需服务，例如整容整形、美容减肥、非治疗性镶牙等，价格弹性更大。由于医疗卫生服务类别多，情况复杂，让哪些服务产品进入市场，哪些不进入市场，哪些需要加强政府管理，哪些可放开价格、让市场去调节，都需要视具体情况具体对待，切不可搞一刀切。

（二）医疗服务市场的结构是特殊的

市场原是商品供给者和需求者进行交换的场所，市场的基本结构是供求双方交换的两极结构。市场的核心问题是商品的供给和需求如何结合，是商品的供给如何更好地满足消费者的需求。在比较发达的市场经济活动中，为了维护市场秩序和市场规则，克服市场的自发性、盲目性带来的经济波动和不公平竞争等问题，又出现了一个起调控作用的市场管理者。这个管理者的角色一般由具有权威的政府部门充当。因此，现代的一般商品市场是两极三方结构，两极是供求双方，三方关系则是供求双方加管理者一方。

由于医疗服务消费关系到人们的生老病死，由于重病造成的沉重医疗费用是人人都可能遇到的风险，因此，通过建立一定的医疗保障制度以筹集医疗资金，支付医疗费用，就成了维护社会稳定和安全的特殊需要，并带来医疗服务市场结构的变化。在发达的资本主义国家和社会主义国家，都不同程度、不同范围、不同形式地建立了各种医疗保障制度，为居民提供医疗保险服务。这就是说，现代国家的医疗服务市场一般是一种三极结构：一极是医疗服务供给者；一极是医疗服务需求者或消费者；还有一极则是医疗保险者，由他负责为享有医疗保险的病者支付医疗费用。这种市场结构的变化，使医疗服务市场呈现出比较复杂的三极四方关系：三极是医疗服务供给者、消费者和支付医疗费用的保险者，再加上医疗服务市场的管理者，就构成了三极四方的错综复杂关系。就市场结构而言，这是医疗服务市场不同于一般商品市场的显著特点。

（三）医疗服务市场的运行也是特殊的

一般来说，市场的结构决定市场的功能，即决定市场运行机制发生作用的特点。市场机制是商品经济中的基本经济联系，它通过价格、供求、竞争等具体机制调节着经济运行。在竞争性市场中，通过竞争，由供求关系引起的价格变化，调节着生产的扩张与收缩的经济运动，促使供给必须适应需求的变化。市场机制自行组织经济运行是市场机制的优点所在，但它又不是万能的。市场机制本身有着固有的弱点和局限性，其表现是：

第一，市场的信号总是在商品投入市场以后才会形成，因而它具有事后性；

第二，市场信号只反映供求变化的趋势，并不能据此确切地判断供求不平衡的具体数量，也无法具体了解这种信号所引起的生产者和消费者的行为变化，以及由此产生的市场供求关系进一步变动的状况，因而又具有不确定性；

第三，市场信号反映的是特定时刻的供求关系，无法据此做出长期的决策，因此它具有短期性；

第四，市场信号可以因为各种经济的和非经济的原因而失真，即使它真实地反映了供求关系的变化，但它所能反映的也只是有支付能力的需求，并不完全等同于社会的实际需要，因此它具有误差性。

由于医疗服务市场供需双方的不同特点和市场结构复杂等原因，决定了市场机制在医疗服务市场的作用具有两个不同于一般商品市场的显著特点：其一，医疗服务具有垄断性；其二，供需双方缺乏费用意识。

由于医疗服务供方的垄断性，使医疗服务市场成为一个供方居于控制和支配地位的垄断性市场。凡是存在着垄断而妨碍自由竞争的部门，市场机制的调节作用往往是失灵和失效的。此时，商品的价格难以由供求双方在市场竞争中形成，而是由具有垄断地位的供方决定或操纵价格，他从自身利益出发，可以对其产品规定垄断高价，或者用控制产量的办法维持垄断高价，或者利用消费者的无知有意创造“需求”，为了多赚钱而提供多余的不必要的服务，使消费者的利益受损。这是垄断市场运行机制发生作用的客观规律，是不以人们的主观意志为转移的。再加上医疗保险者的介入，使医疗供给者的医疗消耗补偿和医疗需求者的医疗费用支付有了可靠保证，不可避免地要对供方和需方的行为产生影响，淡化双方的费用意识。特别是医疗消费者一方，由于有医疗保险者支付费用，就医者费用意识普遍淡薄，对医疗服务需求的价格弹性大为降低，从而使医疗服务价格对医疗服务供求关系能够发挥的调节作用十分有限，出现了市场机制作用的失效和失灵。

三、医疗服务市场的运行机制

市场机制是商品经济的基本规律——价值规律发生作用的形式。它通过市场机体内的竞争、价格、供求等要素之间互为因果、互相制约的联系与作用而发挥其功能，是属于自组织机制，是商品经济运行的基本调节者。市场机制在医疗服务市场中也必然存在和发挥作用，这是不以人的意志为转移的。但医疗服务市场是一个特殊的市场，它提供的服务产品是特殊的，它的市场结构及其运行也是特殊的。由于医疗服务市场自身特点及由此产生的垄断因素的干扰等多种原因，决定了在医疗服务市场搞价格放开、让市场机制发挥基础性的调节作用的改革目标选择是不妥当的，它不可能实现卫生资源的优化配置和合理使用，更不能实现“人人享有医疗服务”的崇高目的。

从医疗服务部门的具体情况和特点出发，医疗服务市场的运行必须实行政府调控和适当运用市场调节相结合。我们不能无视市场机制的客观存在，而是要去研究它、认识它，并利用它为促进医疗卫生事业发展服务。同时，我们一定要看到市场机制存在着不完善和局限性，尤其是医疗服务市场客观存在着市场缺陷和不足。这就要求政府对医疗卫生部门发挥主要作用，加强管理、调节和控制。其基本依据是：

(1)市场难以提供足够的公共产品。如大范围疾病传播的控制和电视广播中的健康宣传教育，即构成为“公共卫生”的那些服务，只能依靠政府来提供。

(2)有些医疗卫生服务不仅有利于需求者个人，还带来很大的外延效益，如免疫接种可延缓麻疹等疾病的传播，这类服务也需要得到政府扶植。

(3)向贫困人口提供成本效益好的医疗卫生服务既有效益，又能得到社会的认同，因此，政府推行“卫生扶贫”政策也是非常必要的。

(4)发病率和疗效存在着很大的不确定性，医疗风险促使保险组织拒绝向最需要保险的人提供保险，这就要求政府参与制订有关医疗保障的法律、规章、制度等，以施加重大的影响。

(5)医疗保险减少了个人以谨慎的行为来避免疾病风险和费用支出的积极性，同时也为医院和医生创造了通过多提供服务以增收的机会，而医疗服务的垄断性则使这些机会易于成为现实，因此，政府有必要采取适当干预措施来对付各种道德风险和有害选择。

由上可见，医疗服务市场的正常运行内在地要求有一种机制，能够在市场机制正常发挥作用的情况下，弥补市场机制本身的局限性；同时在市场机制不正常的情况下，能够纠正市场机制作用的偏差，这样的机制就是指政府的管理与调控。

第三节　医疗服务的需求和供给

一、医疗服务需求

(一)需求及其影响因素

说到“需求”，人们往往会想到日常生活中听说的“需要”。“需要”与“需求”是有联系的，但不等于“需求”。经济学上所说的“需求”，是指具有一定购买能力并表现为一定需求数量的有效需求。作为需求它必须具备两个条件：一是有购买欲望；二是有购买能力。需求就是购买欲望与购买能力的统一，两者缺一不可。影响需求量的因素很多，如商品的价格，消费者的收入，可以替代的商品的价格，可以相互补充的商品的价格，以及消费者的口味、爱好、风俗习惯等等。但在影响商品需求量的多种因素中，最重要的是该商品的价格。一般说来，商品价格高，购买的数量就少；价格低，购买的数量就多。

然而，“需要”和“需求”也并非毫不相干，因为它们之间客观地有着内在联系：“需要”是构成现实“需求”的基础，“需求”则是“需要”的现实的外在表现。在一定条件下，前者可以转化为后者，其转化的关键在于消费者是否具有实际购买力，即货币支付能力。我们这里所讲的医疗服务需求，指的是人们根据医疗服务收费水平和自身经济负担能力愿意并且能够购买的医疗服务的数量。但是，这仅仅是从个人对医疗服务消费而言，如果从总体上进行考察，就不难发现，医疗服务消费需求的实现，受着多种因素的影响和制约。

影响医疗服务需求的因素是多方面的，概括起来说，大致有：人口因素、居民的经济收入水平、医疗服务的收费水平、居民的文化教育程度、医疗服务的物质技术水平、地理环境因素和就医的方便程度等。现择其几个主要方面，简要分析如下：

(1)人口因素。医疗服务消费需求的主体是人，它包括人口的数量、人口的分布、人口的构成(包括职业构成和受教育程度等等)。其中，人口的数量和年龄结构具有决定意义。

(2)经济因素。主要包括经济收入和医疗服务价格两方面。

(3)物质技术因素。医疗机构拥有的物资技术手段，是医务人员开展医疗服务活动的物质基础。在其他条件既定的情况下，物质技术手段的拥有量和先进程度，对满足医疗服务消费需求的数量和质量有重要影响。关于这一点，我们将在本章的第二节有关影响医疗服务供给的因素中再作具体阐述。

(4)就医的方便程度。所谓就医的方便程度，主要包括两层意思：一是就诊过程的各个环节是否简便、省时、省力；二是医疗服务网点的布局与居住区的集中程度是否相适应。

从根本上说，上述两方面共同涉及到一个时间价值问题，即消费者对时间的评价。众所周知，寻医就诊是要占据一定时间和精力的，而时间对每个人来说都是最珍贵、最有限的特殊资源。社会越进步，工业化程度越高，人们将越珍惜自己能拥有的时间。表现在满足消费需求上，人们的收入水平越高，对价格的差别就越不那么计较，而是重视时间的节约，力求方便、快速，及时解决自己之所需。这个要求，对就诊患者来说更是如此。所以，在收费标准、技术水平、装备条件、服务质量等方面都基本相同的情况下，距离居民的工作和生活区越近，就医所需时间越少的医疗服务网点，其接诊人次一般都会多于其他医疗服务网点。因为就近就医，不仅可以减少患者精神和体力消耗，而且还可减少其因就医所造成的工资或工时等方面的经济损失。这一情况提示我们，医疗服务网点的布局必须以交通较方便、人口较集中、有利于大多数患者及时就医为基本出发点：院内的挂号、批价、交费及取药等窗口的设置，也应力求简便、省时。现今一些医院采用微机联网服务，使批价、收费、发药等窗口联成一条龙，正是顺应这一发展需要的产物。

由上可见，人们对医疗服务的需求，无论在内容还是满足的程度上，都受着多种因素的影响和制约，如果再从医疗服务消费需求的特性进行考察，我们又会发现它自身还具有许多不同于其他消费需求的特点。

(二)医疗服务需求的特点

医疗服务需求的特点，概括起来主要表现在以下几方面：

(1)需求的不确定性。人们是否需要医疗服务，并不以个人的主观意愿为转移，而是取决于他是否发生了疾病或意外事故伤害；即使患病，所患疾病的种类及致病因素，发病和就诊的时间、地点等，也难于事先做出准确预测。这些情况表明，医疗服务的消费需求往往带有随机性。

(2)需求的被动性。这种被动性根源于患者对医药知识的缺乏或根本无知，因而在就医时对自己所需要的医疗服务的数量和质量，不可能像在一般商品市场上购物那样，可以自由选择，而完全依赖于医疗服务提供者——医务人员做出诊疗决定；患者听接受的整个诊治是否必要、合适和有效，也主要由医务人员做出判断。

(3)需求的差异性。这里所指的差异性主要反映在三个方面：

首先是需求时间的差异性。例如流行性乙型脑炎、细菌性痢疾和阿米巴痢疾等疾患，多发生于蚊蝇猖獗的夏秋季节；流行性脑脊髓膜炎则多发生在冬春季节等等。由此决定了诊治这些疾病的医疗服务需求，也各具相应的季节性。

其次是需求的地域差异性。例如血吸虫病，主要发生在长江以南的一些地区，单纯性甲状腺肿则多发生于离海洋较远的边远山区。又譬如，蛔虫病、钩虫病等是农村多于城市，气管炎、关节炎等疾患则是北方地区多于南方地区，如此等等，因而导致这类医疗服务需求具有相对应的地区差别性。

再次是需求的内容和数量上的差别性。引起这种差别的原因，主要在于需求者的年龄、性别、身体素质、民族、宗教信仰、生活习惯、经济收入水平、文化教育程度，以及所患疾病的种类不同等等，从而决定了对医疗服务消费需求在内容和数量上必然产生差异性和不均等性。

(4)需求的发展性。人们的消费需要从其所要满足的顺序或层次看，可以分为生存的需要、发展的需要和享受的需要。其中，生存需要是人类最基本的需要，人的享受、人的发展、人的幸福，都是以人的生存为前提的。一般说来，生存的需要包括吃、穿、住和医疗保健等内容。虽然在一个国家的一定历史发展阶段上，人们的基本生活需要的范围和内容大体是一定的，但它并非固定不变。就医疗服务消费需要来看，随着社会经济的发展，居民的经济收入水平和生活水准在提高；医学科学技术的进步和医学模式的转变，不仅使人们的身心健康有了更可靠的物质技术保障，也使人们对健康和疾病的观念发生了根本性变化，对医疗服务的消费需要在规格和档次上提出了更高要求，医疗服务消费需求的层次性变得日益明显。尤其是在经济发达地区和高收入者当中，这种消费需求变化更令人瞩目。我国近几年来出现的医学美容、高档病房、家庭式病房、点名服务、特优门诊等等，正是适应这种变化而发展起来的。

(5)需求的外部关联性。医疗服务的消费需求，给人的直观感觉是属于患者的个人需要，只是解决个人自身的需要问题。但是，如果仔细分析就不难看出，医疗服务的消费需要，直接关系着两方面的切身利益：

①关系着患者的家庭利益。因为通过治疗，患者的健康得以恢复、维持和提高，不仅对本人有益，也为其家庭解除了苦衷，具有优化生活、安定环境的外部效果。

②关系着患者所在单位和国家的利益。因为如果患者是已经成年的在业职工，那么，他患病本身不仅是他本人的不幸，也必然给生产或工作带来影响，造成工时损失。因此，满足其医疗服务需求，不仅仅是他个人的私事，也是维持其劳动力再生产的正常需要。

总之，医疗服务的消费需求，并非患者的纯个人消费行为，而是关系家庭和国家的正常生活，是社会保障制度的重要内容，也是维持社会再生产正常进行的必要条件。这表明，作为提供医疗服务的医务人员，牢固树立起“以病人为中心”的服务观念，切实地为患者提供科学、合理、优质、高效、低耗的医疗保健服务，是极其重要的。

二、医疗服务供给

(一)供给及其影响因素

所谓医疗服务供给，是指医疗服务提供者在某种价格和资源条件下，面对社会需求所能提供的医疗服务量。这里需要指出的是，所能提供的服务量不等于就是实际提供的数量。因为无论是医疗服务的供给能力还是供给结构，都受着多种因素的制约和影响。这些制约和影响因素，概括起来主要有以下四点。

(1)医务人员的数量、素质及其结构。医务人员是医疗服务产品的直接生产者和提供者，他们的数量、素质如何以及内部结构是否科学、合理，对医疗服务供给水平具有决定性影响。这里有两种情况：

①一般而论，在医疗专业技术人员的内部结构比较合理的条件下，医务人员的数量、素质与所提供的医疗服务数量和质量成正相关关系。不过这并不等于说医务人员的数量越多越好。当医务人员的数量超过了实际需要量，出现所谓医生“过剩”时，这些“过剩”医生就很可能成为“诱发医疗需求”的重要因素。

②退一步说，即使医务人员不“过剩”，但其内部结构(比如医护之间、临床科室之间、临床科室与医技科室之间的人员比例结构等等)如果很不合理，那么，不仅会造成工作上的忙闲不均，还可能在完成诊疗任务中相互推诿，互相扯皮，影响整个医疗服务工作。

(2)医务人员的技术水平和服务设施、设备条件。医疗服务业是劳动和技术都较密集的行业，医疗服务供给本身就是医疗专业技术人员借助药品、器具、材料和各种相应的设施、设备等等物质要素，运用自己的专业知识和特长，为患者提供诊疗服务的过程。在这过程中，这些物质要素是医务人员赖以发挥自己技术专长的物质技术基础，也是保障医疗服务供给的基本条件。在其他条件既定的情况下，医务人员的技术水平的高低和服务设施、设备条件的优劣，与所提供的医疗服务数量和质量呈正相关。

(3)医疗服务费用及其补偿水平。这里所说的医疗服务费用，是指医疗机构的医务人员在为患者提供医疗服务过程中所耗费的物化劳动和活劳动的货币表现。

很显然，这种费用是医疗机构为患者提供医疗服务时所必须投入的劳动消耗，是属于生产性耗费，它构成医疗服务成本。或者说，它是为生产医疗服务产品时所耗费的产品成本。根据马克思的再生产理论，无论是物质生产部门，还是劳务生产部门，在销售自己的产品之后，其产品成本都必须能全部收回，以实现劳动耗费的合理补偿，这是简单再生产过程得以继续进行的最低界限。与此相联系，产品价格的制定就必须以产品成本作为其最低界限。如果制定的产品价格低于其产品成本，那就意味着维持简单再生产所必须的价值补偿无法足额实现，从而使其生产和供给能力下降，走向萎缩。这种"成本—价格—再生产补偿—供给能力"之间的相互联系、前后制约的链锁关系，在医疗服务这种特殊商品的生产经营上，不仅同样存在，而且目前存在的问题仍然十分突出。其集中反映在以下两个方面：

①相当部分医疗服务价格(即医疗服务收费标准)还远远低于其服务成本。尽管近年来对医疗服务收费陆续有所调整，但是由于调整幅度远低于医用商品价格上涨的幅度，因而医疗服务收费与医疗成本之间的差距仍在拉大，医疗机构收不抵支的赔本经营状况还比较严重。

②国家财政对医院的差额预算补贴总额虽然逐年有所增加，但是，不仅增加的数量极为有限，而且在财政支出中所占的比重还呈现逐年下降的趋势。我国现阶段的医疗服务业，正是在这两方面因素的双重制约下，使得它的生产和供给能力难于进一步扩展。

(4)医疗经营服务方式及管理人员素质。医疗服务作为一种商品，和其他商品一样，也有一个通过什么样的途径和方式提供给消费者消费的问题。不同的经营服务方式直接影响着服务的数量和质量，从而影响着产品的市场占有率。医疗服务需求的特点，决定了医疗服务经营活动方式必须有一个根本性转变，即从过去那种"以医院为中心"、"守株待兔"式的被动服务方式转变为"以病人为中心"并具有及时、快捷、灵活、多样、方便、准确、高效、省时等特点和要求的主动服务方式。组织巡回医疗、送医送药上门服务和电话预约服务、举办家庭病床、开设家庭式病房、实行 24 小时门诊制度和全程优质服务等形式之所以受到群众欢迎，不断得到发展，其原因就在于它符合了医疗服务需求的特点和要求。要使经营服务方式适应需求的特点及其变化趋势，不仅要依靠医务人员出谋献策，积极参与，还有赖于卫生管理人员的组织策划能力。而组织策划能力如何，又与管理人员的素质直接相关。在其他条件既定的情况下，管理人员的素质越高，那么其洞察力、判断力、应变力、计划和组织决策能力等就会越强，其所管辖的人力、物力和财力的使用效率也就会越高，从而大大提高医疗服务供给的有效性。

(二)医疗服务供给的特点

供给是为需求服务的，供给必须符合需求。因此，从"按需供给"这个角度看，医疗供给本身是被动的。但由于供给的对象是有生命的病人，而且医务人员对医疗服务供给本身又具有他人无法替代的职业"特权",这样一来,与其他服务行业的"供给"相比,又决定了医疗服务供给具有自身的若干特点。

(1)及时性。供给必须及时。因为医疗服务的对象是具有生物性和社会性相统一的病人,病情本身又是瞬息万变的,所以在诊疗过程中,时间就是生命,贻误了时间就可能造成不堪设想的后果。而为尽快解除病人疾苦争分夺秒,则是医务人员应尽的责任。

(2)准确性。由于医疗服务是以保护人的健康和生命为目的的,这就要求供给者必须准确无误,容不得有丝毫差错。准确性的核心是医疗服务的质量,医疗质量的高低主要反映在诊断的准确率、治疗的成功率、患者的费用负担水平和诊疗时间的长短等方面。这就要求医务人员不仅要有过硬的业务技术本领,而且还要有高度的责任感。

(3)专业性。医疗服务供给是依靠医务人员运用专业技术和医学知识直接作用于病人来实现的,医疗服务也是一种专业性技术服务,这就决定了医疗供给者必须是受过医学专业正规教育、并获得了特定资格的人才,才有资格从事医疗服务的生产和供给。由此可见,在医疗服务供给的管理上建立卫生专业技术人员执业资格制度,对申请行医开业者进行一定的法律限制,是绝对必要的。

(4)垄断性。医疗服务供给的垄断性,主要表现在三个方面,或者说反映在以下三层含义上:

①从业资格的法制垄断性。即凡是从事医疗服务供给的人,只能是受过正规医学专业教育、并取得了受法律限制的执业资格证书和行医许可证的这样一部分人员,才有资格从事这一职业。

②医务人员由于享有处方权、诊治权等职业特权,对就诊患者的医疗服务供给,在内容、数量和档次上都具有控制和诱导作用。

③在某些地域,由于历史的或现实的原因,形成医疗机构少或规模过小,出现供不应求的局面,处在这种特定环境中的医疗机构,也就自然地成了该地域医疗服务供给的垄断者。

这三种垄断表现及其可能引发的医疗服务行为偏差,对医疗服务管理者来说,是很值得注意的问题。

(5)连贯性。在正常情况下,医疗服务供给一旦开始实施,就不允许有时间上的间隔或半途而废,而必须进行到治愈或死亡,才能终止供给。由此表明,医疗服务供给无论其内容如何,还是数量的多少,都不可能也不应该限定在患者有无经济负担能力的基础上去裁定。也就是说,医疗服务供给与否,供给的内容、数量、质量及档次的高低等等,不能以患者的经济负担能力大小为转移,必须以患者的病情需要为依据,而且只有取得最终医疗效果(治愈或死亡)才能终止供给过程。当然,医疗服务的连续性同患者的支付能力经常发生矛盾,这只有通过建立和完善医疗保障制度,才能获得妥善解决。

(6)非均衡性。在一般的物质产品生产和供给中,可以通过市场调查和预测供求变动情况,制定相应的生产计划去组织生产,为市场需要作好供给准备。但医疗服务供给的产品,并非物质形态的东西,而是医疗服务本身,是一种以“服务”形式存在的产品。因此,它既不可能储存,也不可能运送,而且生产过程、供给过程和消费过程在时间和空间上又是不可分割的,这些特点决定了医疗服务这种产品,不可能均衡地、有计划地生产和供给。这么一来,一时的看病、住院排队和过剩供给现象的发生,也就不足为奇了。这是管理者必须认真解决的又一难题。

第四节　医疗服务价格

一、医疗服务的价值、价格和成本

服务和产品一样,也具有能够满足人们某种需要的使用价值。同时,由于提供服务需要耗费人们的脑力和体力,因而还具有一定的价值。医疗服务的使用价值,在于能够满足人们防病治病的需要,解除人的疾病痛苦,保障人的健康,帮助人延年益寿,保护劳动力,减少因疾病而造成的各种经济损失。提供医疗服务必然要花费医务人员的劳动,医务劳动作为人类劳动的耗费,使医疗服务具有了价值。

正如物质商品的价值是取决于生产它所耗费的社会必要劳动时间那样,医疗服务的价值同样是取决于生产它所耗费的社会必要劳动时间。这个社会必要劳动时间的耗费,既包括物化劳动的耗费,也包括活劳动的耗费。物化劳动耗费是指提供医疗服务时所消耗的房屋设备、医疗器械、药品材料、水煤电等等。它们按其实际消耗而转移到医疗服务中,作为医疗服务产品价值的一个构成部分。这一部分是属于原有价值的转移。但在提供医疗服务时,还耗费了医务劳动者的活劳动,这部分活劳动的耗费创造了新的价值。它又分为两部分:一部分作为给医务工作者支付劳动报酬的补偿,是属于必要劳动的耗费;另一部分劳动耗费,即扣除必要劳动耗费之后的剩余劳动所创造的价值,是属于医务工作者为社会贡献的剩余产品的价值。因此,医疗服务的全部价值构成同样包括 $c+v+m$。而医疗服务价格,则不过是医疗服务价值的一种货币表现。

医疗服务成本,是医院为提供医疗服务而支付的各项费用的总和。这是医疗服务产品价值的重要组成部分。近年来,我国部分医院试行成本核算时,医疗服务成本一般包括劳务费、业务费、固定资产折旧及大修理基金、管理费等项目。不计入成本的,有基本建设和固定资产购置、各种专用资金支出、医院奖金和病人欠费的处理等。关于医疗服务产品的价值形成、价值构成和医疗成本的关系,可参看下列示意图:

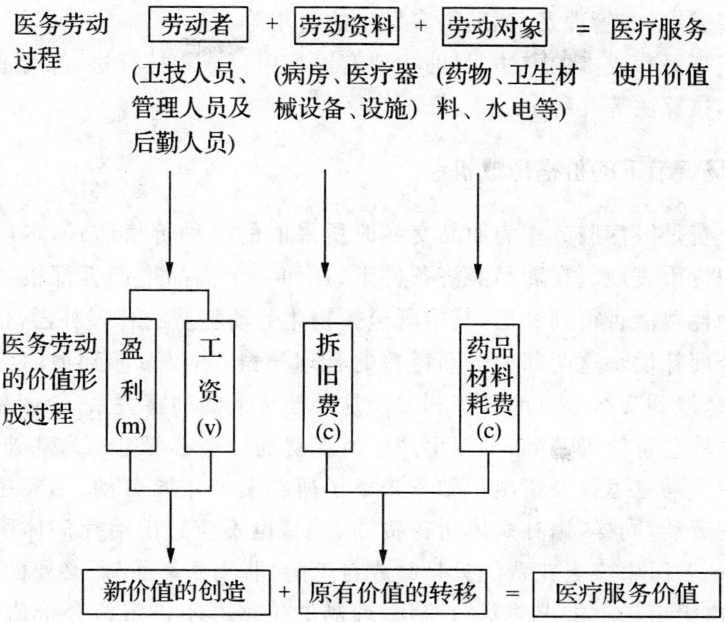

医疗服务产品的价值形成、价值构成和成本的关系

医疗服务成本，可简称为医疗成本，又可称为医疗费用，由“工资(v)＋折旧费(c)＋药品材料费(c)”组成。但在具体核算医疗成本时，还要根据具体情况对成本进行比较具体的分类，以便成本的核算工作能顺利进行。医疗成本可从不同的角度进行分类。

(1)按医疗经济活动发生的费用要素划分。主要包括：

①工资费用：包括工资、补助工资、福利费等；

②业务费用：包括药品、卫生材料、水煤电、衣被洗涤等费用；

③折旧费、大修理基金；

④管理费：即办公费、差旅费等；

⑤其他费用：如房屋租赁、贷款利息、药品盈亏和降价损失等。

(2)按提供医疗服务数量多少的依存关系划分。主要分为：

①固定费用(又名固定成本)，如固定资产的折旧费、维修费、一般管理费、医务人员和管理人员的工资等，是属于固定成本，它不随业务量的增加而增加，因而摊在每单位业务量中的固定成本，将随业务量的增加而递减；

②变动费用(又名变动成本)，如临时工工资、药品、卫生材料、水煤电消耗等。这部分费用随业务量的增减而增减。

(3)按计入医疗成本的方法划分。主要包括：

①直接成本：如医务人员工资、药品消耗等；

②间接成本：如管理费、辅助科室发生的费用等。

关于核算医疗成本的方法，目前主要有医疗项目成本核算法、综合成本核算法和病种成本核算法等几种。

二、市场调节下的价格形成机制

医疗收费是医疗服务作为商品交换时所采取的一种价格形式，本质上是医疗服务价值的货币表现。在商品经济条件下，任何一个商品生产者都很关心他在生产中的劳动耗费能否得到补偿，其中既包括物化劳动耗费的合理补偿，也包括活劳动耗费的合理补偿。这两部分劳动耗费的合理补偿，不仅牵涉到他的生产能否顺利进行，也牵涉到交换双方的经济利益。这种经济上的利害关系，使商品价格只能是以商品的社会价值为基础，即以生产它所耗费的社会必要劳动为基础，这就是所谓价值规律。马克思曾经指出："做一张桌子所花费的木匠劳动，不应超出生产桌子所必要的劳动，同样，修补病体所花费的劳动，也不应超出治疗病体所必需的劳动。因此，……医生应当花费的只是制成自己的'非物质产品'所必要的劳动。"

当然，由于市场上供求关系的变化，商品的价格并不一定符合价值。譬如说，当市场上某种商品供过于求，就要引起商品价格下跌到价值以下；相反，当某种商品求大于供，又要引起商品价格涨到它的价值以上。但不论价格如何变化，它总是围绕着价值而上下波动，这正是价值规律发生作用的表现形式。马克思又指出："在私人劳动产品的偶然的不断变动的交换关系中，生产这些产品的社会必要劳动时间作为起调节作用的自然规律强制地为自己开辟道路。"如果用图来表示，在现实经济生活中，价值规律正是通过供求、价格、竞争等具体机制调节着经济运行。

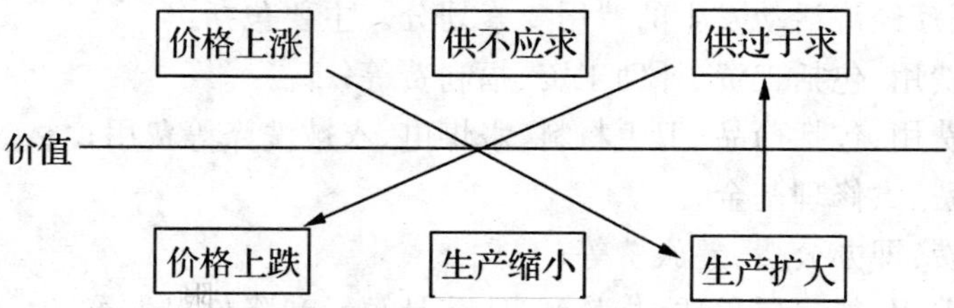

市场调节价格机制

从图来看，价值规律通过市场机体内的供求、价格、竞争等要素之间互为因果、互相制约的联系和作用，促使供给适应社会需求，使生产要素由富余的部门向紧缺的部门流动，从而实现资源的合理配置。市场机制之所以能够发挥这样的作用，是因为各个市场的当事人既受到利益的激励，也受到利益的约束。在经济利益的驱动下，他们不得不根据市场价格的变动及时调整其生产和经营。一方面，必须不断改进技术，提高效率，降低成本，以提高自己的竞争能力；另一方面，必须及时将生产要素由亏损的产品生产转向获利的产品生产。在由竞争形成的市场价格下，那些质次价高的生产者难免被竞争所淘汰，而那些成本低、质量好的生产者则能够不断获利而发展自己。因此，通过市场竞争反映供求变化的价格变动，既能推动资源的节约使用，提高效率；又能实现供给和需求的互相适应，从而达到资源优化配置的双重目的。

然而，当我们联系医疗服务市场来分析问题时，情况就不一样了。在医疗服务市场，由于医疗服务具有垄断性，使供方能够支配需方，因此供求双方难以进行公平竞争，价格一般是由供方决定，这就使医疗服务价格无法反映供求关系的变化，并实现资源的合理流动和优化配置。在医疗服务市场，医院一般不通过降价来扩大市场的占有率，医疗服务供给的增加也不会引起医疗服务价格的下降。同时，由于医疗服务提供者必须受医学专业技术教育，开业还要得到行医许可制度的允许，因此，医疗部门和其他部门之间的劳动力流动比较困难。加之医生能够诱导"需求"，在医生过多的情况下，他也能够维持自己的高收入，使工资水平居高不下。

三、政府管理下的价格形成机制

在我国以及世界上许多国家，对医疗服务收费或医疗价格都是实行政府管理的。例如，我国的医疗收费标准是由国家有关部门按照分工管理权限和审批程序有计划地规定或进行调整，未经主管机关批准不得随意变动。一般不允许在医疗收费上自订标准，自由收费。考虑到医疗服务是一种具有福利性的公共产品，政府规定的医疗收费标准都比较低，同时给予财政补贴，以便使医疗卫生机构能够正常运转。这样的价格政策实行了几十年，受到了广大居民的欢迎，其成绩是肯定的，但问题也不少。主要是收费管理权限过分集中；规定的收费标准过低，往往大大低于成本；收费标准一定多年不变，不能及时进行调整，从而造成医疗价格既严重脱离价值，又严重脱离供求关系，在很大程度上违背了价值规律的要求，变成了一面"哈哈镜"，造成了价格的严重扭曲。

为了适应社会主义市场经济体制建设的要求，对医疗服务价格的管理体制和形成机制需要做通盘的研究和解决。可以设想从以下几方面开展工作：

(1)在管理体制方面，要改变长期实行的价格管理权限过分集中的弊病，实行管理权限适当下放和分级管理的原则。考虑到国家大，各地情况千差万别，经济发展很不平衡等特点，应实行中央、省市和地县三级管理办法，三级的价格管理权限要合理划分。

(2)医疗价格改革方针，总的要求是要实行政府调控和市场调节相结合，即实行统、放结合。基本医疗服务价格要由政府统一管理，不能随便放开，搞市场调节。但对特殊医疗服务，如专家门诊、特约门诊、高档病房、特需护理、上门服务和开展整形、美容等服务项目，可以放开价格，搞市场调节。

(3)对政府管理的医疗价格,要实行按平均成本定价的原则,使医疗收费加国家财政补贴等于价值,或接近价值。所谓按平均成本收费,是指按扣除财政补贴的同级同类医院的平均成本为收费标准,而不能以个别医院的个别成本为标准。平均成本是属于社会必要的劳动消耗,个别成本则不是。

(4)价格管理要灵活、及时。在物价波动和成本变动较快的时期,医疗收费的调整不能一定多年不变,使医疗收费的调整老是滞后于物价上涨。可以考虑有些成本变动激烈的服务项目,实行价格浮动,即按合理的消耗定额随着医用商品价格的上涨而作相应的浮动,至少要一年浮动一次。

(5)要正确处理医疗服务的差价和比价关系。医疗服务要实行按级分等定价,因为不同等级的医院,其房屋、设备、设施的条件不同,消耗的水平和服务的水平都不一样,因此在收费中要体现差别。这是指等级差价。其他还有质量差价、地区差价等。从医疗质量看,专家门诊、专科门诊的收费当然要高于一般门诊收费。从地区看,由于经济发展水平、收入水平和居民经济承受能力上的差别,各地区之间和城乡之间的医疗收费应有一定的差价,不能都是一个价。

其次,不同服务项目之间确定合理的比价,也是一个重要问题。例如,近年来一些新技术、新设备、新服务项目价格定得比较高,而一些传统服务项目如门诊、手术、住院、常规检查收费很低,又不能及时调整,这就造成医疗技术、劳务收费和新技术、新设备检查项目在比价上极不合理。由此导致的 CT 热、B 超热不能不带来盲目投资、重复建设等多种问题,引起成本上升、新技术的滥用和医院之间、医院内部各科室之间收入差别的拉大,其后果是不好的,必须认真加以解决。

参考文献

1. 丁巍主编:职业病防治法释义,北京:研究出版社,2002
2. 万俊人著:现代西方伦理学史,北京:北京大学出版社,1990
3. 马家忠、孙慕义主编:新医学伦理学概论,哈尔滨:哈尔滨出版社,1995
4. 毛文风著:死亡形而上学本体论导引,南京:江苏人民出版社,1995
5. 冯建妹著:现代医学与法律研究,南京:南京大学出版社,1994
6. 厉以宁著:经济学的伦理问题,三联书店,1995
7. 白树功等编:优生咨询与产前诊断,天津:天津科学技术出版社,1984
8. 石大璞著:医学中的伦理纷争,西安:西北大学出版社,1993
9. 伍天章主编:现代医学伦理学,广州:广东高等教育出版社,1994
10. 刘洪元编著:遗传与优生,北京:人民军医出版社,1988
11. 孙慕义等编:医学大法学,成都:西南交通大学出版社,1999
12. 朱宝铎、李天琨主编:卫生监督学,北京:人民卫生出版社,1997
13. 朱新力、王同平主编:卫生法学,北京:人民出版社,2000
14. 许由恩主编:遗传病的产前诊断与优生,上海:上海科学技术出版社,1985
15. 何伦、施卫星主编:现代医学伦理学,杭州:浙江教育出版社,1989
16. 何伦:人文医学与医学人文学的联系与区别,医学与哲学,1996.3
17. 何伦:医患关系100问,南京:江苏科学技术出版社,1993
18. 何兆雄主编:中国医德史,上海:上海医科大学出版社出版,1988
19. 吴崇其、达庆东主编:卫生法学,北京:法律出版社,1999
20. 张岱年著:中国哲学大纲,北京:中国社会科学出版社,1982
21. 张明岛,陈福国:医学心理学,上海:上海科学技术出版社,1998
22. 李义庭,黄钢等主编:现代医学伦理学教程,北京:光明日报出版社,1992
23. 李心天主编:医学心理学,北京:北京医科大学、中国协和医科大学联合出版社,1999

24. 李忠孝编著:遗传与优生之奥秘,成都:四川科学技术出版社,1987
25. 杜治政:医学目的、服务模式与医疗危机,医学与哲学,1996.1
26. 杜治政:医学伦理学纲要,南昌:江西人民出版社,1982
27. 杜治政:保健制度的改革及伦理思考,医学与哲学,1994.4
28. 邱仁宗主编:生育健康与伦理学,北京:北京医科大学中国协和医科大学联合出版社,1996
29. 邱仁宗著:生命伦理学,上海:上海人民出版社,1987
30. 邱仁宗等:病人的权利,北京:北京医科大学、中国协和医科大学联合出版社,1996
31. 邱仁宗等主编:医学伦理学的国际展望,西安:陕西师范大学出版社,1995
32. 陆韵华:35 年围产期新生儿缺陷的研究,优生与遗传,1991.2
33. 陈泉生:可持续发展与法律变革,北京:法律出版社,2000
34. 周辅成主编:西方伦理学名著选辑(上卷),北京:商务印书馆,1987
35. 欧阳光伟:现代哲学人类学,沈阳:辽宁人民出版社,1986
36. 罗国杰、宋希仁著:西方伦理思想史,北京:中国人民大学出版社,1987
37. 郑小江主编:中国死亡文化大观,南昌:百花洲文艺出版社,1995
38. 施卫星、何伦、黄钢:生物医学伦理学,杭州:浙江教育出版社,1998
39. 洪大韦主编:医学心理学,北京:北京医科大学、中国协和医科大学联合出版社,1999
40. 贺达仁:关于人文医学的分类,医学与哲学,1995.6
41. 聂精葆:科学主义笼罩下的 20 世纪中医,医学与哲学,1995.2
42. 钱宪民著:快乐的哲学,南京:南京大学出版社,1992
43. 顾理平:生命最后的权利,南京:扬子晚报,1996.4.12
44. 崔以泰:临终关怀学,北京:中国医药科技出版社出版,1992
45. 梁济民主编:计划生育手册,北京:科学普及出版社,1991
46. 黄永昌主编:中国卫生国情,上海:上海医科大学出版社,1994
47. 龚幼龙:美国卫生改革的原则和伦理学基础,中国社会医学,1995.3
48. 谢德秋:遗传·疾病·优生,上海:上海科学技术出版社,1983
49. 楚东平:安乐死,上海:上海文化出版社,1988
50. 樊浩:中国伦理精神的历史建构,南京:江苏人民出版社,1992
51. 颜青山:生物学概念还原的困境,医学与哲学,1995.2
52. 薛影、何伦、施卫星:医德困惑与选择,南京:东南大学出版社,1993
53. 魏英敏:新医学伦理学,北京:北京大学出版社,1993
54. 全国人大常委会法工委国家法室等编:中华人民共和国执业医师法释解,北京:中国民主法制出版社,1998
55.《医疗事故处理条例》起草小组编写:医疗事故处理条例释义,北京:中国法制

出版社，2002
56.［美］R. T. 诺兰等著，姚新中译：伦理学与现实生活，北京：华夏出版社，1988
57.［美］艾伦·格沃斯等著，戴杨毅等译：伦理学要义，北京：中国社会科学出版社，1991
58.［美］J. P. 蒂洛：伦理学——理论与实践，北京：北京大学出版社，1985
59.［美］恩格尔哈特著，范瑞平译：生命伦理学基础，长沙：湖南科技出版社，1996
60.［美］科利斯·拉蒙特著：人道主义哲学，北京：华夏出版社，1990